Kohlhammer

Die Autorinnen

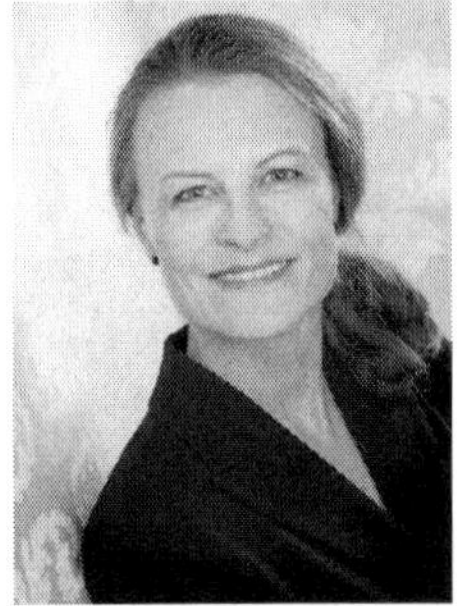

Dr. phil. Dipl.-Psych. Almut Dorn ist Psychologische Psychotherapeutin mit eigener Schwerpunktpraxis Gynäkologische Psychosomatik in Hamburg. Sie war 10 Jahre als Leitende Psychologin in der Gynäkologischen Psychosomatik an der Unifrauenklinik Bonn beschäftigt. Zu ihrer verhaltenstherapeutischen Zusatzausbildung verfügt sie über Grundausbildungen in Hypnotherapie, Gesprächspsychotherapie sowie in Traumatherapie. Zudem ist sie als Dozentin und Supervisorin in der ärztlichen und psychotherapeutischen Weiterbildung tätig.

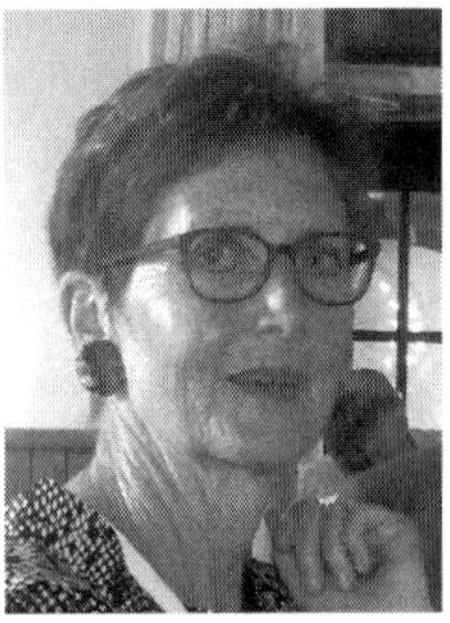

Univ. Prof. Dr. med. Anke Rohde ist Psychiaterin und Psychotherapeutin. 1997 Berufung auf die Professur Gynäkologische Psychosomatik, verbunden mit der Übernahme der Leitung der neu eingerichteten gleichnamigen Abteilung am Universitätsklinikum Bonn, die sie bis 2015 leitete. Schwerpunktmäßige Beschäftigung mit frauenspezifischen Themen in Klinik, Lehre und Forschung mit besonderem Interesse an den psychischen Problemen im Zusammenhang mit Schwangerschaft und Entbindung.

Almut Dorn
Anke Rohde

Krisen in der Schwangerschaft

Ein Wegweiser für schwangere Frauen und alle, die sie begleiten

Verlag W. Kohlhammer

1. Auflage 2021

Gesamtherstellung: W. Kohlhammer GmbH, Stuttgart

Print:
ISBN 978-3-17-034206-4

E-Book-Formate:
pdf: ISBN 978-3-17-034207-1
epub: ISBN 978-3-17-034208-8
mobi: ISBN 978-3-17-034209-5

Inhalt

Vorwort

Durch die ständigen Weiterentwicklungen bei frei verkäuflichen Geräten zur Zyklus- und Fruchtbarkeitsüberwachung sowie Frühschwangerschaftstests werden Schwangerschaften immer planbarer und damit auch viel früher bewusst wahrgenommen. Die Lebensweise wird häufig schon im Stadium des »Versuchens« darauf abgestimmt. Informationsbroschüren und Schwangerschaftsbegleitbücher nehmen diesen Trend ebenso auf wie Internetforen und Youtube-Beiträge. Dort sieht man gut gelaunte gesunde Schwangere, die »die schönste Zeit ihres Lebens« erwartet, wenn sie nur die Ratschläge zu Ernährung und Bewegung beachten sowie sich gut auf die Geburt und das Wochenbett vorbereiten. Und selbst wenn im Rahmen dieser Informationen auf Probleme hingewiesen wird, wie etwa Depressionen, dann »hofft« die Schwangere ja ebenso wie ihr Partner/ihre Familie zunächst einmal, dass sie nicht betroffen sein wird und »dass alles gut geht«. Das ist übrigens ein sinnvoller psychologischer Schutzmechanismus, denn wenn man immer nur Schlimmes erwarten würde, dann könnte man sein Leben nicht meistern. Hoffnung und positives Denken sind wichtige Ressourcen für ein glückliches Leben.

Dennoch sind schwangere Frauen in vielfältiger Weise von Problemen und Krisen betroffen, wie wir aus unserer langjährigen Tätigkeit als Psychotherapeutinnen/Psychiaterin wissen. Die häufig vorkommenden bzw. typischen Problembereiche haben wir in diesem Buch zusammengetragen und dargestellt, wie man darauf reagieren kann. Die beschriebenen »Strategien zur Selbsthilfe« sollen deutlich machen, welche Möglichkeiten betroffene Frauen haben, auch ohne professionelle Unterstützung mit der Problematik umzugehen, und wie man als Außenstehende(r) Hilfestellung leisten kann. Informationen zu psychosozialer Beratung sowie psychotherapeutischen und medikamentösen Behandlungsmöglichkeiten sollen dazu ermutigen, Hilfe in Anspruch zu nehmen, wenn diese Selbsthilfestrategien nicht ausreichend sind, und Berührungsängste abbauen.

Noch ein Appell an Betroffene, aber auch an Angehörige und andere einbezogene Personen: Machen Sie sich die Probleme und traurigen Gefühle, von denen Sie vielleicht lesen, die Sie aber nicht direkt betreffen, nicht zu eigen! Konzentrieren Sie sich auf Ihr aktuelles Problem und die vorhandenen Lösungsmöglichkeiten.

Ziel dieses Ratgebers ist es, zu einer Schwangerschaft beizutragen, in der es gelingt, Probleme und vielleicht sogar Krisensituationen zu überstehen und deren Auswirkungen auf das seelische Befinden auf ein Minimum zu reduzieren; zu einer Schwangerschaft zu verhelfen, die im besten Falle trotz nicht zu vermeidender »Störfeuer« weitestgehend unbeschwert und glücklich ist!

Last but not least: Auch wenn nicht immer ganz konsequent die Nennung weiblicher und männlicher Formen (z. B. bei Berufsgruppen) durchgehalten ist, sind immer beide gemeint. Manchmal haben wir zugunsten der besseren Lesbarkeit darauf verzichtet.

Hamburg und Bonn, im August 2020
Almut Dorn und Anke Rohde

1 So viele Gefühle in der Schwangerschaft

Veränderungen der psychischen Befindlichkeit sind etwas völlig Normales im Leben von Menschen, und zwar besonders als Reaktionen auf sich verändernde oder problematische Lebenssituationen. Gefühle können sich zum Positiven wenden (Glücksgefühle, Euphorie, Gefühl der Zufriedenheit), aber auch ins Negative (Traurigkeit, Deprimiertsein, verbunden mit dem Gefühl, nichts wert zu sein, alles falsch zu machen).

Die vielfältigen Gefühle, die in der Schwangerschaft auftreten können – egal ob durch die Schwangerschaft selbst bedingt, ob durch Konflikte oder zusätzliche von außen hinzukommende Probleme verursacht – haben einen wesentlichen Anteil daran, ob sich eine schwangere Frau gut oder schlecht fühlt, ob sie die Schwangerschaft »genießen« kann oder ob sie sie als Belastung erlebt. In den folgenden Kapiteln wird deshalb differenziert auf die verschiedenen Gefühlszustände und Möglichkeiten des Umgangs damit eingegangen.

1.1 Schwangerschaft bedeutet vielfältige Veränderungen

Typische Probleme

- Die Schwangerschaft ist geplant, lange ersehnt, aber trotzdem fehlen die Glücksgefühle.
- Die Schwangerschaft ist unerwartet oder sogar ungewollt, und es fällt der Schwangeren und/oder ihrem Partner schwer, sich darauf einzustellen.
- Das Erleben (körperlich und/oder psychisch) in der aktuellen Schwangerschaft ist so ganz anders als erwartet.
- Manche Frauen haben den Eindruck, dass sie etwas falsch machen in der Schwangerschaft, und fühlen sich deshalb körperlich und/oder seelisch nicht wohl.

1.1.1 Früher und heute – Erwartungen und Zahlen

Gerade wenn eine Schwangerschaft geplant und ersehnt ist, sind die Erwartungen an die neun besonderen Monate heute besonders hoch. Noch im vorigen Jahrhundert erlebten Frauen bis über zehn Schwangerschaften, heute sind es oft gerade einmal zwei. Durch die früher kaum vorhandene medizinische Hilfe bestand das Hauptziel damals darin, die Schwangerschaften und Geburten möglichst unversehrt zu überleben und das Kind lebend durch die Geburt und die Babyjahre zu bringen. Bei hoher Säuglings- und Kindersterblichkeit war es alles andere als selbstverständlich, dass ein Neugeborenes die ersten Lebensjahre überleben würde. In einigen Teilen der Welt (z. B. Zentralafrika) ist das auch heute noch so.

In Westeuropa hat durch die sicheren Verhütungsmethoden und eine bewusste Familienplanung die Zahl der Schwangerschaften seit den 1960er Jahren kontinuierlich abgenommen. Frauen in Deutschland bekommen heute im Durchschnitt nur noch 1,6 Kinder (Destatis 2019). Zudem gehört Deutschland weltweit zu den Ländern mit der geringsten Müttersterblichkeit[1].

Durch all diese Aspekte und vielfältige gesellschaftliche Veränderungen sind Schwangerschaften und Geburten heute herausragende Ereignisse im Leben einer Frau. Die Wünsche haben sich vom »Überleben« deutlich verschoben hin zu einer frohen, aber auch hohen Erwartung an das Erleben von Schwangerschaft und Mutterzeit, die sich leider nicht immer erfüllt.

1.1.2 Schwangerschaft ist keine Krankheit

Natürlich ist die Schwangerschaft per se keine Krankheit. Trotzdem ist sie eine Zeit größter körperlicher und psychischer Umstellung, die nicht nur von Glück, Gesundheit und Zufriedenheit geprägt sein kann. Schon im normalen Alltag gelingt es selbst psychisch und körperlich gesunden Menschen nicht, durchgängig gut gelaunt, entspannt und fröhlich zu sein. Warum also sollte das neun Monate lang während einer Schwangerschaft gelingen?

Hinzu kommt: In der Zeit rund um die Schwangerschaft und Geburt sind Frauen am empfindlichsten für die Entwicklung psychischer Probleme bis hin zu krankheitswertigen Störungen; dazu tragen unter anderem die ausgeprägten hormonellen Veränderungen bei.

Kommen zu den »normalen« alltäglichen Schwankungen in der Schwangerschaft ernsthafte gesundheitliche oder psychische Probleme hinzu, entsteht nicht selten ein Gefühl, »etwas nicht richtig zu machen«. Viele Betroffene berichten über die Wahrnehmung, dass »alle anderen schwangeren Frauen« glücklich und

1 2015 wurde die Müttersterblichkeit für Deutschland vom Statistischen Bundesamt mit drei Frauen auf 100.000 Lebendgeborene angegeben; zu Beginn des 20. Jahrhunderts lag diese Zahl noch bei 300 bis 350. Auch die Säuglingssterblichkeit (innerhalb des ersten Lebensjahres) ist mit 3,3 auf 1.000 Lebendgeborene auf einem sehr niedrigen Niveau angekommen (1870 starb noch jedes vierte Kind in diesem Zeitraum).

unbeschwert sind, während ihnen selbst das aus unterschiedlichen Gründen nicht gegönnt ist bzw. nicht gelingt. Auch hier zeigt sich wieder die Erwartung an das Idealbild, das eine Schwangere heute erfüllen soll.

Nebenbei gesagt: Kommt man mit Schwangeren über dieses Thema wirklich ins Gespräch, dann zeigt sich gar nicht so selten, dass das »glückliche, unbeschwerte Bild« nur die Fassade ist, hinter der sich auch andere Seiten verstecken. Möglicherweise stellt man dann fest, dass die schwangere Frau die typische Strategie für den Umgang mit Problemen verinnerlicht hat, nämlich »nach außen« möglichst nicht zu zeigen, wie (schlecht) es ihr wirklich geht.

Selbstverständlich gibt es die unbeschwerten Schwangerschaften, die fröhlichen Frauen in freudiger Erwartung, die hinterher sagen können, dass die Schwangerschaft eine der besten Zeiten ihres Lebens war. Hier soll keine Schwangerschaft problematisiert werden, die es nicht ist. Jede Frau erlebt mit jeder Schwangerschaft ihre ganz eigene Geschichte und bewertet ihre Erfahrungen anders. Und jede Pauschalisierung verhindert das individuelle Hinschauen. Dabei ist gerade das unabdingbar, wenn die eigene Geschichte, der eigene Weg ein paar steinige Strecken aufweist oder Kurven und Biegungen bereithält, die nicht einfach zu nehmen sind.

Problemlösung kurzgefasst

- Alle Gefühle zulassen!
- Negative und schwierige Gefühle sollten nicht ignoriert oder verdrängt werden.
- Vielmehr geht es darum, zu erkennen, worauf sie beruhen, und ein gutes Gegengewicht zu finden.

1.2 Unsicherheiten und Ambivalenzen

Typische Probleme

- Die Anpassung an Veränderungen ist schon normalerweise nicht leicht; in der Schwangerschaft können die Herausforderungen noch größer sein.
- Besonders die plötzlich deutlich werdenden Erwartungen an eine Mutterschaft und die hohe Verantwortung für das Kind machen unsicher und ängstlich.
- Woher die Sicherheit nehmen, dass man das Richtige tut?

1.2.1 Schwangerschaft als Anpassungsprozess

Der Eintritt einer Schwangerschaft, selbst wenn sie geplant ist, kann mit dem Gefühl des Hin- und Hergerissenseins – in der psychologischen Fachsprache als Ambivalenzen bezeichnet – und erheblicher Verunsicherung einhergehen. Mit dem Wissen um das Schwangersein wird das vorher schon vorhandene Wissen, dass damit die *Verantwortung für ein Kind* übernommen wird und sich vieles im Leben ändern wird, zur unabänderlichen Gewissheit. Diese ambivalenten Gefühle können plötzlich im Vordergrund stehen, verbunden mit der Frage »Ist das alles so richtig?«. Trotz des Wunsches nach einem Kind und trotz einer gezielt herbeigeführten Schwangerschaft können Gefühle der Überforderung auftreten. Es kann sich der Zweifel einnisten, ob man der Mutterrolle überhaupt gerecht werden kann und ob man die privaten wie beruflichen Veränderungen, die das Kind für das eigene Leben mit sich bringen wird, akzeptieren kann und möchte. Selbst nach einer längeren Zeit der ungewollten Kinderlosigkeit und eventueller Kinderwunschbehandlung, für die man viele Belastungen auf sich genommen hat, können solche Ambivalenzen auftreten. Hatte man die Erwartung, dass »alles gut wird«, wenn erst die ersehnte Schwangerschaft eingetreten ist, dann ist die Enttäuschung umso größer, wenn sich plötzlich Ängste und Unsicherheiten einstellen.

Natürlich sind Frauen sehr unterschiedlich in ihrer Selbstreflexion; manche machen sich wenige Gedanken, andere dafür umso mehr. Es gibt Frauen, die sich auf Veränderungen und Unsicherheiten leichter einstellen können als andere, die vielleicht ein hohes Planungs- und Kontrollbedürfnis haben und sich schwertun mit Veränderungen.

Gerade in den ersten drei Schwangerschaftsmonaten, in denen es vielen Frauen oft körperlich nicht gut geht (Übelkeit, starke Müdigkeit, Rückenschmerzen) und sich Körper und Psyche erst noch auf die Schwangerschaft einstellen müssen, können ambivalente Gedanken und Gefühle auftauchen. Sogar die Überlegung, die Schwangerschaft vielleicht doch besser wieder zu beenden, ist nicht ungewöhnlich. Handelt es sich um eine ungeplante oder sogar ungewollte Schwangerschaft, dann kann dieses Hin- und Hergerissensein die Entscheidung für oder gegen das Austragen des Kindes erheblich erschweren.

1.2.2 Offener Austausch hilft

Hilfreich ist, wenn es Menschen gibt (ob Partner, beste Freundin, Mutter, Schwester o. ä.), mit denen die Unsicherheiten offen besprochen werden können. Gefühle und Gedanken, die auftauchen, brauchen ihren Platz. Versucht man, unangenehme oder negative Gefühle zu unterdrücken, dann drängen sie sich meist nur noch mehr in den Vordergrund. Ausgesprochen verlieren sie oftmals ihre »bedrohliche« Wirkung, können relativiert und verändert werden.

Mit den Unsicherheiten verhält es sich ähnlich wie mit den Ambivalenzen. Gerade bei den ersten Schwangerschaften ist alles neu und ungewohnt. Die Großfamilie wie in früheren Zeiten, in der man viele Schwangerschaften »nebenher« erlebt hat, z. B. bei der eigenen Mutter, bei Tanten, Cousinen und Schwestern, gibt es so gut wie gar nicht mehr. Es gibt daher auch meist keinen »Erfahrungsschatz« mehr, aus dem man schöpfen kann. Und angelesenes Wissen ist immer noch keine eigene Erfahrung. Sich einzugestehen, dass Verunsicherung dazugehört, nimmt den perfektionistischen Druck in einer Schwangerschaft.

Problemlösung kurzgefasst

- Ambivalente Gefühle und Unsicherheiten in einer Schwangerschaft sollte man als völlig normal akzeptieren; sie sind Teil des notwendigen Anpassungsprozesses.
- Auch negative Gefühle darf und sollte man sich eingestehen, weil man sich nur dann damit auseinandersetzen kann.
- Das Gespräch mit anderen Menschen ist dabei sehr hilfreich.
- Der Austausch mit anderen Schwangeren macht häufig deutlich, dass sie mit ähnlichen Gefühlen kämpfen.

1.3 Partnerschaftskonflikte, ausgerechnet jetzt

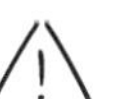

Typische Probleme

- Vor allem, wenn es sich um eine Schwangerschaft in einer erst kurzen Beziehung handelt, sind Partnerschaftskonflikte vorprogrammiert.
- Möglicherweise erfolgt sogar noch in der Schwangerschaft die Trennung.
- Aber eine auch langjährige, eigentlich stabile Partnerschaft kann eine Schwangerschaft gehörig durcheinanderwirbeln.
- Nicht selten werden dadurch Probleme bzw. Konflikte deutlich, die schon lange schwelen, aber immer zur Seite geschoben wurden, weil es so bequemer war.
- Auch der Übergang von der Zweier- zur Dreier-Konstellation (vom Paar zur Familie) ist nicht immer einfach.

1.3.1 Aus 2 wird 3 (oder mehr)

Vor allem die erste Schwangerschaft, das erste Kind wirkt verändernd auf eine Partnerschaft. Aus einer Zweier-Verbindung (Dyade) erwächst eine Dreier-Verbindung (Triade), aus dem Paar wird eine Familie. Während vorher die Partner aufeinander fixiert waren, ändern sich nun die Rollen: die schwangere Frau konzentriert ihre Aufmerksamkeit immer mehr auf das wachsende Leben, was durchaus dazu führen kann, dass der werdende Vater sich zunehmend an den Rand gedrängt fühlt.

Auch nachfolgende Kinder bringen jedes Mal eine Veränderung in der Familien- und Beziehungskonstellation mit sich. Doch gerade die erste Schwangerschaft wird besonders intensiv und bewusst durchlebt, alles geschieht zum ersten Mal. Nicht selten sind erhebliche Rollenwechsel mit der Familiengründung verbunden. Auch wenn inzwischen viele Väter ein paar Monate Elternzeit nehmen, sind es immer noch mehr Frauen, die berufliche Pausen einlegen und/oder mit reduzierter Arbeitszeit wieder einsteigen. Dadurch verschieben sich Verantwortungs- und Zuständigkeitsbereiche, was bewusste und unbewusste Konflikte mit sich bringen kann.

Die meisten Mütter stillen heute ihre Babys mindestens einige Monate lang. Auch diese Innigkeit, körperlich wie emotional, bringt Veränderungen in der Partnerschaft mit sich. Der Partner fühlt sich vielleicht ausgeschlossen, sein eigenes Bedürfnis nach körperlicher Nähe wird möglicherweise nicht ausreichend befriedigt, da das Baby immer im Mittelpunkt steht.

Jede Partnerschaft hat ihre ganz eigenen (Spiel-)Regeln, die dadurch neu sortiert oder auch einmal durcheinandergebracht werden. Und wiederum von der individuellen innerpsychischen Dynamik und der jeweiligen Vorgeschichte der Partner hängt es ab, wie ein Paar damit umgeht, sich austauscht und die Partnerschaft neu gestaltet.

1.3.2 Konflikte gestern und heute

Jede noch so gute, harmonische und vertrauensvolle Beziehung kann durch äußere und innere Veränderungen in eine Krise geraten. Aus Krisen können Partnerschaften durchaus sehr gestärkt hervorgehen, wenn nämlich beide Partner in der Lage sind, sich mit der Unterschiedlichkeit von Wünschen, Interessen, Ausdrucksweisen und Problemlösungsstrategien auseinanderzusetzen.

Gerät eine Partnerschaft, in der es bereits zuvor große Kommunikations- und Beziehungsprobleme gegeben hat, in eine Krise, dann können diese »alten« Konflikte dazu führen, die »neuen« nicht mehr gemeinsam lösen oder angehen zu wollen.

Das Thema Partnerschaftskonflikte ist zu komplex, um es hier erfüllend darstellen zu können und jede mögliche Konstellation aufzuzeigen. Wir möchten eher den Blick darauf lenken, warum es in dieser sensiblen Umstellungsphase der Schwangerschaft zu Missverständnissen und Unstimmigkeiten kommen kann.

Man könnte auch von der »Erweiterung des Konfliktfeldes« sprechen. Paare machen bisweilen die Erfahrung, dass sie sich durch das verbindende Kind über Themen einigen möchten/müssen, die sie bisher vielleicht individuell und unabhängig voneinander betrachtet haben. Das kann beispielsweise die Wohnortfrage sein, wenn die Partner noch nicht zusammen gelebt haben, oder etwa Umzugswünsche in eine größere Wohnung oder ein Haus, ein Umzug von der Stadt aufs Land, die notwendige Anschaffung eines größeren Autos, die zukünftige Verteilung der Aufgaben, mögliche Kinderbetreuung, der Wiedereinstieg in die Berufstätigkeit etc. Selbst bei geplanter Schwangerschaft können bei den Partnern unerwartet ganz unterschiedliche Vorstellungen zum Familienleben deutlich werden.

Die Zeit der Schwangerschaft kann eine spannende sein, bietet aber auch reichlich Diskussions- und Konfliktstoff. Und es gibt viele Faktoren, die Einfluss darauf haben, was Beziehungen über verschiedene Lebensphasen stabil hält. Zu diesen Faktoren zählen die Kommunikationsfähigkeiten beider Partner sowie die Einfühlsamkeit in den anderen. Auch wenn sich Intimität und Sexualität gerade rund um Schwangerschaft und Geburt verändern können, spielen sie bei der Stabilität von Partnerschaften eine wichtige Rolle. Entscheidend scheinen eine gewisse Anpassungsfähigkeit und Flexibilität beider Partner zu sein. Je rigider, perfektionistischer und kontrollbedürftiger jemand ist, desto schwieriger gelingt die Anpassung in dieser Zeit auch in der Partnerschaft.

1.3.3 Töchter werden Mütter – Söhne werden Väter

Gar nicht selten sind es nicht einmal Konflikte, die mit der Partnerschaft an sich zu tun haben, die Paare während der Schwangerschaft und nach der Geburt des Kindes in Zwistigkeiten treiben. In dieser sensiblen Zeit, in der man selbst Mutter bzw. Vater wird, kommen nicht selten (meist sehr unbewusst) die Themen aus der eigenen Familiengeschichte zum Tragen. Die Frage »Was für eine Mutter/was für ein Vater möchte und kann ich für mein Kind sein?« hängt mit den Erinnerungen an die eigene Kindheit und Jugend zusammen. Hineinspielen kann auch die aktuelle Beziehung zu den Eltern. Es kann der Wunsch oder sogar die klare Absicht bestehen, dem eigenen Nachwuchs eine ganz andere Kindheit zu bieten als man sie selbst erlebt hat. Auch das Gegenteil kann eintreten, dass sich nämlich jemand unter Druck fühlt, es genauso gut schaffen zu wollen wie die eigenen Eltern. Der Partner wiederum hat seine ganz eigenen diesbezüglichen Erfahrungen, Wünsche und Befürchtungen.

All das muss nun in die eigene Zukunftsgestaltung eingebunden werden. Dabei werden diese Tendenzen nicht selten eher unterschwellig als Stimmung erlebt und nicht offen ausgesprochen, weil einem nicht bewusst ist, dass die Vorgeschichten an dieser Stelle besonders ins Gewicht fallen.

1.3.4 Mehr oder weniger Sex

Das Wissen um eine Schwangerschaft kann unterschiedliche Auswirkungen auf die Sexualität haben. Manche Paare beflügelt und erregt diese Vorstellung, bei anderen löst es Ängste aus, mit Geschlechtsverkehr der Schwangerschaft schaden zu können. Mit Fortschreiten der Schwangerschaft und zunehmenden körperlichen Veränderungen können solche Ängste immer stärker werden.

Vor allem bei den Männern richtet sich die Lust nach den Gedanken, Phantasien und Bildern, die zu dem schwangeren Körper der Partnerin entstehen und die nicht unabhängig sind von Vorerfahrungen, z. B. mit Fehlgeburten oder körperlichen Komplikationen einer vorangegangenen Schwangerschaft. Auch Erzählungen in der Familie oder aus dem Freundeskreis können Einfluss auf die Einstellung zur Sexualität bzw. zum Geschlechtsverkehr während der Schwangerschaft haben. Dabei spricht nichts gegen Geschlechtsverkehr, solange keine medizinischen Gründe dagegensprechen, wozu der Frauenarzt/die Frauenärztin Auskunft geben kann. Betont werden soll in diesem Zusammenhang, dass Intimität völlig unabhängig ist von Geschlechtsverkehr und dass auch beim »Verbot« von Geschlechtsverkehr Nähe und Intimität möglich sind.

Neben dem Wissen um die Schwangerschaft spielen für Frauen auch die Hormonumstellung und die Veränderungen des Körpers eine Rolle für die Sexualität – wobei das zu mehr oder weniger Lust führen kann. Manche Paare sind sich in dieser Zeit körperlich besonders nah, und vor allem der wachsende Bauch wird Zentrum für Streicheleinheiten und eine innige Verbindung.

Schwierig wird es, wenn die Bedürfnisse der Partner sehr auseinander driften, wenn der eine deutlich mehr, der andere deutlich weniger Lust hat bzw. mehr oder weniger Ängste. An der Stelle ist es immer wichtig, sich auszutauschen, vielleicht auch darüber zu sprechen, wie es bis zur Schwangerschaft mit den Lustmomenten und auch den Kompromissen auf diesem Gebiet aussah. Gemeinsam herauszufinden, was sich aktuell verändert und zu welchen neuen Formen der Intimität beide bereit sind, kann zur Vertiefung der Beziehung führen.

1.3.5 Hilfe für Paare

Vielen Paaren hilft es bereits, sich bewusst Zeit zu nehmen, um die Veränderungen und aufkommenden Konflikte, Missverständnisse oder Spannungen miteinander zu besprechen. Manchen gelingt es auch, mit einer guten Freundin oder einem guten Freund ein gemeinsames Gespräch zu führen, die/der den Außenblick mitbringt und eventuell vermitteln kann.

In Schwangeren- und Familienberatungsstellen gibt es meist sehr kurzfristige Gesprächsangebote, um Paaren gerade in dieser sensiblen Zeit schnell helfen zu können. In diesen ersten Gesprächen kann auch eruiert werden, ob es einen weiteren Hilfebedarf, z. B. in Form regelmäßiger paartherapeutischer Gespräche, gibt und wo diese Hilfe zu finden ist. Manchmal stellt sich auch heraus, dass einer der Partner einen Therapiebedarf für sich persönlich sieht – mit oder ohne weitere Paargespräche.

Problemlösung kurzgefasst

- Manchmal muss sich ein Paar erst einmal bewusst Zeit für Gespräche nehmen, um sich offen darüber austauschen zu können, wie es beiden mit den Veränderungen rund um die Schwangerschaft geht.

- Regeln für diese Gespräche können helfen, nicht in Vorwurfs- und Verteidigungshaltung zu geraten.
- Eher über sich selbst zu sprechen und Wünsche zu äußern ist besser als die Fehler des anderen zu betonen und Forderungen zu stellen (Stichwort: Ich-Botschaft versus Du-Botschaft).
- Das zu wiederholen, was man meint, vom Partner verstanden zu haben, lässt die Chance für Korrekturen.
- Auch Gespräche mit guten Freunden/Außenstehenden können dem Paar guttun.
- Haben sich Konflikte verhärtet, empfiehlt sich professionelle Beratung.

1.4 Sozialer Druck/Alle wollen mitreden

Typische Probleme

- Auch wenn die Schwangerschaft eigentlich etwas sehr Persönliches ist, haben viele Menschen in der sozialen Umgebung das Gefühl, Ratschläge erteilen zu müssen.
- Wenn man andere Menschen nicht vor den Kopf stoßen möchte, kann es schwer sein, sich davon abzugrenzen und seinen eigenen Weg zu finden.
- Besonders schwierig ist dies für Menschen, die harmoniebedürftig und eher konfliktscheu sind.

1.4.1 Mitteilung der Schwangerschaft und unterschiedliche Reaktionen

Schwangere Frauen bzw. werdende Eltern machen immer wieder die Erfahrung, dass sie durch die Mitteilung ihrer Schwangerschaft im Familien- und Freundeskreis, evtl. auch im beruflichen Umfeld sehr unterschiedliche Reaktionen hervorrufen. Besonders wenn die Erwartung besteht, dass sich jeder mit einem freut oder bestehende Sorgen, Konflikte und Nöte versteht, kann das problematisch sein.

Schwangerschaft, Geburt und Kinder sind sehr zentrale Lebensthemen, weshalb sich Außenstehende nicht selten unmittelbar mit ihren eigenen Gefühlen zu diesen Themen angesprochen und mit selbst gemachten Erfahrungen konfrontiert fühlen. Jeder hat dazu seine eigenen Geschichten und Bilder, eventuell auch Ängste und Wünsche im Kopf. Neben der Mit-Freude können bei den Empfängern der Schwangerschaftsnachricht Neidgefühle entstehen (wie etwa bei unerfülltem Kinderwunsch), es kann Trauer ausgelöst werden (nach Schwangerschaftsverlusten), eigene Schwangerschafts- und Geburtserlebnisse können reaktualisiert werden (z. B. bei der Mutter der Schwangeren).

Auch wenn man dies weiß, kann es trotzdem enttäuschend sein, wenn die erwünschte Reaktion zur mitgeteilten Schwangerschaft ausbleibt oder eben ganz anders ausfällt als erhofft. Dennoch muss man sich davor hüten, gleich voreilige Schlüsse über den Hintergrund der Reaktion zu ziehen. Frauen mit unerfülltem Kinderwunsch lassen oftmals jahrelang nichts darüber verlauten und werden vielleicht sogar von außen als eher selbstbezogene Karrierefrauen angesehen, für die Kinder kein Thema sind. Eine solche Frau wird eher zurückhaltend und vielleicht sogar abweisend auf die Nachricht von der Schwangerschaft reagieren, während sie in ihrem Inneren wahrscheinlich um Fassung ringt und alles tut, um ihre eigenen traurigen Gefühle nicht nach außen sichtbar werden zu lassen. Schon an dieser Stelle sei gesagt, dass es sich durchaus lohnen kann, »in einer ruhigen Minute« eine solche Reaktion offen anzusprechen.

Umgekehrt kann es sein, dass sich andere mehr über die Schwangerschaft freuen als die Schwangere selbst, weil diese vielleicht starke Ängste, Ambivalenzen und/oder Bedenken hegt, während die Umgebung schon in Baby-Phantasien schwelgt.

Eine große Herausforderung kann es auch sein, wenn beispielsweise recht früh in der Schwangerschaft eine Diagnose beim Kind vorliegt oder der Verdacht auf eine Fehlbildung bzw. genetische Auffälligkeit besteht (▶ Kap. 2.5). Für Außenstehende ist es oftmals viel klarer, »was dann zu tun ist« als für die betroffenen Eltern. Besonders, wenn sofort von außen der Schwangerschaftsabbruch (▶ Kap. 3.2.2) »als selbstverständlich« ins Gespräch gebracht wird, stürzt das viele werdende Eltern in zusätzliche emotionale Turbulenzen.

In allen Fällen gilt: »Wer verstanden werden will, muss sich mitteilen«. Sich offen über alle Gefühle und Reaktionen austauschen zu können, verhindert Konflikte.

1.4.2 Meinungen und Ratschläge

Schwangere erleben sich häufig als besonders sensibel, sie sind »dünnhäutiger« und emotionaler als sonst. Das kann zum Teil an der veränderten Hormonkonstellation in der Schwangerschaft liegen, aber auch an den aufkommenden Themen, wie etwa dem anstehenden Rollenwechsel von der selbstständigen berufstätigen Frau zur finanziell abhängigen Hausfrau und Mutter bzw. zu der neu auszuhandelnden Aufgabenverteilung in der Partnerschaft. Oder an der bevorstehenden Verantwortungsübernahme für einen Menschen mit allen dazugehörigen Konsequenzen, die schon mehr oder weniger bewusst sind. Genau diese Dünnhäutigkeit kann sehr viel empfindlicher machen für Reaktionen aus der Familie oder sozialen Umgebung. Gut gemeinte Ratschläge zur Schwangerschaft und zur sich verändernden Lebenssituation können als übergriffig erlebt werden, und die Abgrenzung davon fällt viel schwerer als vorher. Andere Schwangere dagegen freuen sich über viel Anteilnahme und Aufmerksamkeit aus dem Umfeld und sind enttäuscht, wenn dies ausbleibt.

Je mehr die eigene Lebensweise und Entscheidungen von den Meinungen des engen Umfeldes (des Partners/der Familie/der besten Freunde) abweichen, desto konfliktbeladener kann dies in der Schwangerschaft empfunden werden. Geht es dann noch um eventuelle Konflikt- und Entscheidungssituationen, z. B. für oder gegen das Austragen des Kindes, Behandlungsmöglichkeiten bei Erkrankung des Ungeborenen, Entbindungsmodus etc., kann es zu größeren Auseinandersetzungen im Umfeld kommen oder zu einem deutlichen Rückzug daraus, um die Konfrontation zu vermeiden. Wie mit diesen Situationen umgegangen wird, hängt aber weniger von der eigentlichen Schwangerschaft ab als vielmehr von schon bestehenden Verhaltens- und Reaktionsweisen. Die Schwangerschaft bringt jedoch oftmals den Wunsch hervor, Konflikte »besser lösen zu wollen«.

1.4.3 Unterstützung organisieren

In der Regel sucht man sich recht intuitiv ein verständnisvolles Umfeld aus, konzentriert sich auf den Partner und Familienmitglieder sowie gute Freundinnen/Freunde. Manchmal kann man aber selbst mit bisher sehr nahen und vertrauten Personen nicht alles offen besprechen, weil man sich nicht traut, die eigenen Gedanken (für die man sich evtl. sogar schämt) offen auszusprechen. Oder man möchte den anderen schonen und nicht zu sehr beeinflussen. Vielleicht ist das Umfeld besonders vorsichtig mit einem selbst oder aber das Gegenteil, nämlich bevormundend, übergriffig. Sollte der Eindruck entstehen: »Keiner versteht mich«, wäre es sinnvoll, sich professionelle Unterstützung zu organisieren, z. B. in einer Schwangeren- oder Familienberatungsstelle. Dort kann man Gedanken und Gefühle mit neutraler Beratung für sich sortieren und auch Strategien entwickeln. So kann man sich dann »gestärkt« in weitere Gespräche und Begegnungen begeben und sich behaupten.

Problemlösung kurzgefasst

- Gut ist, wenn sich Betroffene zunächst einmal auf die eigenen Gefühle zur Schwangerschaft konzentrieren und sich nicht so sehr von den Reaktionen des Umfeldes beeinflussen lassen.
- Offene Gespräche können zur Klärung unverständlicher oder irritierender Reaktionen oder Ratschläge beitragen.
- Kommen Konflikte auf, die nachhaltig beeinträchtigen, sollte professionelle Hilfe in Form von Beratung, z. B. in einer Familien-/Schwangerenberatungsstelle, in Anspruch genommen werden.

1.5 Die Schwangerschaft austragen oder abbrechen – Umgang mit Entscheidungsnot

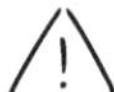

Typische Probleme

- Menschen können unterschiedlich gut Entscheidungen treffen.
- Besonders schwierig kann es sein, wenn die Wünsche anderer Personen wichtiger scheinen als die eigenen.
- Der Widerstreit zwischen Kopf und Gefühl scheint manchmal unauflösbar.

1.5.1 Ungeplant und ungewollt – der Schwangerschaftskonflikt

Eine ungeplante oder ungewollte Schwangerschaft kann zunächst schockierend wirken und zu Entscheidungskonflikten führen. Es würde zu weit führen, hier alle möglichen Konfliktsituationen aufzuführen, in die Frauen mit einer Schwangerschaft geraten können. Der häufigste Konflikt ist sicher die Frage, ob eine ungeplante bzw. ungewollte Schwangerschaft abgebrochen werden kann bzw. sollte.

In Deutschland ist ein Schwangerschaftsabbruch zwar rechtswidrig, er bleibt aber straffrei, wenn die Frau eine psychosoziale Beratungsstelle (▶ Kap. 3.2.1) aufgesucht, den Beratungsschein erhalten hat und der Abbruch bis zum Ende der 12. Woche nach der Empfängnis durchgeführt wird (nicht identisch mit der Schwangerschaftswoche [SSW], die ab der letzten Periode berechnet wird; im Zweifelsfall kann der Frauenarzt/die Frauenärztin die genaue Frist berechnen). Für die Frau im Entscheidungskonflikt bedeutet das einen gewissen Zeitdruck, da der Abbruch nach Ablauf der 12. SSW nur noch mit der ungleich viel schwierigeren »medizinischen Indikation« (▶ Kap. 3.2.2) zulässig ist.

Merke: In einem Entscheidungskonflikt kann professionelle psychosoziale Beratung sehr hilfreich sein! Alle Schwangerenberatungsstellen bieten diese Hilfe zeitnah an, auch wenn es nicht um einen Abbruch bzw. die Ausstellung eines »Beratungsscheins« geht.

Neben der psychosozialen Beratung spielen die Gespräche mit dem Kindesvater, der Familie, den Freundinnen eine große Rolle, um Sicherheit über die Entscheidung zu bekommen. Viele Frauen brauchen erst einmal die Gewissheit, dass sie den Beratungsschein bekommen haben, um dann nochmals in Ruhe nachdenken zu können; insofern empfiehlt sich der frühzeitige Kontakt mit einer Beratungsstelle. Die psychosoziale Beraterin hilft dabei, die Argumente für und gegen die Schwangerschaft »zu sortieren«; es muss also noch keine feste Meinung bestehen.

1.5.2 Geplant und gewollt – und doch ein Abbruch?

Immer wieder kommt es vor, dass eine Frau eine Schwangerschaft wünscht, plant oder zumindest bewusst in Kauf nimmt und mit dem Schwangerschaftstest extreme Ambivalenzen bis hin zu Gefühlen, die Schwangerschaft sofort beenden zu müssen, auftreten. Die Betroffenen sind häufig sehr verzweifelt, verstehen sich selbst und die Welt nicht mehr. In der Regel wird diese Ablehnung entweder durch extreme körperliche Beeinträchtigungen ausgelöst, z. B. nicht enden wollende Übelkeit und Erbrechen, die auf Behandlung nicht ansprechen, oder durch extreme psychische Symptome wie Panikattacken oder Depressionen. Für all diese Symptome können die ausgeprägten hormonellen Veränderungen in der Schwangerschaft verantwortlich sein.

Wir haben Frauen erlebt, die sich in einer solchen Situation für einen Schwangerschaftsabbruch entschieden haben und bei denen sofort nach dem Abbruch und dem Abnehmen der Schwangerschaftshormone der Kinderwunsch wieder da war, verbunden mit schrecklichen Schuldgefühlen, eine gewünschte Schwangerschaft abgebrochen zu haben.

Manchmal ist es erst in der darauffolgenden Schwangerschaft mit viel ärztlicher wie therapeutischer Unterstützung möglich, über diese evtl. hormonbedingten Krisen hinweg zu kommen und die Schwangerschaft annehmen bzw. durchstehen zu können. Bei extremer Ambivalenz, vor allem wenn die Schwangerschaft eigentlich gewollt war, sollte deshalb eine Psychologin/ein Psychologe oder eine Psychiaterin/ein Psychiater hinzugezogen werden, die/der auch Behandlungsvorschläge machen kann. Eine Konfliktberatung in einer Schwangerenberatungsstelle alleine reicht dann meist nicht aus.

1.5.3 Die psychische Bewältigung eines Schwangerschaftsabbruchs

Aus persönlichen Erfahrungen mit Betroffenen und aus wissenschaftlichen Untersuchungen wissen wir, dass frühe Schwangerschaftsabbrüche in der Regel psychisch gut bewältigt werden können. Die meisten Frauen erleben tatsächlich die erwartete Erleichterung und sehen ihre Entscheidung auch langfristig als richtig an.

Im Einzelfall gibt es aber auch komplizierte Trauerreaktionen oder depressive Entwicklungen. Diese treffen meist Frauen, die bereits in der Vorgeschichte psychische Probleme hatten oder eine gewisse Vulnerabilität (= Empfindlichkeit) dafür mitbringen. Folgeerscheinungen können aber auch auftreten, wenn die Entscheidung zum Abbruch vorschnell und ohne gründliche Auseinandersetzung mit dem Thema erfolgt ist; dann kann sich z. B. das Gefühl einschleichen »Hätte ich mir mehr Zeit genommen und alles durchdacht, hätte ich vielleicht doch eine Lösung gefunden.«. Nicht selten haben wir Frauen erlebt, die bei späteren Problemen mit der Fruchtbarkeit Schuldgefühle entwickelten, wenn es zuvor einen Schwangerschaftsabbruch gegeben hatte (»Vielleicht ist meine jetzige Kinderlosigkeit die Strafe dafür, dass ich damals den Abbruch gemacht habe.«). Solche Gedanken sind nicht ungewöhnlich, auch wenn der frühere Abbruch nicht im Zusammenhang mit den aktuellen Schwierigkeiten, schwanger zu werden, steht. Gerade deshalb ist es wichtig, auch viele Jahre später noch sicher sein zu können, dass man tatsächlich alles bedacht und die Entscheidung in der damaligen Lebenssituation aus guten Gründen so getroffen hat (▶ Kap. 1.5.6).

Um es ganz deutlich zu sagen: Als erfahrene Psychotherapeutinnen sind wir, die Autorinnen, *keine* Gegnerinnen von Schwangerschaftsabbrüchen. Wir plädieren nur für eine ausführliche und ehrliche Betrachtung aller Aspekte im Rahmen einer dauerhaft tragfähigen Entscheidungsfindung!

Untersuchungen zeigen allerdings auch, dass ungewollte Schwangerschaften langfristig deutliche psychische Belastungen für die Frauen (und die Kinder) bedeuten können, wenn es der Mutter nicht gelungen ist, während der Schwangerschaft doch eine gute Bindung zum Ungeborenen aufzubauen. Das ist ein weiteres Argument dafür, die Entscheidung für oder gegen das Austragen des Kindes nach intensiver innerer Auseinandersetzung und im Austausch mit engen Bezugspersonen oder auch psychosozialen Beraterinnen zu treffen. Vorschnelle Entscheidungen ohne gründliche Beschäftigung mit der Frage können kurzfristig richtig erscheinen, rächen sich aber oftmals langfristig.

Merke: Egal, ob die Entscheidung für oder gegen die Fortführung der Schwangerschaft fällt – wichtig ist, dass sie das Ergebnis einer gründlichen Auseinandersetzung mit der Frage ist. Das konkrete Durchdenken aller möglichen Alternativen gehört unbedingt dazu.

1.5.4 Trauer nach einem Schwangerschaftsabbruch

Aber auch das muss man wissen: Selbst wenn die Entscheidung zu einem Schwangerschaftsabbruch sehr sicher und gut durchdacht ist, kann der Verlust des Kindes mit Traurigkeit bis hin zu starker Trauer einhergehen. Diese Gefühle sind kein Zeichen für eine »falsche Entscheidung«, sondern sie sind normal und berechtigt. Vielmehr ist die Trauer sinnvoll für die langfristige Bewältigung des Erlebten und dafür, mit der Entscheidung »im Reinen« zu sein. Einfach »zur Tagesordnung überzugehen« ist nicht empfehlenswert und wird der Schwere der Entscheidung auch nicht gerecht.

Für manche Frauen kann es sogar hilfreich sein, auf ihre eigene Weise von dem Kind Abschied zu nehmen, z. B. mit einer ganz privaten symbolischen Bestattung oder Trauerfeier. Die Tatsache, dass »man selbst diese Entscheidung getroffen hat«, verbietet solche Gefühle und Rituale nicht. Im Gegenteil – Gefühle, die man zulässt, sind sehr viel einfacher zu bewältigen als Gefühle, die man irgendwo ganz weit wegschiebt.

Merke: Auch nach einem Schwangerschaftsabbruch ist Trauer erlaubt und hilfreich!

1.5.5 Schwangerschaftskomplikationen als Folge von Ambivalenzen?

Treten in der Schwangerschaft körperliche Komplikationen auf, wie z. B. Blutungen/vorzeitige Wehen, oder kommt es zu einer Fehlgeburt bzw. einer Frühgeburt, dann fragen sich manche Frauen, ob das eine »Quittung« oder »Strafe« für die anfängliche Ablehnung bzw. die Ambivalenzen dem Kind gegenüber sein könnte. Hat die Schwangerschaft so geendet, weil das Kind sich »nicht willkommen« gefühlt hat? Hat man selbst dazu beigetragen, weil die Nachricht von der Schwangerschaft so großen Stress ausgelöst hat?

Das kann man ganz klar verneinen! Die psychische Verfassung oder die Einstellung zum Kind hat keinerlei direkten Einfluss auf die körperlichen Vorgänge. Über Umwege möglicherweise schon, wenn z. B. wegen des empfundenen Stresses Nikotin oder Alkohol konsumiert wird, wenn eine Frau nicht richtig isst oder sich trotz starker Erschöpfung keine Ruhe gönnt.

Und was ist dann mit den Berichten in den Medien, dass Stress dem ungeborenen Kind schaden kann? Dazu muss man sagen, dass die Mechanismen der Stressregulation mit der Ausschüttung von Stresshormonen und die daraus abgeleiteten wissenschaftlichen Modelle durchaus Einflüsse auf das Ungeborene denkbar machen. Allerdings würde sich das eher auf dem Gebiet der Weitergabe einer »Veranlagung« für bestimmte Stressreaktionen abspielen. Für konkrete direkte Auswirkungen – wie etwa eine Fehlgeburt – gibt es keine wissenschaftlichen Belege. Man kann es auch anders erklären: Wenn es solche klaren Zusammenhänge gäbe zwischen Gefühlen der Frau und dem Ausgang der Schwangerschaft, würde es dann in Krisen- und Kriegszeiten oder nach Gewalttaten Schwangerschaften und Geburten geben, die von den Frauen ausdrücklich nicht erwünscht sind?

1.5.6 Den Entscheidungsprozess gut gestalten

In der Phase der Entscheidungsfindung kann es hilfreich sein, sich folgende Fragen zu stellen, und zwar wiederholt:

- Was sagt der Kopf?
- Was sagt das Herz?
- Wenn die beiden Unterschiedliches sagen, was überwiegt?
- Welche Konsequenzen ergäben sich, wenn der Kopf bzw. das Herz die Entscheidung treffen würde?
- Wie sähe dann die Zukunft aus (tatsächlich sehr konkret durchdacht und vorgestellt)

- Wie wurden bisher Entscheidungen getroffen – mit dem Kopf oder mit dem Herzen? Was davon hat sich bewährt?
- Haben momentane Ängste die Führung übernommen?
- Nehmen andere Personen Einfluss auf die Entscheidung?
- Sind alle Aspekte für die Zukunft gründlich durchdacht worden?
- Gibt es vielleicht Unterstützungsmöglichkeiten, an die bisher noch gar nicht gedacht wurde?
- Ist es so schlimm, wenn das Leben anders weiter geht als bisher geplant?

Wenn die Entscheidung für einen Schwangerschaftsabbruch sich abzeichnet, sollte unbedingt die Zukunftsfrage, nämlich »Wie wird es mir gehen, wenn die Schwangerschaft beendet ist?«, sehr genau und ausführlich durchdacht werden. Sonst stellt sich vielleicht zunächst ein Gefühl der Erleichterung ein (»Mit einem Abbruch ist das Problem erst einmal vom Tisch.«), und andere Gedanken und Gefühle können zur Seite geschoben werden. Doch diese Sicherheit ist trügerisch, wenn nicht alles genauestens durchdacht wurde. Immer wieder haben die Autorinnen in der praktischen Arbeit Frauen getroffen, die schnell eine vermeintlich einfache Entscheidung getroffen haben, ohne sich mit den Alternativen auseinanderzusetzen, und dann noch viele Jahre später damit gehadert haben. Das kann übrigens auch geschehen, wenn man sich in einer ersten Euphorie »ohne Wenn und Aber« für das Kind entscheidet. Die Erfahrung zeigt weiterhin, dass das Ergebnis eines Entscheidungsprozesses nach ausführlicher Betrachtung aller Aspekte meist gar nicht so anders ist als das erste »Bauchgefühl« gesagt hat. Dennoch ist der Entscheidungsprozess wichtig, weil man dann später nicht zweifeln muss, ob man bei genauerem Nachdenken eine andere Entscheidung getroffen hätte. Die Entscheidung kann dann Bestand haben und braucht nicht wieder und wieder im Leben in Zweifel gezogen werden.

Vor allem nach alternativen Lösungen sollte man Ausschau halten bei diesem Entscheidungsprozess. Droht z. B. der Partner mit Trennung, falls das Kind ausgetragen wird, oder fürchtet man die Reaktion der Familie, muss man sich unbedingt fragen, ob man mit einem solchen Partner überhaupt zusammen sein möchte und ob ein Kind nicht doch in das eigene Leben passen kann, auch wenn sich dadurch einiges ändert. Und die Erfahrung zeigt auch, dass Reaktionen des Partners oder der Familie nicht »in Stein gemeißelt« sind, sondern dass auch sie sich einem Entscheidungsprozess in der Regel nicht verschließen, wenn man über die eigenen Gefühle spricht.

Und schließlich nicht ganz unwichtig: Man muss sich darüber im Klaren sein, dass trotz eines Schwangerschaftsabbruchs nicht einfach »alles wie vorher« sein wird.

Problemlösung kurzgefasst

- Wichtige Entscheidungen benötigen Zeit, in der man sich aktiv mit dem Problem auseinandersetzt.

- Alle Aspekte, die für eine Entscheidung von Bedeutung sind, sollten möglichst offen und ehrlich betrachtet werden.
- Der Austausch mit Personen im Umfeld hilft ebenso wie die Inanspruchnahme professioneller Beratung (z. B. in einer Schwangerenberatungsstelle).
- Vor allem die langfristigen Auswirkungen der Entscheidung auf das eigene Leben sollte man sich konkret vorzustellen versuchen.

1.6 Von der normalen Angst bis zur Angststörung

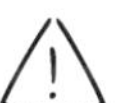

Typische Probleme

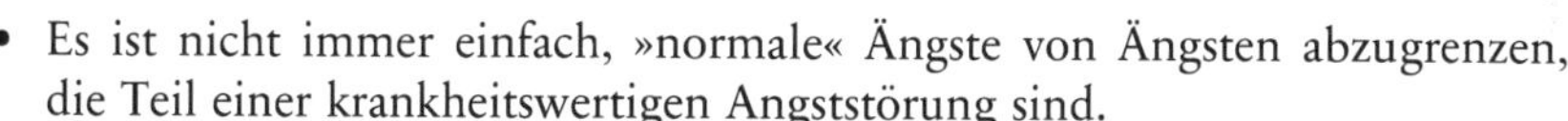

- Es ist nicht immer einfach, »normale« Ängste von Ängsten abzugrenzen, die Teil einer krankheitswertigen Angststörung sind.
- Wie ist der richtige Umgang mit Ängsten, vor allem wenn sie Teil einer Angststörung sind?
- Woher weiß man, ob man professionelle Hilfe suchen sollte?
- Und welche überhaupt? Psychotherapie? Medikamentöse Behandlung? Oder beides?

1.6.1 Angst ist normal

Angst bzw. Furcht ist ein wichtiges Gefühl! Ohne Ängste bzw. Furcht (in den folgenden Ausführungen verwenden wir der Einfachheit halber nur den Begriff Angst bzw. Ängste) würden wir uns in große Gefahren begeben und uns in vielen Situationen nicht schützen. Angst ist im Übrigen ein wichtiger »Fluchthelfer« aus bedrohlichen Situationen. Ein bisschen Angst ist also hilfreich und für unser Sicherheitsverhalten mitverantwortlich. Ängste können aber auch übermächtig werden und die Betroffenen »im Griff« haben, dann sind sie einschränkend und krankheitswertig.

Aufgrund der Anpassungs- und Umstellungsprozesse von Körper und Psyche in der Schwangerschaft treten in dieser Zeit häufiger Ängste auf als sonst im Leben. Vor allem in den ersten drei Monaten gelten Schwangerschaften als besonders störanfällig, frühe Fehlgeburten sind nicht selten (▸ Kap. 3.1.1). Das Wissen darum kann durchaus zu starken Befürchtungen und Verlustängsten führen, vor allem wenn es damit persönlich oder im direkten Umfeld schon Erfahrungen gibt. Und hat man tatsächlich schon ein Kind oder auch mehrere durch eine Fehlgeburt oder Totgeburt (▸ Kap. 3.1) verloren, dann sind Ängste in Folgeschwangerschaften vorprogrammiert.

Es ist wichtig, zwischen »normalen«, aus realen Umständen ableitbaren Ängsten und den Symptomen einer krankheitswertigen Angststörung zu unterscheiden. Die Angst vor einer erneuten Fehlgeburt nach einem Schwangerschaftsverlust ist eine »reale« und ableitbare Angst und kann nicht »wegtherapiert« werden. Bei realen Ängsten geht es vielmehr darum, den richtigen Umgang mit ihnen zu finden (▶ Kap. 1.6.8, ▶ Kap. 6.4) und die Kontrolle über die Ängste zu behalten, um sich nicht ausgeliefert zu fühlen.

Ängste treten übrigens auch auf, wenn andere Gefühle nicht zugelassen oder benannt werden können, z. B. Ärger, Wut oder auch Trauer. Auch deshalb ist es in der Schwangerschaft ebenso wie in anderen Lebenssituationen so wichtig, sich mit seinen Gefühlen auseinanderzusetzen und diese zuzulassen.

Vor allem bei vorherigen Fehlgeburten werden aus Angst häufiger Ultraschalluntersuchungen gewünscht. Man möchte sicher gehen, »dass noch alles in Ordnung« ist und dass man nichts falsch macht. Auch dieses Verhalten ist nachvollziehbar. Allerdings dürfen diese Ängste und daraus resultierende Verhaltensweisen nicht das gesamte Erleben in der Schwangerschaft bestimmen. Deshalb ist es so wichtig, den Umgang mit solchen Ängsten und Sorgen richtig zu gestalten. Wegen der Bedeutung dieses Themas ist den »Angstbesetzten Folgeschwangerschaften« ein eigenes Kapitel gewidmet (▶ Kap. 3.3).

Merke: Egal ob »normale« oder krankheitswertige Ängste – es ist wichtig, den richtigen Umgang mit ihnen zu finden, damit sie nicht das ganze Leben beherrschen.

1.6.2 Wenn Angst stört oder das Leben beherrscht

Frauen sind von Angststörungen etwa zweimal so häufig betroffen wie Männer. Das bedeutet, dass etwa jede fünfte Frau eine so ausgeprägte Angst erlebt, dass es krankheitswertig ist und in den aktuell gültigen Diagnosesystemen in eine der Diagnosekategorien passt. Das hat auch damit zu tun, dass Angststörungen in der Regel länger überdauern und nicht – wie etwa Depressionen – nach einer Phase von Wochen oder wenigen Monaten wieder vollständig abklingen.

Am häufigsten kommen die sogenannten Phobien vor, also die Angst vor einer bestimmten Situation (wie etwa Höhe, bestimmte Tiere). Aber auch Panikstörungen und die generalisierte Angststörung beeinflussen das Leben von Frauen manchmal ganz erheblich (▶ Kap. 1.6.3).

An eine *behandlungsbedürftige Angststörung* muss man denken, wenn die Angst bzw. Furcht begleitet wird von starken körperlichen und psychischen Symptomen, wie etwa

- Vegetative Symptome:
  Herzklopfen, Herzrasen, Schweißausbrüche, Zittern, Mundtrockenheit, Schwindel, Erröten

- Körperliche Symptome:
  Atemnot, Beklemmungsgefühl, Kloßgefühl im Hals, Druck auf der Brust, Übelkeit, Unruhegefühl im Magen-Darm-Trakt
- Psychische Symptome:
  Unsicherheit, Schwäche, Unwirklichkeitsgefühle, Angst vor Kontrollverlust, Angst »verrückt zu werden« oder »auszuflippen«, Todesangst

1.6.3 Wann ist eine Angststörung behandlungsbedürftig?

Im vorletzten Abschnitt (▶ Kap. 1.6.1) wurden die »normalen« bzw. »realen« Ängste in der Schwangerschaft besprochen. Der Übergang von solchen »ableitbaren« Ängsten zu einer »Angststörung«, die in der Regel auch behandlungsbedürftig ist, ist fließend. Nicht immer ist es leicht abzugrenzen, was durch belastende Erfahrungen und Situationen bedingt ist und was davon unabhängig oder darüber hinausgehend auftritt. Wann immer die Ängste so ausgeprägt sind, dass sie zu Einschränkungen im Alltag führen, sollte man über eine Angststörung nachdenken. Dabei helfen die genaue Betrachtung der vorhandenen Symptome und der Versuch der Einordnung in die verschiedenen Arten von Angststörungen, die hier im Überblick dargestellt sind (▶ Tab. 1.1).

1.6.4 Ängste als Symptome anderer psychischer Störungen

Krankheitswertige Ängste kommen nicht nur als eigenständige Angststörung vor, sondern auch als Begleiterscheinung bzw. Symptom anderer psychischer Störungen, so etwa bei Depressionen und Psychosen (▶ Kap. 1.7.1 bzw. ▶ Kap. 1.14). Am häufigsten handelt es sich dabei um »unbestimmte Ängste« (»Ich weiß nicht, wovor ich Angst habe.«) oder auch um Panikattacken.

Um solche Angstsymptome richtig einordnen zu können, sind die ansonsten vorhandenen Symptome von Bedeutung: Gibt es andere depressive Symptome? Was war zuerst da, die Angstsymptome oder die Depression? Bestehen Hinweise auf eine Psychose, wie etwa Verfolgungswahn oder Stimmenhören?

1.6.5 Diagnostik und Therapie bei Ängsten

Wenn die Angst anfallsartig auftritt und von körperlichen Erscheinungen begleitet wird, wie etwa Herzrasen, Schweißausbrüche, Zittern etc., dann handelt es sich am ehesten um eine Panikattacke. *Panikattacken* wirken für Betroffene und Angehörige meist sehr bedrohlich, da sie besonders anfangs für die Symptome eines Herzinfarktes gehalten werden. Wegen dieser Ähnlichkeit muss zu Beginn auch eine *kardiologische Abklärung* erfolgen, unter anderem durch ein EKG, einen Herzultraschall und ähnliche Maßnahmen beim Internisten oder Hausarzt. Ist aber einmal geklärt, dass es sich um Panikattacken handelt, dann sollten solche Untersuchungen nicht immer wiederholt werden.

Tab. 1.1: Angststörungen im Überblick

Angststörung	Typische Symptomatik	Resultierende Einschränkungen im Alltag
Generalisierte Angststörung	• Betroffene haben unverhältnismäßig große und viele Sorgen und Ängste, die sich auf viele Themen beziehen können. Häufig sind es Sorgen, dass einem selbst oder Angehörigen etwas Schlimmes zustoßen oder jemand krank werden könnte. Ängste können sich aber auch auf die Arbeit, Geld, Sicherheit etc. beziehen.	• Es müssen ständig Rückversicherungen stattfinden, ob es den anderen noch gut geht (z. B. Telefonate). • Häufige gedankliche Beschäftigung mit diesen Ängsten.
Panikstörung	• Wiederkehrende Panikattacken: Die plötzlichen Anfälle extremer Angst gehen häufig einher mit körperlichen Begleitsymptomen wie Druck oder Schmerzen in der Brust, Schwindel, Übelkeit und Atemnot. Auch Magen-Darm-Symptome (Übelkeit, Durchfall) kommen vor. • Die Paniksymptome können so stark sein, dass sie einem Herzinfarkt ähneln. Nicht selten wird ein Notarzt gerufen. • Auch die Angst zu sterben, verrückt zu werden oder in der Öffentlichkeit ohnmächtig zu werden und sich dann einzunässen oder einzukoten, kann sich im Laufe der Zeit immer stärker entwickeln.	• Typischerweise entwickeln sich rasch Ängste vor weiteren Attacken (»Angst vor der Angst«), was dann zur Vermeidung bestimmter Situationen führt. Vor allem enge Räume, Menschenmengen etc. werden vermieden, »weil man da ja nicht so schnell wegkommt«. • Die Anwesenheit von Menschen aus dem Gesundheitswesen (z. B. Ärzte/Pflegepersonal) gibt dagegen Sicherheit.
Agoraphobie	• Es besteht die Angst, Orte aufzusuchen, von denen aus ein Rückzug schwierig oder peinlich ist (wie etwa Sitzplätze in der Mitte des Kinos). • Große Menschenmengen, öffentliche Verkehrsmittel, Plätze, aber auch Aufzüge oder weitere Reisen werden vermieden oder führen zu großer Furcht. • Panikattacken können, müssen aber nicht auftreten. • Die typischen körperlichen Angst-Symptome wie Herzrasen, Schweißausbrüche, Zit-	• Ganz rasch kommt es zur Vermeidung entsprechender Aktivitäten (Kino- oder Theaterbesuche) und Veranstaltungen; wenn doch werden Sitzplätze »am Rand« ausgewählt. • Steuern die Betroffenen nicht dagegen und setzen sich trotz der Ängste solchen Situationen aus, kommt es schleichend immer mehr zum Rückzug aus sozialen Aktivitäten.

Tab. 1.1: Angststörungen im Überblick – Fortsetzung

Angststörung	Typische Symptomatik	Resultierende Einschränkungen im Alltag
	tern, Beklemmungsgefühle und Atembeschwerden kommen auch hier begleitend vor, wenn die angstauslösende Situation nicht zu vermeiden ist.	
Soziale Phobie	• Hierbei ist der Kontakt mit anderen Menschen maximal Angst auslösend. Angstsymptome zeigen sich im Erröten, Händezittern, durch Übelkeit oder auch im starken Drang, die Toilette aufsuchen zu müssen. • Es besteht die Furcht sich peinlich oder beschämend zu verhalten. • Die soziale Phobie geht oft mit ausgeprägter Selbstwertunsicherheit einher.	• Situationen, in denen Betroffene sich beobachtet bzw. im Zentrum der Aufmerksamkeit fühlen, z. B. Restaurantbesuche, Hinzukommen in eine Gruppe, etwas vor anderen sagen, werden vermieden. Damit verbundene Aufgaben (z. B. Schulpflegschaft) werden nicht übernommen. • Sozialer Rückzug und Isolation sind typische Folgen.
Spezifische phobische Störungen	• Ängste beziehen sich auf bestimmte Objekte (Spinnen, Schlangen, Hunde, Spritzen) oder besondere Situationen (Höhe, Dunkelheit, Fliegen, Prüfungen, Zahnarztbesuch). Die Angst kann sich bis zu panikartigen Zuständen steigern. • Die Ängste beginnen meist schon in der Kindheit oder im frühen Erwachsenenalter und können jahrzehntelang bestehen. Nicht selten werden solche Ängste auch in der Familie »gelernt« (= tradiert). • Phobien sind die am besten behandelbaren Ängste; verhaltenstherapeutische Strategien helfen sehr gut (▶ Kap. 1.6.5).	• Nicht immer suchen Betroffene therapeutische Hilfe, solange sie das Objekt oder die Situationen erfolgreich vermeiden können. • Erst wenn es zu einer deutlichen Einschränkung der Lebensqualität kommt, weil z. B. der angstauslösende Reiz einem überall begegnet, wächst die Bereitschaft, sich den Ängsten zu stellen.

Panikattacken sind harmloser Natur und gut zu behandeln, auch wenn sie sehr bedrohlich wirken und für alle Beteiligten extrem belastend sein können. Weil die Ängste oft sehr schnell schlimmer werden, da zusätzlich »Angst vor der Angst« auftritt, und weil sie außerdem meist zu ausgeprägtem Vermeidungsverhalten führen, muss möglichst bald eine Behandlung eingeleitet werden. Gerade

Angststörungen sind sehr gut *psychotherapeutisch*, am besten verhaltenstherapeutisch, zu behandeln. Zur Diagnosestellung sollte nach der internistischen Abklärung aber zunächst ein Psychiater oder eine Psychotherapeutin aufgesucht werden.

Werden bestimmte Situationen vermieden, wie etwa das Alleinsein, das Fahren in Aufzügen, Einkaufen in Kaufhäusern etc., handelt es ich am ehesten um eine *phobische Angst.* Solche phobischen Ängste können sich in der Folge von Panikattacken entwickeln, aber auch als Folge anderer Symptome, wie etwa Zwangsgedanken. Oft bestehen solche phobischen Ängste schon vorher, unabhängig von Schwangerschaft und Geburt, können sich dann aber noch einmal verstärken.

Wenn der Leidensdruck nicht groß ist, ist von der phobischen Angst als solcher nicht unbedingt eine Behandlungsbedürftigkeit abzuleiten. Dafür ist auch wichtig, ob eine andere Störung zugrunde liegt, wie etwa die Panikstörung oder Depression. Allerdings muss man wissen, dass phobische Ängste und das daraus entstehende *Vermeidungsverhalten* ohne Behandlung zunehmend stärker werden. Im Extremfall führt das dazu, dass jemand überhaupt nicht mehr alleine irgendwo hingehen kann, nur noch zuhause bleibt und alles tut, um angstauslösende Situationen zu vermeiden.

Auch bei phobischen Ängsten sollte eine möglichst schnelle psychiatrische/psychotherapeutische Diagnostik erfolgen, um das zugrundeliegende Problem zu erkennen und spätestens nach der Schwangerschaft eine psychotherapeutische Behandlung einzuleiten sowie eine Steigerung und Verfestigung (Chronifizierung) der Ängste zu vermeiden.

Gibt es Hinweise darauf, dass die Ängste *Begleiterscheinung einer anderen psychischen Störung* sind, sollte deren Diagnostik im Vordergrund stehen (z. B. eine Depression oder eine Psychose).

1.6.6 Schwangerschaft und Angststörung

In der Schwangerschaft kann eine Angststörung (am ehesten eine Panikstörung oder eine generalisierte Angststörung) (▶ Tab. 1.1) auch bei Frauen auftreten, die bis dahin keinerlei derartige Symptome hatten. Häufiger ist allerdings, dass Frauen betroffen sind, *die schon vorher unter einer Angststörung gelitten haben* bzw. deshalb behandelt wurden. In manchen Fällen war die Symptomatik fast vollständig abgeklungen, und dann beginnt sie plötzlich in den ersten Schwangerschaftswochen mehr oder weniger massiv erneut, was natürlich sehr verunsichert. Besonders wenn eine Angststörung erfolgreich mit Medikamenten (i. d. R. Antidepressiva) behandelt wurde, die wegen eines Kinderwunsches oder der bereits eingetretenen Schwangerschaft abgesetzt wurden (▶ Kap. 7.3.1), ist das Wiederauftreten häufig.

Sicher gibt es bei der Verschlechterung einer Angststörung in der Schwangerschaft auch *psychologische* Aspekte (wie etwa Versagensängste, Unsicherheiten), die dazu beitragen. Allerdings muss man wohl davon ausgehen, dass auch die *hormonellen* Veränderungen in der Schwangerschaft eine Rolle dabei spielen können. In der psychiatrischen Fachsprache nennt man dieses Zusammenwirken verschiedener Faktoren bei der Entstehung *multifaktoriell.*

Gibt es einen Zusammenhang mit einer reduzierten oder abgesetzten Medikation, sollte darüber nachgedacht werden, damit wieder zu beginnen, wenn nicht eine verhaltenstherapeutische Psychotherapie vielversprechend ist. Dabei muss man berücksichtigen, dass auch eine Psychotherapie in der Schwangerschaft belastend sein kann, vor allem da zur Verhaltenstherapie dazugehört, sich mit den angstauslösenden Situationen zu konfrontieren (▶ Kap. 7.1.3). Darin könnte übrigens der Grund liegen, wenn eine Psychotherapeutin sich bezüglich der Behandlung in der Schwangerschaft zurückhaltend zeigt.

Ziel bei der Behandlungsplanung ist unabhängig von der Therapieform, eine möglichst stabile psychische Situation herbeizuführen, weil das eine wichtige Voraussetzung für die Stabilität nach der Entbindung ist.

Merke: Psychische Stabilität ist ein wichtiger Aspekt im Hinblick auf die Zeit nach der Entbindung. Je stabiler eine werdende Mutter in der Schwangerschaft ist, umso geringer ist die Gefahr von ausgeprägten Problemen nach der Entbindung (wie etwa Depressionen oder Ängste). Deshalb sollten psychische Symptome in der Schwangerschaft ernst genommen und behandelt werden.

1.6.7 Angststörung nach der Entbindung

Besteht schon vor und/oder während der Schwangerschaft eine Angstsymptomatik, ist die Wahrscheinlichkeit hoch, dass diese auch nach der Entbindung bleibt oder sich sogar verschlimmert. Abgesehen davon, dass sowohl Panikattacken (bei der Panikstörung) als auch die generalisierten Ängste für die betroffene Schwangere sehr stressig sind, bereiten sie erfahrungsgemäß den Boden für eine noch ausgeprägtere Störung nach der Entbindung – in einer Zeit, in der die Mutter ihre ganze psychische Kraft und Stabilität benötigt, um sich auf die Veränderungen und die Bedürfnisse des Neugeborenen einzustellen. Auch das ist ein Argument dafür, ausgeprägte Angstsymptome in der Schwangerschaft zu behandeln; die Erwartung, dass sie mit dem Ende der Schwangerschaft verschwinden, wird mit hoher Wahrscheinlichkeit enttäuscht.

Wann immer möglich, wird man die Behandlung psychotherapeutisch, insbesondere verhaltenstherapeutisch (▶ Kap. 7.1.3) gestalten, aber auch eine medikamentöse Therapie ist möglich (▶ Kap. 7.3.1).

Phobische Ängste spielen übrigens in der Zeit nach der Entbindung eine untergeordnete Rolle; auch wenn sie hinderlich sind (wie etwa eine Höhenangst oder eine Agoraphobie) (▶ Tab. 1.1), beinträchtigen sie nicht das Gesamtbefinden in der Weise wie die anderen Angststörungen. Vor allem verschlechtern sie sich nicht gleichermaßen wie die anderen Angstsymptome.

Wenn bei einer Frau, die bis dahin *keine* krankheitswertigen Angstsymptome (Panikattacken, generalisierte Ängste) hatte, nach der Entbindung ausgeprägte

Angstsymptome auftreten, dann sind diese mit hoher Wahrscheinlichkeit *Teil einer depressiven Symptomatik* im Sinne einer sogenannten postnatalen Depression (auch als Wochenbettdepression bezeichnet) (▶ Kap. 1.7.6). Wird die Depression behandelt, verschwinden i. d. R. auch die Ängste. Im Übrigen sind sowohl die verhaltenstherapeutischen Strategien wie auch die medikamentösen Behandlungsansätze zwischen Angststörungen und Depressionen sehr ähnlich, was nicht zuletzt damit zu tun hat, dass die »biologische Basis«, die bei beiden Störungsbildern – zumindest im Sinne der Mitverursachung – anzunehmen ist, in einem Ungleichgewicht in denselben Systemen des Gehirns zu suchen ist. Die wichtigste Rolle spielt dabei das Serotonin-System (Serotonin ist ein sogenannter Neurotransmitter, also ein Stoff, der Nervenimpulse überträgt).

1.6.8 Den richtigen Umgang mit Ängsten finden – auch ohne Psychotherapie

Im Kapitel Selbsthilfestrategien (▶ Kap. 6) gehen wir sehr detailliert darauf ein, was Betroffene selbst tun können, um ihre Angst und vor allem das innere Anspannungsniveau zu senken. Deshalb soll an dieser Stelle nur ein grober Überblick gegeben werden, der dann in dem genannten Kapitel weiter vertieft werden kann.

Um Ängste zu bekämpfen, muss man sie erst einmal verstehen. Der sogenannte *Teufelskreis der Angst* (▶ Kap. 6.4.1) beschreibt das Zusammenspiel aus psychischen und körperlichen Symptomen, die sich in beeindruckender Weise gegenseitig verstärken und hochschaukeln können. Genau daraus muss man dann den Ausstieg finden.

Zum einen ist es wichtig, wieder Vertrauen in den eigenen Körper zu gewinnen, also die Erfahrung zu machen, dass Angst bewältigt werden kann und nicht zerstörerisch ist. Das Gefühl zusammenzubrechen, in Ohnmacht zu fallen oder »es nicht auszuhalten« lässt sich anhand gezielter körperlicher Aktivität bzw. Beobachtung korrigieren. Weiterhin geht es darum, *der Angst bewusst zu begegnen*, so wie wir es unter dem Stichwort »Die Angst hereinbitten« (▶ Kap. 6.4.3) beschreiben, damit das Gefühl der Kontrolle gegenüber den eigenen Ängsten gestärkt wird.

Zum anderen kann es aber auch darum gehen, die *Angst klar zu begrenzen*, wie etwa mit einem Gedankenstopp (▶ Kap. 6.4.4), ihr einen zeitlichen Rahmen zu setzen oder Ängste oder Grübelschleifen nur auf einem sogenannten *Grübelstuhl* (▶ Kap. 6.4.5) zuzulassen. Gibt es Situationen, die einem sehr viel Angst machen, beispielsweise gynäkologische Untersuchungen, kann es gut sein, sich einen sicheren, schönen *»inneren Ort«* zu suchen. Wie so ein Ort gefunden und ausgestaltet werden kann, ist ebenfalls bei den Selbsthilfestrategien ausführlich beschrieben (▶ Kap. 6.4.6).

Bei Ängsten genauso sinnvoll wie bei anderen Symptomen können die *Entspannungsmethoden* sein, die später im Buch (▶ Kap. 6.2) teils mit Text-Beispielen beschrieben sind. Innere Anspannung lässt sich besonders effektiv mit den ruhigeren Methoden regulieren, wie Autogenes Training, Phantasiereisen, Achtsamkeit und Meditation. Es gibt aber auch Menschen, die zunächst eher nervös werden, wenn sie sich »abrupt entspannen« sollen. Dann sind die etwas aktiveren Methoden meist besser wirksam, wie Progressive Muskelentspannung, Yoga, Schwimmen oder andere Bewegungsformen bzw. sportliche Betätigung.

Menschen sind unterschiedlich, deshalb ist es so wichtig, dass auch Hilfestrategien sehr individuell ausgewählt werden. Zudem hat in der Regel jeder schon Erfahrungen mit ganz eigenen Methoden gemacht. Sich auf diese Ressourcen (▶ Kap. 6.1), Fähigkeiten und Fertigkeiten im Umgang mit schwierigen Situationen zu konzentrieren und sie dann möglicherweise zu erweitern, kann ein erster guter Schritt zur Selbsthilfe sein. Gelingt die eigene Angstreduktion nicht, sollte gerade in der Schwangerschaft nicht zu lange gewartet werden, bis professionelle Hilfe gesucht wird (▶ Kap. 7.1).

Problemlösung kurzgefasst

- Zunächst muss man sich darüber klar werden, was für Ängste es sind, die auftreten.
- Gibt es einen Grund (wie etwa Komplikationen), oder sind die Angstgefühle eigentlich überhaupt nicht nachvollziehbar?
- Hat man den Verdacht, eine behandlungsbedürftige Angststörung entwickelt zu haben, dann kann der Hausarzt der erste Ansprechpartner zur weiteren Abklärung sein.
- Ängsten sollte man sich stellen und ihnen keine Macht über das eigene Leben geben.
- Strategien zur Angstreduktion sollten individuell zusammengestellt und ausprobiert werden.

1.7 Niedergeschlagenheit von Depression unterscheiden

Typische Probleme

- Es kann schwierig sein, Traurigkeit von Depressivität zu unterscheiden.
- Niemand möchte gerne depressiv sein. Deshalb wird nach »Erklärungen« bzw. »Ursachen« für die negativen Gefühle gesucht. Doch das kann trügerisch sein – auch depressive Symptome können »ableitbar sein«.

- Besonders nach einer Entbindung gehen depressive Symptome mit Versagensgefühlen einher, weshalb man sich selbst dafür verantwortlich fühlt.
- Unbehandelt kann sich eine Abwärtsspirale von Depressivität entwickeln, bis hin zu lebensmüden Gedanken und konkreten Suizidideen.

Eine der wichtigen Fragen ist, wie man Traurigkeit und Depressivität unterscheidet. Traurigkeit ist eine normale psychische Reaktion auf belastende Ereignisse oder Verlusterfahrungen, die typischerweise nach einer bestimmten Zeit abzuklingen beginnt und irgendwann sogar ganz verschwindet. So ist es auch mit der Trauer nach einem Todesfall. Traurigkeit ist ganz klar an das Ereignis oder die Umstände gebunden; wenn man diese beseitigen könnte, wäre sie sofort verschwunden. Anders ist es mit der Depressivität, die schrittweise schlimmer wird, bis sie im schlimmsten Fall irgendwann das ganze Lebensgefühl bestimmt. Ein Mensch, der wegen irgendeines Umstandes traurig ist, kann sich trotzdem am Sonnenschein oder einer schönen Begegnung erfreuen; ein depressiver Mensch dagegen nicht. Bei ganz ausgeprägten Depressionen kann es sogar dazu kommen, dass ein Mensch gar keine Gefühle mehr empfindet und dass bei ihm ein Gefühl von innerer Leere vorherrscht (Gefühl der Gefühllosigkeit).

1.7.1 Die vielen Gesichter der Depression

Das Wort »Depression« wird heute nicht nur im Zusammenhang mit einer psychiatrischen Diagnose verwendet, sondern auch umgangssprachlich verwendet. Das macht eine eigene Einschätzung der Stimmungslage nicht immer einfach. Es gibt mehrere Begriffe für getrübte Stimmungen, wie z. B.:

- Traurigkeit
- Herabgestimmtheit
- Verzweiflung
- Niedergeschlagenheit
- Betrübnis
- Depressivität
- Weltschmerz

Andere negative Gefühle können mit Niedergeschlagenheit eng verbunden sein, wie:

- Trauer
- Scham
- Schuld
- Wut
- Ärger
- Angst
- Innere Leere

Manchen Menschen fällt es leicht, traurige Gefühle konkret zu benennen und mit Worten zu beschreiben. Andere erleben solche Emotionen eher bildhaft als »dunkle Wolke«, »wie Nebel«, oder sie empfinden die negativen Gefühle sogar körperlich als Unwohlsein, Übelkeit, Schmerz oder auch Druckgefühl, so etwa über der Brust oder am Hals.

1.7.2 Niedergeschlagenheit in der Schwangerschaft mit und ohne Grund

In manchen Fällen haben negative Gefühle unmittelbar mit der Schwangerschaft zu tun, z. B. wenn ein Schwangerschaftskonflikt besteht oder wenn man sich Sorgen um die eigene Gesundheit oder die des Kindes macht.

In anderen Fällen gibt es Niedergeschlagenheit, Traurigkeit oder auch Trauer als Folge von Ereignissen oder Umständen, die mit der Schwangerschaft gar nichts zu tun haben. So etwa beim Verlust eines Angehörigen, bei finanziellen oder beruflichen Sorgen oder auch Schwierigkeiten in der Beziehung. In diesen und ähnlichen Fällen ist den Betroffenen der Auslöser/der Grund für die negativen Gefühle bekannt und kann zugeordnet werden; könnte man den Grund beseitigen, wäre auch die traurige Stimmung beseitigt.

Manchmal nimmt die Traurigkeit bzw. negative Stimmung aber das Ausmaß einer Depression an; dann spricht man von einer *»depressiven Reaktion«* (▶ Kap. 1.7.3) als Form einer »Anpassungsstörung« (▶ Kap. 5.7). »Depressive Ausmaße« bedeutet, dass es eine deutliche Beeinträchtigung im Alltag gibt, dass man sich von der düsteren Stimmung überhaupt nicht mehr ablenken kann, dass man also durchgängig niedergeschlagen ist und sich interesselos und/oder antriebslos fühlt. Auch andere typische depressive Symptome, wie etwa Ängste, Schlafstörungen oder sozialer Rückzug, können hinzukommen.

Treten Stimmungseinbrüche *ohne erkennbare Auslöser* auf, dann wirkt das besonders verunsichernd. Es könnte ein Hinweis auf das Vorliegen einer »echten« Depression sein (in der Fachsprache depressive Episode) (▶ Kap. 1.7.4). Der Verdacht wird erhärtet, wenn weitere Symptome vorhanden sind (wie etwa Störungen des Appetits, ausgeprägte Schlafstörungen, unerklärliche Ängste) (▶ Kap. 5.2). Zusätzlich gibt es ein *Zeitkriterium*: Eine depressive Episode wird immer erst dann diagnostiziert, wenn die Symptome – neben Depressivität etwa Interesselosigkeit und/oder Antriebslosigkeit – *mindestens zwei Wochen* ohne Unterbrechung anhalten.

Merke: Die Unterscheidung einer *»depressiven Stimmung«*, wie eine traurige, niedergeschlagene Stimmung landläufig oftmals genannt wird, von der Diagnose *depressive Episode* ist für einen Laien nicht immer einfach. Je mehr zusätzliche Symptome vorhanden sind, umso klarer wird es. Die Unterscheidung ist bedeutsam, damit man weiß, wie man damit umgehen sollte.

1.7.3 Die depressive Reaktion (reaktive Depression)

Letzten Endes ist jede Traurigkeit bzw. jede Depressivität, die *nach einem Ereignis* auftritt, eine Reaktion. Der Begriff »depressive Reaktion« oder auch »reaktive Depression« ist in der medizinischen bzw. psychiatrischen Fachsprache allerdings reserviert für eine Depression, die deutlich über Traurigkeit bzw. Trauer hinausgeht und die vor allem länger anhält. Mit ihren Symptomen bzw. Begleitsymptomen ist die depressive Reaktion manchmal schwer zu unterscheiden von der »depressiven Episode« (▸ Kap. 1.7.4), bei der man aber keinen so klaren Auslöser erkennen kann wie bei der depressiven Reaktion.

Im medizinischen Klassifikationssystem ICD-10 (▸ Kap. 5.1) wird die depressive Reaktion zu den sogenannten *Anpassungsstörungen* (▸ Kap. 5.7) gezählt – ein zunächst etwas sperrig wirkender Begriff. Er bedeutet letzten Endes, dass ein Ereignis aufgetreten ist, wie etwa ein Todesfall, für das Menschen üblicherweise bestimmte Bewältigungsmechanismen bzw. Anpassungsstrategien haben. Sie trauern eine bestimmte Zeit, anfangs stärker, später immer weniger, wobei natürlich das Ausmaß und die Dauer der Trauer unterschiedlich sein können. Kommt es aber nun zu einem anderen Verlauf, bilden sich z. B. die Traurigkeit und Trauersymptome nicht schrittweise zurück, oder kommt es vielleicht sogar zu einer Zunahme der Symptome bis hin zu »echter«, das ganze Lebensgefühl umfassender Depressivität, dann ist diese »Anpassung« offensichtlich nicht gelungen. Man spricht von einer *Anpassungsstörung*. Die wichtige Abgrenzung ist: Traurigkeit und Trauer lassen trotzdem Freude über andere Dinge zu. Eine »echte« Depression (egal ob als Reaktion oder als depressive Episode) (▸ Kap. 1.7.4) bedeutet jedoch ein umfassendes negatives Lebensgefühl.

Im Zusammenhang mit Schwangerschaften würde man eine depressive Reaktion am ehesten nach dem Verlust des Kindes erwarten, wie etwa durch Fehlgeburt oder Totgeburt, oder nach extremen Frühgeburten, wo um das Leben und die Gesundheit des Kindes gebangt wird. Um es aber noch einmal deutlich zu machen: Traurigkeit und auch intensive Trauer sind nach solchen Ereignissen völlig normal und ableitbar. Nur selten erreichen die Traurigkeit und ggf. auftretende Begleitsymptome das Ausmaß einer »depressiven Reaktion« bzw. einer Anpassungsstörung.

1.7.4 Depression und Hypomanie als Teil affektiver Störungen

Der Begriff »depressive Episode« wird für eine depressive Phase verwendet, wie sie im Rahmen einer sogenannten wiederkehrenden bzw. (in der Fachsprache) »rezidivierenden Depression« auftritt. Der Oberbegriff für diese wiederkehrenden Depressionen lautet »affektive Störung«, also eine psychische Störung, bei der Veränderungen des Affektes/der Stimmungslage im Vordergrund stehen. Zu den affektiven Störungen gehören auch die Manie (bzw. manische Episode) und die Hypomanie (bzw. hypomanische Episode) (▸ Kap. 1.13 und ▸ Kap. 5.3). Eine Übersicht über die Merkmale findet sich in Tabelle 1.2 (▸ Tab. 1.2). Depressive und manische/hypomanische Episoden können im Wechsel auftreten. Bei manchen Patienten treten viele depressive Episoden auf, ab und zu dann auch eine manische oder hypomanische Episode, und umgekehrt. In all diesen Fällen lautet der Oberbegriff *»bipolare affektive Störung«*. Das Wort bipolar setzt sich zusammen aus »bi« (lat. = zwei) und »Pol«; eine Störung also mit zwei entgegengesetzten Polen affektiver Symptome bzw. Stimmungsveränderungen. Man kann diese bipolaren affektiven Störungen auch als Welle darstellen, wo einmal (in depressiven Phasen) die Stimmung unterhalb der normalen, ausgeglichenen Stimmung liegt, und dann wieder in einer Wellenbewegung nach oben geht (in der manischen/hypomanischen Phase; umgangssprachlich wird deshalb manchmal auch gesagt, jemand sei hinsichtlich seiner Stimmung »über dem Strich«).

Anders als die »reaktiven Depressionen« gibt es für die affektiven Krankheitsepisoden *keinen klaren Auslöser*, auch wenn sie nicht selten einem besonderen Ereignis folgen. Dabei kann ein solches Ereignis sowohl positiv (wie etwa die eigene Hochzeit) als auch negativ (z. B. ein Todesfall) sein. In der psychiatrischen bzw. psychologischen Fachsprache wird dann von einem »relevanten Lebensereignis« bzw. in der wissenschaftlichen Terminologie von einem »life event« gesprochen. In der Regel sind es gefühlsmäßig aufwühlende oder belastende Ereignisse, die bei Menschen mit einer bestimmten Veranlagung (= Vulnerabilität) dann zum Beginn der Krankheitsepisode beitragen können.

Aus psychiatrischer Sicht ist die Verursachung depressiver und manischer/hypomanischer Krankheitsepisoden bzw. affektiver Störungen insgesamt *multifaktoriell*, d. h., es tragen verschiedene Aspekte dazu bei. Wichtig scheint eine sogenannte genetische *Vulnerabilität* zu sein; damit ist eine erhöhte Empfindlichkeit gemeint, die Menschen einfach »mitbringen« und die sich in manchen Familien gehäuft findet. Zusätzlich kommen aber auch andere Faktoren hinzu, wie etwa die erwähnten Lebensereignisse oder Lebensumstände (z. B. Verlusterlebnisse, Traumatisierungen), Erkrankungen (z. B. eine Schilddrüsenunterfunktion) oder Einflüsse von Substanzen (Medikamente, Drogen). Ein weiterer wichtiger Aspekt sind die *Persönlichkeitseigenschaften* eines Betroffenen in dem Sinne, dass es unterschiedliche Umgangsweisen und Bewältigungsstrategien beim Auftreten von Krisensituationen gibt – der eine hat eine höhere *Resilienz* (Widerstandsfähigkeit), der andere eine niedrigere.

Reine Krankheitsverläufe gibt es bei den Depressionen, dass also über viele Jahre hinweg immer nur depressive Episoden auftreten (analog zur bipolaren Störung auch als *»monopolare«* bzw. *»unipolare Depression«* bezeichnet). Reine manische Verläufe sind extrem selten, diese werden zu den bipolaren Störungen gerechnet. Auch wenn die Unterscheidung »bipolar oder nicht« in diesem Zusammenhang hier eher eine »akademische« Frage zu sein scheint, ist sie doch in der Praxis sehr wichtig, beispielsweise im Zusammenhang mit einer Schwangerschaft und Entbindung bei Frauen, die früher bereits einmal erkrankt waren. Der Verlauf kann dann sehr unterschiedlich sein. Insbesondere bei bipolaren Störungen sind viele Aspekte zu bedenken (▶ Kap. 5.3).

Zum *Verlauf affektiver Störungen* insgesamt ist zu sagen, dass diese in den meisten Fällen irgendwann wiederkehren (deshalb auch die Bezeichnung »rezidivierende affektive Störung«). Die Dauer der einzelnen Krankheitsepisoden ist sehr variabel; manchmal beträgt sie nur wenige Tage, in den meisten Fällen mehrere Wochen, manchmal aber auch viel länger. Typischerweise klingen depressive und manische/hypomanische Episoden irgendwann von selbst wieder ab; wann lässt sich allerdings nicht voraussagen. Deshalb ist es wichtig, möglichst *frühzeitig mit der Behandlung zu beginnen*, da unbehandelte depressive Zustände sich schrittweise weiter verschlechtern und auch *chronifizieren* (also zu einem Dauerzustand werden) können. Und weil man weiß, dass irgendwann wieder eine Krankheitsepisode folgen wird, empfiehlt sich spätestens nach der 3. Krankheitsepisode eine *vorbeugende Behandlung (= Prophylaxe)*. Mit welchem Medikament eine solche vorbeugende Behandlung vorgenommen wird, richtet sich nach der Art der Krankheitsepisoden.

Wichtig für Betroffene: Bei allen Schwierigkeiten, die mit solchen depressiven und/oder manischen/hypomanischen Episoden einhergehen, gibt es doch in fast allen Fällen *zwischen den Episoden immer vollständiges Wohlbefinden und eine gute Leistungsfähigkeit*. Und mit einer prophylaktischen (= vorbeugenden) Behandlung treten dann in der Regel auch keine Krankheitsepisoden mehr auf.

Einflussmöglichkeiten bestehen darin, dass man beispielsweise Faktoren erkennt, die einer Krankheitsepisode vorausgehen und die vielleicht auch zu ihrer Auslösung beitragen (wie etwa familiäre Schwierigkeiten oder beruflicher Stress). Gibt es solche Hinweise, dann empfiehlt sich auf jeden Fall eine *psychotherapeutische Behandlung*, um den richtigen Umgang mit solchen Stressfaktoren zu erlernen und ganz bewusst die eigenen Ressourcen zu stärken, die dabei helfen können, die psychischen Schwierigkeiten zu bewältigen. Abgesehen davon kann eine psychotherapeutische Behandlung generell dazu beitragen, den Umgang mit Depressionen und anderen psychischen Problemen zu lernen. Bei bestimmten Arten von Depressionen, vor allem bei leichten Formen, kann die Psychotherapie oftmals die medikamentöse Behandlung ganz ersparen. Wichtig ist darüber hinaus die Inanspruchnahme von Unterstützungsmöglichkeiten (z. B. Partner, Familie, Freunde).

Merke: Affektive Störungen mit wiederkehrenden depressiven und/oder manischen bzw. hypomanischen Krankheitsepisoden sind gutartige Erkrankungen. Zwischen den Krankheitsepisoden erreichen die meisten Patientinnen ihr vorheriges Niveau. Spätestens nach der dritten Episode sollte aber eine prophylaktische (= vorbeugende) Behandlung erfolgen.

Als depressive Episode wird nach ICD-10 ein zeitlich abgesetzter depressiver Zustand bezeichnet mit einer *Mindestdauer der Kernsymptomatik von zwei Wochen*. Zur Kernsymptomatik gehören gedrückte Stimmung, Interessenverlust, Freudlosigkeit und Antriebsminderung (▶ Kap. 5.2). Die Verminderung der Energie führt zu erhöhter Ermüdbarkeit und Aktivitätseinschränkung. Deutliche Müdigkeit tritt oft nach nur kleinen Anstrengungen auf.

Zur Stellung der *Diagnose* »depressive Episode« ist nach ICD-10 neben der Feststellung einer depressiven Kernsymptomatik auch die Einordnung der Depression nach ihrem Schweregrad erforderlich (▶ Kap. 5.2).

Tab. 1.2: Charakteristika affektiver Krankheitsepisoden im Überblick

Merkmale	Art des Auftretens
Ausprägungen	• Depressive Episode • Manische Episode • Hypomanische Episode
Beginn/Ende	• Meist schleichend; selten »als wenn ein Vorhang zugezogen wird«.
Dauer	• Selten nur Tage, meist Wochen, manchmal auch viele Monate bis Jahre. • Chronifizierung möglich.
Verlauf	• Leichtere und kurze Episoden können spontan (»von selbst«) enden, die Mehrzahl der Episoden klingt erst nach Behandlung ab. • Zwischen den Krankheitsepisoden wird in der Regel das alte Funktionsniveau erreicht.
Bipolarer Verlauf	• Auftreten von depressiven und manischen/hypomanischen Krankheitsepisoden im Wechsel, ohne bestimmte Regelmäßigkeit. • Auch ein direkter Übergang einer depressiven in eine manische/hypomanische Episode und umgekehrt ist möglich.
Behandlung	• Psychotherapie (bei leichteren Formen) • Antidepressive Medikation • Optimal: Kombination von Psychotherapie und Antidepressiva
Verursachung	• Multifaktoriell (z. B. genetische Veranlagungen = Vulnerabilität, Lebensereignisse, Lebensumstände, Belastungen, Persönlichkeitseigenschaften, Bewältigungsstrategien, eigene Ressourcen, Unterstützungsmöglichkeiten)

Als »depressive Episode« werden die meisten Depressionen in der Schwangerschaft (▶ Kap. 1.7.5) oder nach der Geburt (die *postnatalen Depressionen*) (▶ Kap. 1.7.6) eingeordnet – mit Ausnahme der »reaktiven Depressionen« nach Totgeburt oder ähnlichen Ereignissen; diese finden sich in der Kategorie »Anpassungsstörungen« (▶ Kap. 5.7).

1.7.5 Depressive Stimmung in der Schwangerschaft

Unabhängig von Unsicherheiten und Ambivalenzen (▶ Kap. 1.2) würde man depressive Symptome in der Schwangerschaft nicht erwarten. Da die Schwangerschaft als eine Zeit der Umstellung wahrgenommen wird, in der verschiedenartige körperliche und psychische Begleitsymptome auftreten können, werden depressive Symptome oftmals nicht richtig eingeordnet und bleiben unbehandelt. Da im Übrigen die Schwangerschaft ein begrenzter Zeitraum ist, der spätestens mit der Entbindung zu Ende geht, führt das nicht selten dazu, dass die Frauen »einfach durchhalten« und sich nicht an einen Arzt oder eine Psychologin wenden – zumal sowieso die Ängste vor jeder Art von Medikation groß und der Zugang zu Psychotherapeuten nicht immer einfach ist. Bei leichteren Symptomen kann das so richtig sein; nicht jede depressive Verstimmung muss ärztlich oder psychologisch behandelt werden. Allerdings muss man wissen, dass die psychische Stabilität in der Schwangerschaft eine wichtige Voraussetzung für psychische Stabilität nach der Entbindung ist. Gibt es also erhebliche depressive Symptome, die sonst unbekannt sind oder die sich deutlich verstärkt haben, dann sollte man diese ärztlich/psychologisch bewerten und ggf. behandeln lassen, um die besten Voraussetzungen für die Zeit nach der Entbindung zu schaffen. Bleiben die depressiven Symptome bis zur Entbindung bestehen, dann ist eher nicht zu erwarten, dass diese danach einfach abklingen. Vielmehr ist von einer weiteren Zunahme der Problematik auszugehen, da *Depressionen nach der Entbindung sehr viel häufiger sind als in der Schwangerschaft.*

Gab es schon in der Vorgeschichte psychische Probleme (wie etwa eine Angststörung oder eine Depression), dann ist es nicht ungewöhnlich, dass im Rahmen einer Schwangerschaft solche Symptome verstärkt hervortreten. Allerdings muss das nicht sein, es kann sogar sein, dass es der Schwangeren besser geht als vorher. Frauen, die bereits früher in Behandlung waren, sind in der Regel schon »vorgewarnt« und wissen vielleicht auch, wie sie mit auftretenden Symptomen umgehen können.

Bezüglich der Behandlungsmöglichkeiten in der Schwangerschaft gibt es die bereits erwähnten beiden Probleme: Zum einen ist ein Psychotherapieplatz oftmals nicht so schnell zu bekommen, viele Monate Wartezeit sind keine Seltenheit. Die rasch verfügbare antidepressive Medikation, die in der Schwangerschaft in der Regel rasch hilft, ist oftmals begleitet von vielfältigen Ängsten und Bedenken, ob die Medikamente dem ungeborenen Kind schaden könnten. Die Entscheidung für oder gegen Medikamente ist immer eine »Nutzen-Risiko-Abwägung«, bei der alle Einflussfaktoren berücksichtigt werden müssen. Ausführlich werden diese Überlegungen später im Buch ausgeführt (▶ Kap. 7.3.1).

1.7.6 Oftmals die Fortsetzung aus der Schwangerschaft: die postnatale Depression

Veränderungen der psychischen Befindlichkeit sind etwas völlig Normales im Leben von Menschen, und zwar besonders als Reaktionen auf sich verändernde oder problematische Lebenssituationen. Gefühle können sich zum Positiven wenden (Glücksgefühle, Euphorie, Gefühl der Zufriedenheit), aber auch ins Negative (Traurigkeit, Depressivität, verbunden mit dem Gefühl, nichts wert zu sein, alles falsch zu machen). Dass Schwangerschaften und Geburten oder – noch viel ausgeprägter – der Verlust eines Kindes dafür besonders anfällig machen, versteht sich von selbst. Man hat es nicht nur mit gravierenden Lebensveränderungen zu tun, sondern auch mit hormonellen Veränderungen, die empfindlicher für intensive Gefühlsschwankungen machen.

So gehören ausgeprägte Gefühlsschwankungen zum häufig auftretenden *»Baby blues«* (= Heultage), der typischerweise die ersten drei bis fünf Tage nach der Entbindung prägt und bei dem sich beispielsweise Weinen und Glücklichsein mischen. Diese Symptomatik, die bei etwa drei von vier Wöchnerinnen auftritt, benötigt keine spezielle Behandlung, da es sich um die Folge der raschen Hormonumstellung nach der Entbindung handelt.

Ganz anders ist es bei den Symptomen der *postnatalen Depression* (in der Fachsprache auch postpartale Depression genannt, von partus = Entbindung). Vor allem wenn solche Symptome nach der Entbindung erstmals auftreten oder in einer Heftigkeit, die früher völlig unbekannt war, ist das sehr beunruhigend. Die Erfahrung, aus völliger Gesundheit heraus plötzlich depressiv zu sein, Angst- oder Zwangssymptome zu haben, ist für die Betroffenen und die Menschen in ihrer Umgebung sehr belastend, weil man sich das nicht erklären kann. Eigentlich erwarten alle, dass die junge Mutter glücklich ist, und Betroffene und Angehörige stehen den Symptomen mehr oder weniger hilflos gegenüber. Die Erkenntnis zuzulassen, dass die Grenze zur Behandlungsbedürftigkeit überschritten ist, fällt in dieser Situation oftmals besonders schwer.

Landläufig ist in diesem Zusammenhang oft von »*Wochenbettdepressionen*« die Rede, obwohl das nach der medizinisch-psychiatrischen Klassifikation nicht korrekt ist. Die Depressionen können auch außerhalb des Wochenbettes (die Zeit, in der sich die schwangerschaftsbedingten körperlichen Veränderungen zurückbilden) bestehen bzw. beginnen. Außerdem weiß man heute, dass nach einer Entbindung auftretende Depressionen keine eigenständige Krankheit, sondern als Teil der oben beschriebenen affektiven Störung bzw. als depressive Episode einzuordnen sind. Frauen, die an einer depressiven Episode nach der Entbindung erkranken, haben auch außerhalb dieser Zeit ein höheres Risiko, depressiv zu werden. Dennoch haben postnatale Depressionen eine eigene Prägung, da sich Grübeln, Schuldgefühle, Versagensängste etc. *thematisch immer um das Neugeborene* drehen. Häufiger als sonst bei Depressionen treten auch Zwangsgedanken auf (▶ Kap. 1.9), und zwar mit dem Inhalt bzw. der Angst, dem eigenen Kind etwas anzutun.

Wissenschaftliche Studien bestätigen immer wieder die klinische Erfahrung, dass depressive Symptome *in den ersten Wochen* nach der Entbindung häufig sind. Im internationalen Vergleich gibt es deutliche Unterschiede, wozu eine Vielzahl von Faktoren beiträgt, u. a. auch kulturelle Aspekte. Für Deutschland ist von bis zu 20 % depressiver Symptome auszugehen (Halbreich und Karkun 2006), und zwar gemessen mit einem sogenannten Screening-Instrument (EPDS, Bergant et al. 1998). In den ersten Tagen und Wochen sind depressive Symptome am häufigsten und werden dann deutlich weniger. Allerdings erreicht in etwa 5 % der Fälle die Depression den Schwergrad einer depressiven Episode (Halbreich und Karkun 2006) (▶ Kap. 5.2). Bei genauer Betrachtung zeigt sich nicht selten, dass die Symptome bereits in der Schwangerschaft begonnen haben und sich nach der Entbindung weiter verstärken – anders als die betroffenen Frauen es erhofft haben.

Lange nicht alle Betroffenen kommen tatsächlich in Behandlung; oft ist dies erst der Fall, wenn die Symptome nach vielen Wochen oder sogar Monaten nicht abklingen oder sich sogar immer weiter verstärken. Dabei stellt sich ein Behandlungserfolg erfahrungsgemäß umso schneller ein, je frühzeitiger die Therapie beginnt.

Die *Behandlung* postnataler Depressionen kann bei leichterer Ausprägung rein psychotherapeutisch erfolgen; auf das Problem der Verfügbarkeit von Therapieplätzen wurde allerdings schon hingewiesen. Eine Familien- bzw. Schwangerenberatungsstelle aufzusuchen, könnte ein guter erster Schritt sein, um gemeinsam die Schwere der Symptomatik einschätzen zu können. Um einen möglichst raschen Effekt zu erzielen, empfiehlt sich aber oftmals eine antidepressive Medikation, die meist gut anschlägt und vor allem eine Chronifizierung verhindert (darunter versteht man das Fortbestehen der Probleme über viele Monate, manchmal sogar Jahre). Die rasche Behandlung ist besonders deshalb wichtig, weil die Depressionen in der Regel zu Problemen in der *Mutter-Kind-Bindung* führen. Depressive Frauen erleben ihre Muttergefühle als zu schwach oder gar nicht vorhanden (aus psychiatrischer Sicht ist dies das depressive Symptom »Gefühl der Gefühllosigkeit«), was zu einem Kreislauf von Schuld- und Versagensgefühlen führt.

Auch wenn postnatale Depressionen auf eine *Empfindlichkeit für Depressionen* (= Vulnerabilität) hinweisen, gibt es doch eine Reihe von äußeren Faktoren, die zu ihrer Ausbildung beitragen und damit Einflussmöglichkeiten für Betroffene und Angehörige bieten. Der Inanspruchnahme von Unterstützung durch den Partner/die Partnerin, Familienangehörige, Freunde, Haushaltshilfen oder auch soziale Hilfsorganisationen und die überregionalen Netzwerke »Frühe Hilfen« kommt dabei besondere Bedeutung zu.

Ausführliche Informationen zu postnatalen Depressionen finden sich im Ratgeber »Postnatale Depressionen und andere psychische Probleme« (Rohde 2014).

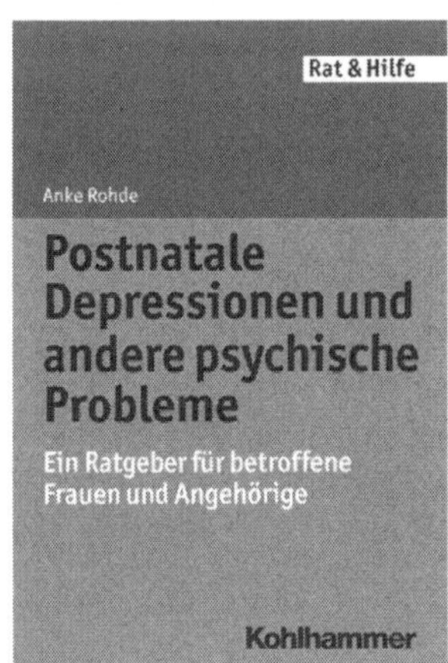

1.7.7 Den richtigen Umgang mit Traurigkeit/Depressivität finden

Meist gibt es schon Ideen, was einen bei trüber Stimmung, Niedergeschlagenheit oder bei starken Sorgen wieder aufmuntern kann. Auf diese eigenen Strategien und Ressourcen kann man zunächst zurückgreifen. In einer Schwangerschaft befindet man sich aber in einer Art Ausnahmesituation, so dass das Gewohnte eventuell nicht ausreicht.

Im Kapitel 6 beschreiben wir eine Reihe von Selbsthilfestrategien, die leicht umzusetzen sind (speziell zur depressiven Stimmung, ▶ Kap. 6.5). Aber gerade bei einer gewissen Energie- und Interesselosigkeit gehört bisweilen Überwindung dazu, diese Vorschläge umzusetzen, vor allem wenn es z. B. um Aktivierung geht.

Gerade *Aktivierung* ist aber ein gutes Gegenmittel gegen niedergedrückte Stimmung. Sich zu bewegen – in der Schwangerschaft eher zurückhaltend, dafür aber vielleicht möglichst viel an der frischen Luft – hat alleine schon eine gute Wirkung (▶ Kap. 6.5.2). Das könnte ein erstes »Gegengewicht« sein, wie wir es immer wieder gerne in dem Bild der Waage (▶ Kap. 6.5.1) verwenden, das an verschiedenen Stellen des Buches verwendet wird. Alle Arten von Aktivitäten und Ablenkungsmöglichkeiten gehören ebenfalls zu den Gegengewichten. Dabei sollten aber die Pausen nicht vergessen werden.

Wenn man traurig und niedergeschlagen ist, hilft es eventuell auch schon, sich durch den Partner oder andere nahestehende Personen trösten zu lassen oder verstanden zu fühlen. Dabei helfen Gespräche, vor allem wenn man einen guten Zuhörer findet. Auch Haut- und Körperkontakt, Streicheln, Zärtlichkeiten austauschen oder sich einfach in den Arm nehmen lassen, führt oftmals zu einer Verbesserung der Stimmung. Man fühlt sich nicht mehr so alleine! Nicht immer wissen übrigens die Personen im Umfeld, wie sie sich verhalten sollen. Am einfachsten sagt man, was man gerade braucht (»Kannst du mich einfach mal in den Arm nehmen?«).

Mit einem Gefühl des Trostes gelingt es vielleicht auch besser, die schlechte Stimmung, die Sorgen und Nöte, die gerade im Vordergrund stehen, zu akzeptieren. Anzunehmen, dass man nicht jedes schlechte Gefühl gleich tilgen muss, kann bereits entlastend wirken. Sonst kämpft man eventuell ständig mit dem Auftrag »doch bitte wieder fröhlich sein zu müssen« und ist noch trauriger darüber, dass einem das nicht gelingt.

Zudem helfen auch Entspannungsverfahren, Achtsamkeit und Gedankenstopp, wie sie bereits zur Angstbewältigung beschrieben sind (▶ Kap. 6.2, ▶ Kap. 6.3, ▶ Kap. 6.4). Da Ängste begleitend zu Depressivität bzw. innerhalb von Depressionen auftreten können, lohnt sich ein Blick in das gesamte Kapitel der Selbsthilfestrategien (▶ Kap. 6).

Strategien, die gegen Niedergeschlagenheit und traurige Stimmung eingesetzt werden können, haben bei einer ausgeprägten Depression oftmals keine oder nur eine minimale Wirkung. Wichtig ist deshalb, eine genaue Diagnose zu stellen (▶ Kap. 1.7.4, ▶ Kap. 5.2). Wenn die schlechte Stimmung, Traurigkeit, Niedergeschlagenheit trotz aller Gegenmaßnahmen und Strategien nicht abnimmt, sollte der Hausarzt, Psychiater oder auch erst mal die Gynäkologin konsultiert werden, um weitere Maßnahmen zu besprechen.

Problemlösung kurzgefasst

- Einsatz von Entspannungsverfahren und Achtsamkeit
- Jeder Aufenthalt an der frischen Luft, am besten in der Natur, wirkt positiv auf die Stimmung, und sei es nur ein kleiner Spaziergang.
- Leichte körperliche Betätigung (möglichst draußen) hilft gegen Antriebslosigkeit.
- Austausch mit anderen Menschen hilft gegen inneren Rückzug.
- Bewusst eingeplante Pausen tragen zur Entspannung bei.
- Schöne Dinge zu unternehmen und Aktivitäten zu planen bringt positives Gewicht auf die Gemütswaage.
- (Fröhliche) Musik hören, Musik machen oder Singen hebt die Stimmung.
- Körperkontakt/Massagen können ebenfalls beruhigend wirken.
- Gedankenstopp hilft dagegen, in einen Grübelkreislauf zu geraten.
- Akzeptanz und zeitweilige Annahme von schwierigen Gefühlen senkt den Veränderungsdruck.

1.8 Traumatische Erfahrungen und Posttraumatische Belastungsstörung

Typische Probleme

- Eine Vortraumatisierung macht Frauen empfindlicher dafür, in der Schwangerschaft verstärkt an die früheren traumatischen Erfahrungen zu denken (Reaktualisierung des Traumas).
- Vortraumatisierte Frauen sind besonders gefährdet, eine Entbindung als traumatisch zu erleben.
- Besonders frühere traumatische Erfahrungen mit einer Entbindung wirken sich sehr intensiv auf eine erneute Schwangerschaft aus.
- Nicht selten wird eine erneute Schwangerschaft vermieden, wenn die vorherige Entbindung als traumatisch erlebt wurde.

1.8.1 Wann spricht man von Traumatisierung?

»Ich bin traumatisiert« ist heutzutage eine häufig verwendete Redensart, um zu beschreiben, dass ein Ereignis schlimm war, schockierend, dass es einen nachhaltig beeindruckt hat. Im psychiatrisch-psychotherapeutischen Sinne bedeutet »traumatisiert« allerdings etwas anderes, nämlich eine *ganz bestimmte Konstellation von Symptomen* (▶ Kap. 1.8.2), die in der Folge eines als besonders bedrohlich erlebten Ereignisses auftreten.

In *früheren Definitionen* verstand man unter einem »Trauma«, das zu einer sogenannten »posttraumatischen Belastungsstörung« (▶ Kap. 5.7) führen kann, nur besonders katastrophale bzw. außerordentliche Ereignisse (wie etwa schwere sexuelle Gewalt, Opfer einer Entführung zu werden, Kriegserfahrungen, Erdbeben oder andere Katastrophen). Wenn Menschen Opfer eines solchen Geschehens waren und in der Folge eine ganz bestimmte Konstellation von Symptomen entwickelten (▶ Kap. 1.8.2), dann wurde die *Diagnose einer posttraumatischen Belastungsstörung* gestellt. Beispiele, die immer wieder durch die Presse gehen, sind traumatisierte Kriegsveteranen, z. B. aktuell aus dem Afghanistan-Einsatz.

Im Laufe der folgenden Jahre und mit zunehmender Forschungsaktivität wurde allerdings deutlich, dass auch Menschen, die »weniger katastrophalen« traumatischen Erfahrungen (Traumata) ausgesetzt waren, diese typische Symptomatik entwickelten. Mittlerweile weiß man, dass nicht alleine die Art des Traumas von ausschlaggebender Bedeutung ist, sondern auch inwieweit ein Mensch sich vom Tode bedroht fühlt, sich gleichzeitig ausgeliefert und hilflos fühlt, sodass auch beispielsweise Verkehrsunfälle oder schwere lebensbedrohliche Erkrankungen zur Traumatisierung führen können.

1.8.2 Flashbacks und andere Symptome bei posttraumatischer Belastungsstörung

Statt des etwas sperrigen Begriffes posttraumatische Belastungsstörung findet man häufig auch die Abkürzung PTBS (im englischen Sprachraum PTSD, abgeleitet von Posttraumatic Stress Disorder). Typisch und ganz zentral bei der Symptomatik einer PTBS sind intensive Erinnerungen an das traumatische Erlebnis, die meist als *Flashbacks* bezeichnet werden. Diese auch als Nachhall-Erinnerungen oder Intrusionen bezeichneten Erinnerungen an das Trauma treten immer wieder, plötzlich und unkontrolliert auf und vermitteln das Gefühl, wieder in der traumatischen Situation zu sein. Flashbacks sind meist ausgesprochen lebhaft, oftmals laufen Sequenzen des Ereignisses wie ein Film vor dem inneren Auge ab und führen zu den gleichen schrecklichen Gefühlen wie in der eigentlich traumatischen Situation. Typisch für diese Nachhall-Erinnerungen ist auch, dass sie – anders als andere Erinnerungen – mit der Zeit nicht blasser werden, sondern im schlimmsten Falle über viele Wochen, Monate oder sogar Jahre in immer gleicher Intensität wiederkehren. Oftmals werden diese Erinnerungen bzw. ablaufenden »Filme« durch Assoziationen bzw. Trigger ausgelöst, wie etwa einen typischen Geruch (etwa das Rasierwasser, nach dem der Vergewaltiger roch), eine optische

Wahrnehmung (ein Auto von derselben Marke und Farbe wie das des Unfallverursachers) oder auch akustische Reize (ein Musikstück, was in der das Trauma auslösenden Situation lief).

Dieses Wiedererleben der traumatischen Situation ist häufig mit *körperlichen Symptomen* wie Atemnot, Zittern, Schwindel und Herzrasen verbunden. Weitere typische posttraumatische Symptome (also Symptome, die nach einer Traumatisierung auftreten) können Vermeidungsstrategien sein (z. B. Ereignisse oder Situationen zu vermeiden, die an die traumatische Erfahrung erinnern). Alpträume, in denen das Ereignis wiederkehrt, gestörter Schlaf, sozialer Rückzug, Angst und Reizbarkeit sowie Depressivität können ebenfalls auftreten. Je mehr dieser Symptome zusätzlich zur Kernsymptomatik der wiederkehrenden Flashbacks hinzukommen, umso deutlicher ist, dass sich aufgrund des Traumas eine Folgestörung entwickelt hat – die bereits erwähnte posttraumatische Belastungsstörung.

Nicht alle Betroffenen entwickeln das Vollbild einer PTBS, aber schon einzelne Symptome können sehr einschränkend erlebt werden und bei den erwähnten Triggern (Auslöser für Erinnerungen) wieder aufleben.

Bei schweren Traumatisierungen kann sich auch eine dauerhafte Persönlichkeitsveränderung entwickeln, bei der die Menschen dauerhaft misstrauisch und reizbar sind, sich von allem zurückziehen und möglicherweise sogar ihre Arbeitsfähigkeit verlieren.

1.8.3 Schwanger bei Traumatisierung in der Vorgeschichte

Es gibt eine Vielzahl von traumatischen Ereignissen, die Frauen ganz unabhängig von ihren Schwangerschaften erlebt haben können. Da Schwangerschaften aber in der Regel besondere Situationen im Leben einer Frau bedeuten, können in dieser vulnerablen (= empfindlichen) Phase Trauma-Symptome wieder aufleben oder eine besondere Bedeutung bekommen.

Liegen *Traumatisierungen im sexuellen Bereich* vor, können besondere Ängste vor Kontrollverlust, vor gynäkologischen Untersuchungen oder der Geburtssituation aufkommen. Gerade Missbrauchserfahrungen in der Kindheit zerstören häufig das Grundvertrauen in sich selbst, in die eigenen Fähigkeiten, aber auch das Vertrauen zu anderen Menschen. Eventuell wird das durch eine besondere Zurückhaltung oder Skepsis dem medizinischen bzw. geburtshilflichen Personal gegenüber deutlich. Obwohl Betroffene vielleicht besondere Zuwendung benötigen würden, bleibt diese dann eventuell aus bzw. wird ebenfalls nur zurückhaltend bereitgestellt, weil der persönliche Beziehungsaufbau erschwert ist.

In einer Schwangerschaft wird der Schutzinstinkt besonders angeregt und das Bedürfnis, das eigene Kind vor Traumatisierungen, wie sie selbst erlebt wurden, schützen zu wollen, kann besonders intensiv empfunden werden. Besteht die Angst, diesen Schutz nicht gewährleisten zu können, kann sich das Gefühl sehr quälend mit negativen Zukunftsphantasien ausbreiten.

Merke: Durch traumatische Erfahrungen in der Vorgeschichte vorhandene »seelische Narben« können sich in einer Schwangerschaft erneut schmerzhaft in Erinnerung bringen.

1.8.4 Die traumatisch erlebte Entbindung

Dass eine Entbindung als »traumatisch« erlebt wird, ist gar nicht so selten. Die Mischung aus Schmerzen, Angst und Hilflosigkeit kann zu extremen Erfahrungen führen. Vor allem die erste Geburt wird häufig als einschneidendes Ereignis erlebt. Zwischen 1,5 und 3 % aller Frauen entwickeln nach einer Entbindung das Vollbild einer posttraumatischen Belastungsstörung (▶ Kap. 5.7) (Ayers et al. 2016).

Es konnten verschiedene *Risikofaktoren* gefunden werden, die so eine Störung begünstigen. Da gibt es Faktoren, die bereits vor einer Entbindung Einfluss auf das spätere Geburtserleben haben, wie etwa: Depressionen in der Schwangerschaft, starke Ängste vor der Geburt, Komplikationen in der Schwangerschaft oder eine PTBS als Vorerkrankung. Unter der Geburt spielt das subjektiv *negative Geburtserleben* eine bedeutende Rolle, ebenso wie mögliche operative Eingriffe (wie Saugglocke oder Kaiserschnitt) und das Gefühl fehlender oder schlechter Betreuung. Frauen fühlen sich in der Ausnahmesituation der Geburt eventuell nicht gut gesehen oder verstanden. Sie haben den Eindruck, dass ihnen das Ausmaß der Schmerzen nicht geglaubt wird oder sie nicht genügend Unterstützung während der Wehen- und Ruhephasen erhalten. Viele der Betroffenen fühlen sich »ausgeliefert«, »wie ein Stück Fleisch behandelt«, in ihrem Erleben nicht wahr- bzw. ernstgenommen. Auch ein weiteres psychisches Symptom – die Dissoziation, eine Art Abspaltung aus dem Bewusstsein, so als wäre man nicht mehr ganz bei sich – kann ein Hinweis auf traumatisches Erleben sein.

Nach der Entbindung können unzureichende Bewältigungsstrategien, zusätzlicher Stress und Depressionen einen Einfluss auf die Entwicklung solcher Symptome nehmen.

1.8.5 Die Schwangerschaft nach einer traumatisch erlebten Entbindung

Wurde eine vorangegangene Schwangerschaft traumatisch erlebt, z. B. durch körperliche Komplikationen, durch medizinische Eingriffe, Klinikaufenthalte oder sonstige Umstände, ist es sehr wahrscheinlich, dass die mit diesen Erlebnissen verbundenen Gefühle in der Folgeschwangerschaft ganz plötzlich wieder auftauchen. Aus psychotherapeutischer Sicht wird das als »Reaktualisierung« bezeichnet – eine Erfahrung, von der man glaubte, sie sei nicht mehr aktuell, ist plötzlich in voller Stärke wieder da, so als ob es erst gestern gewesen wäre. Die Angst, dass sich die schlimmen Erfahrungen der vorherigen Entbindung wiederholen könnten, ist meist stark ausgeprägt.

Traumatisch erlebte Geburten führen nicht selten zu dem Wunsch, keine weiteren Schwangerschaften erleben zu wollen. Ist der Kinderwunsch jedoch stark genug, so dass sich die betroffene Frau zu einer erneuten Schwangerschaft entschließt, ist eine solche Reaktualisierung typisch, es kann zu starken Geburtsängsten kommen. Je nach Zuschreibung des Traumas kann der Wunsch entstehen, die nächste Geburt »maximal kontrollieren« zu wollen, z. B. indem ein geplanter Kaiserschnitt gefordert wird. Genauso gut kann die Angst vor medizinischen Eingriffen dazu führen, dass eine Frau lieber zuhause oder in einem Geburtshaus ohne Ärzte entbinden möchte.

1.8.6 Mit traumatischen Erfahrungen umgehen

Im Kapitel Selbsthilfestrategien sind Ansätze zum Umgang mit traumatischen Erinnerungen ausführlich beschrieben (▶ Kap. 6.7). Es wird empfohlen, die Ereignisse, die häufig bildhaft, wie in Filmsequenzen abgespeichert sind und ungewollt wieder auftauchen, nicht für sich selbst zu behalten, sondern darüber zu sprechen. Durch das Reden, Besprechen, Wortefinden werden Bewältigungsmechanismen aktiviert. Die Heftigkeit der Gefühle, die bei der Erinnerung auftreten, wird im besten Falle weniger. Es erfolgt eine gewisse innere Distanzierung.

Auch wenn Psychotherapeuten während einer Schwangerschaft etwas zurückhaltender mit manchen Verfahren sind, sich vor allem nicht so gerne mit traumatischen Erfahrungen beschäftigen, kann es sinnvoll sein, sich bestimmte Themen auch in dieser Zeit anzuschauen. Die ganze Zeit *nicht* an die vorherigen Geburtserlebnisse oder andere belastende Erinnerungen zu denken, wird sowieso nicht klappen, und unterdrückte Gefühle bereiten eventuell sogar mehr Stress als ausgesprochene und zugelassene. Dazu werden in der Psychotherapie sogenannte Distanzierungstechniken eingesetzt, die einen vor allzu großer Heftigkeit der Emotionen schützen sollen und es so möglich machen, nach und nach die traumatischen Bilder zu bearbeiten. Dazu gehört die *»Bildschirmtechnik«* (▶ Kap. 6.7.4), die es möglich macht, eine gewisse Kontrolle über die Erinnerungen wieder zu erlangen. Um aber auch für diese Technik einen ausreichenden Schutz vor einer Überwältigung zu gewähren, werden zur Vorbereitung Methoden wie *»Sicherer innerer Ort«* (▶ Kap. 6.4.6), *»Tresortechnik«* (▶ Kap. 6.7.2) und das Finden *»Innerer Helfer«* (▶ Kap. 6.7.3) eingeübt. Auch das detaillierte Aufschreiben der Geschehnisse und Erinnerungen kann zur Verarbeitung, aber auch zur inneren gefühlsmäßigen Distanzierung beitragen (▶ Kap. 6.7.5).

Merke: Bitte unbedingt berücksichtigen: Bei Bestehen einer PTBS bzw. ausgeprägten traumatischen Erfahrungen sollten Distanzierungstechniken zunächst in der Psychotherapie erlernt werden. Nur bei leichterer Ausprägung der Traumatisierung kann der Einsatz als Selbsthilfestrategie empfohlen werden, da damit eventuell nicht vorhersehbare gefühlsmäßige Belastungen einhergehen können.

All diese Techniken tragen unter anderem dazu bei, dass die *Selbstwirksamkeit* gestärkt wird (▶ Kap. 6.7.6). Traumatische Erfahrungen haben immer etwas mit dem Gefühl des Kontrollverlustes zu tun. Eine gute Gegenmaßnahme ist also, das Gefühl der *Kontrolle* zurück zu erlangen. Dazu trägt auch die Wahrnehmung bei, selbstwirksam zu sein, also selbst etwas bewirken zu können – zumindest die Kontrolle über die eigenen Gedanken, Gefühle und Reaktionsweisen zu haben. Der Wunsch nach Kontrolle bezieht sich natürlich auch auf bevorstehende Situationen, die an das vorherige Trauma anknüpfen könnten, wie eben eine Schwangerschaft und Geburt.

Eine *gute Begleitung* durch Geburtshelfer und Hebammen in der Schwangerschaft und während der Geburt ist immer wichtig, aber nach traumatischen Erfahrungen unerlässlich. Die genauen Wünsche bzw. Befürchtungen und Ängste vor einer Geburt besprechen zu können, ist ebenfalls sehr hilfreich, z. B. bei der Geburtsanmeldung in einer Klinik.

Ideal wäre z. B. eine *Beleghebamme*, die die gesamte Geburt in der Klinik begleitet und vorher wie hinterher für die betroffene Frau ansprechbar ist. Da es wenig Beleghebammen gibt, kann auch das Mitnehmen einer *Doula* Sicherheit vermitteln. Eine Doula ist eine Frau, die selbst bereits Geburten erlebt hat und bereit ist, andere in dieser Situation zu begleiten, worauf sie in einer kurzen speziellen Ausbildung vorbereitet wird. Eine Doula trägt keine fachliche Verantwortung, sondern ist als zuverlässiger Beistand bei einer Geburt dabei, damit die Gebärende sich nicht alleingelassen fühlt, denn auch Partner können in einer solchen Situation überfordert sein. Allerdings gibt es in Deutschland nicht sehr viele Doulas. Vielleicht kann die Mutter diese Rolle übernehmen oder eine gute Freundin, die eigene Entbindungserfahrungen hat.

Da traumatische Bilder und Erinnerungen auch mit Ängsten und Depressionen sowie Grübelzwängen einhergehen können, sind über die traumaspezifischen Maßnahmen hinaus auch alle Techniken der Entspannung, Angstreduzierung, Achtsamkeit, Gedankenstopp etc. hilfreich, die in Kap. 6 ausführlich dargestellt sind (▶ Kap. 6).

Problemlösung kurzgefasst

- Von traumatischen Erlebnissen möglichst häufig zu erzählen, hilft bei der Verarbeitung.
- Alle Erinnerungen genau aufzuschreiben, kann sehr entlasten.
- Strategien gegen Ängste, Depressionen und Grübelzwang können individuell zusammengestellt werden.
- Wichtig ist eine gute Begleitung in der Schwangerschaft und eine gut vorgeplante Geburt, in der die Wünsche der Frau Beachtung finden.
- Sind Erinnerungen und sich aufdrängende Bilder zu belastend, sollte psychotherapeutische Hilfe gesucht werden.

1.9 Was sind eigentlich Zwangssymptome?

Typische Probleme

- Bei Zwangssymptomen ist es schwierig abzugrenzen, was »noch normale Sorgfalt« ist und wann der Kontrollzwang beginnt.
- Besonders wenn es wiederkehrende Gedanken sind, ist es mitunter nur schwer zu erkennen, ob es sich um Zwangsgedanken oder um Grübelzwang handelt.
- Zwänge haben die Tendenz, »sich auszubreiten«, d. h. das ganze Leben unter Kontrolle zu bringen und die »Oberherrschaft« über das eigene Verhalten und das der Familie zu übernehmen.

1.9.1 Der Unterschied zwischen Gewohnheit und Zwangshandlung

Wir alle kennen die beruhigende Wirkung von *Ritualen*. Abläufe, die sich regelmäßig wiederholen, strukturieren unseren Alltag und geben uns das Gefühl von Kontrollierbarkeit in einer komplexen Umwelt. Dies können tägliche Rituale sein, z. B. bestimmte Abläufe beim morgendlichen Aufstehen und Anziehen, oder auch jahreszeitliche Rituale, wie etwa Weihnachten mit dem immer gleichen Essen in derselben Familienkonstellation zu feiern. Gut beobachten kann man das vor allem bei Kindern, die auf Gute-Nacht-Ritualen oder immer gleichen Abläufen rund ums Essen bestehen. Doch manche Kinder bzw. Jugendliche dehnen Rituale bereits in zwanghaftes Verhalten aus, was deutliche Beeinträchtigungen im Tagesablauf mit sich bringen kann (insofern sollte man so etwas nicht einfach nur als »kleine Macke« abtun).

Der Übergang vom zwanghaften Verhalten zur *Zwangshandlung* ist fließend. Ein Gradmesser für die Zwanghaftigkeit ist die Fähigkeit, bestimmte Rituale zu verändern: Menschen, die zwar gerne immer dem gleichen Ablauf folgen, können trotzdem davon abweichen. Wenn z. B. jemand unter Zeitdruck steht, kann das morgendliche Duschen vielleicht einfach einmal ausfallen. Anders bei Menschen mit zwanghaftem Verhalten, vor allem wenn es schon krankheitswertig ist: Sie können trotz Zeitnot ihre Abläufe nicht ändern; sie geraten unter inneren Druck. Angstgefühle entstehen, wenn etwas verändert werden soll oder muss. Bei ausgeprägten Zwangssymptomen kann es soweit kommen, dass sich die Ängste für die Betroffenen ins Unerträgliche steigern. Nicht selten treten in solchen Situationen Konflikte auf, wenn z. B. Angehörige versuchen, das Zwangsritual (wie etwa das wiederholte Kontrollieren von elektrischen Haushaltsgeräten oder Schlössern) abzukürzen.

1.9.2 Angemessenes Grübeln oder Zwangsgedanken

Als besonders quälend können *Zwangsgedanken* erlebt werden, wenn man im Alltag immer wieder die gleichen negativen Gedanken denken muss, obwohl man es nicht will und obwohl sie lästig, unangenehm, peinlich oder sogar furchterregend sind. Je weniger man diese Gedanken haben möchte, desto mehr drängen sie sich auf. Noch schwieriger als bei Zwangshandlungen ist es bei Zwangsgedanken zu erkennen, wann die Grenze zum Krankheitssymptom überschritten ist. Dass es sich nicht mehr um »intensives Nachdenken über ein Thema«, sondern beispielsweise um einen Grübelzwang handelt. Von Bedeutung ist dabei die Freiwilligkeit: Intensives Nachdenken kann man willentlich beeinflussen, die Gedanken zur Seite schieben, um sich mit etwas anderem zu beschäftigen, sie auf später vertagen. Bei Zwangsgedanken ist das anders: Überall und in jeder Situation drängen sich die Gedanken dazwischen, stören den Alltag, die Abläufe im Beruf, lassen einen vor allem nachts nicht zur Ruhe kommen.

Ob es sich um Zwangsgedanken handelt, kann von außen kaum beurteilt werden – es sei denn, Betroffene sprechen darüber und über ihre Ängste, oder sie sind so in ihren Gedanken gefangen, dass man es am Verhalten merkt. Grübelzwang ist beispielsweise ein typisches Symptom bei Depressionen (▸ Kap. 5.2).

Zwangsgedanken können auch die *Hauptsymptomatik* einer Zwangsstörung ausmachen (▸ Kap. 5.6); depressive Symptome sind dann am ehesten die Folge. Typischerweise haben die Zwangsgedanken einen unangenehmen Inhalt, bei dem es z. B. um sexuelle Themen, Schmutz oder die Verletzung anderer Menschen geht. Gerade die letztgenannten Zwangsgedanken gehen manchmal fließend in *Zwangsimpulse* über, wenn nämlich Betroffene die Befürchtung haben, eine ungewollte Handlung ausführen zu müssen, z. B. jemanden zu verletzen oder zu beleidigen.

Ebenso wie Zwangshandlungen sind Zwangsgedanken und Zwangsimpulse fast immer mit Ängsten verbunden. Besonders ausgeprägt können die Angstgefühle werden, wenn der Zwangsgedanke sich mit einer vergangenen »*Verfehlung*« beschäftigt: Wenn beispielsweise eine immer stärkere Sicherheit besteht, dass man etwas falsch gemacht hat, z. B. bei der Arbeit etwas falsch verbucht hat, was dann einen gravierenden finanziellen Verlust für den Arbeitgeber bedeuten würde. Oder wenn beispielsweise die Überzeugung immer stärker wird, dass man unterwegs mit dem Auto jemanden angefahren hat und einfach weitergefahren ist, ohne sich um ihn zu kümmern. Je mehr dieser Gedanke zur Gewissheit wird, an je mehr Einzelheiten man sich zu erinnern glaubt, umso stärker werden die Angst und der Impuls, zurückzufahren und nachzuschauen. Und selbst wenn die Vernunft sagt, dass es nicht sein kann (z. B. weil man eigentlich weiß, dass man gar nicht diese Strecke gefahren ist), wächst die Gewissheit immer stärker, so dass andere wichtige Dinge völlig in den Hintergrund treten.

1.9.3 Schwangerschaft als erlebter Kontrollverlust

Mit Eintritt einer Schwangerschaft entsteht im eigenen Körper ein selbstständiges Leben. Die hormonelle und sonstige Umstellung des Körpers läuft autonom ab; der eigene Einfluss auf das Befinden, die körperlichen Veränderungen (wie etwa Gewichtszunahme) sowie die kindliche Entwicklung hält sich sehr in Grenzen. Gerade Frauen, die besonders kontrollbedürftig sind, haben manchmal Schwierigkeiten, sich diesen Prozessen »zu überlassen«. Dann kann sozusagen als »Gegenmaßnahme« das Bedürfnis steigen, andere Dinge zu kontrollieren. Aber auch Gedanken, die als besonders unangemessen in einer Schwangerschaft gelten, können sich aufdrängen (so etwa der Gedanke bzw. Impuls, sich selbst in den Bauch zu schlagen und damit das Ungeborene zu verletzen). Dies trifft vor allem Frauen, die an sich selbst einen hohen Anspruch haben und die sehr fürsorglich sind, die aber gleichzeitig die Sorge haben, diesem Anspruch nicht gerecht werden zu können. Auch in solchen Fällen ist es nicht immer einfach zu erkennen, ob das noch »normale«, ableitbare Gedanken und Ängste sind, oder ob es sich um Zwangsgedanken handelt, die in das Spektrum der behandlungsbedürftigen Zwangsstörung gehören (▶ Kap. 5.6). Allerdings soll ausdrücklich darauf hingewiesen werden, dass Zwangsgedanken auch bei gesunden Menschen vorkommen können. Solange sie vereinzelt und selten auftreten und nicht beginnen, das Leben zu dominieren, spricht man noch nicht von einer Zwangsstörung. Gerade bei diesen vereinzelten bzw. seltenen Zwangsgedanken sind die beschriebenen Selbsthilfestrategien (▶ Kap. 6.6) sehr effektiv.

Merke: Zu Zwängen neigende Frauen erleben in der Schwangerschaft nicht selten eine Zunahme ihres Kontrollbedürfnisses.

1.9.4 Schwangerschaft bei vorbestehender Zwangsstörung

Leider ist es bei den Zwangsstörungen ähnlich wie bei den Angststörungen: Wenn eine Zwangsstörung in der Vorgeschichte bestand, kommt es nicht selten zu einer Verschlechterung in der Schwangerschaft – unabhängig davon, ob die Zwangsstörung unter psychotherapeutischer und/oder medikamentöser Behandlung eigentlich gut zurückgegangen war bzw. kaum noch Probleme bereitet. Vermutlich tragen nicht zuletzt die hormonellen Veränderungen dazu bei. Vor allem wenn Medikamente wegen der Schwangerschaft abgesetzt wurden, kann das zu einem Wiederaufflammen einer ausgeprägten Zwangssymptomatik führen, weshalb man heute das Absetzen des Medikamentes – meist sind es Antidepressiva vom SSRI-Typ – nicht empfehlen würde (▶ Kap. 7.3.1).

Im Übrigen gilt für Zwangsstörungen ebenso wie für die anderen psychischen Störungen, dass man *mit der Behandlung unbedingt in der Schwangerschaft beginnen sollte*, weil die Wahrscheinlichkeit gering ist, dass mit der Entbindung alles verschwindet – im Gegenteil, es könnte schlimmer werden. Nicht selten gehen die sogenannten postnatalen Depressionen (»Wochenbettdepressionen«) selbst bei Frauen, die vorher keinerlei Zwangssymptome hatten, mit Zwangsgedanken einher, dem Kind etwas anzutun. Es ist wichtig zu wissen, dass solche Gedanken nicht umgesetzt werden, oftmals aber sehr quälend und mit vielen Schuldgefühlen verbunden sein können. Da sie mit der Behandlung der postnatalen Depression abklingen, ist das Vorhandensein solcher Zwangsgedanken ein weiterer guter Grund für die frühzeitige Behandlung einer postnatalen Depression (▶ Kap. 1.7.6).

1.9.5 Sich nicht von Zwangssymptomen tyrannisieren lassen

In Kapitel 6 sind Strategien zur Selbsthilfe aufgezeigt, auch speziell gegen Zwänge (▶ Kap. 6.6). Da sich Zwänge gerne ausbreiten, ist ein wichtiges erstes Ziel, die Zwangssymptome zu verstehen, was sie nämlich mit den eigenen Ängsten zu tun haben. Dann kann man Zwangsgedanken eindämmen und Zwangshandlungen reduzieren oder sogar ganz unterbinden.

Da Zwänge in der Regel dazu dienen, Ängste zu reduzieren, ist es ratsam, parallel mit anderen Mitteln für eine Verringerung der Ängste und körperlichen Anspannung zu sorgen. Dafür sind ebenfalls in Kapitel 6 verschiedene Entspannungs-/Mediations- und Achtsamkeitsübungen aufgezeigt (▶ Kap. 6.4). Es ist auch lohnenswert, die Strategien zur Angstregulation auszuprobieren.

Problemlösung kurzgefasst

- Wenn die Entstehung und die Dynamik der eigenen Zwangssymptome verstanden wird, kann bereits eine erste Verbesserung eintreten.
- Es geht vor allem um die Bewältigung und Reduzierung der Ängste, die auftreten, wenn Zwänge nicht ausgeführt werden.
- Zwängen sollte man früh entgegenwirken, weil sie sich gerne über mehrere Lebens- und Themenbereiche ausbreiten.
- Entspannung, Angstreduktion und Verankerung im »Hier und Jetzt« sind wichtige Strategien gegen Zwänge, aber auch Akzeptanz und Aushalten sind bewährte Methoden.

1.10 Schwanger mit einer Essstörung

Typische Probleme

- Frauen mit einer Essstörung, insbesondere mit Anorexie (Magersucht), haben in der Regel große Probleme, die schwangerschaftsbedingten Veränderungen des Körpers zu akzeptieren.
- Auch eine gesunde und ausreichende Ernährung kann schwierig sein.

Die Kernproblematik einer Anorexie (Magersucht) (▸ Kap. 5.8) ist die Wahrnehmung des Körpers als zu dick und oft auch als unförmig. Betroffene Frauen leiden in der Regel unter einer Körperschemastörung. Das bedeutet, dass sie sich als dick erleben und dass sie sich sogar im Spiegel als zu dick *sehen*, selbst wenn sie so dünn sind, dass alle Knochen hervorstehen. Insofern ist es leicht zu verstehen, dass die körperlichen Veränderungen und die Gewichtszunahme der Schwangerschaft für Frauen mit Anorexie eine extreme Herausforderung sind. Nicht selten beginnt das Problem aber schon früher, wenn sie nämlich nicht ohne weiteres schwanger werden, weil bei ausgeprägter Magersucht in der Regel das hormonelle Gleichgewicht so gestört ist, dass gar kein Eisprung stattfindet.

Am ehesten entsteht ein Kinderwunsch bei Frauen, die ihre Anorexie eigentlich gut im Griff zu haben scheinen, z. B. weil sie erfolgreich eine Psychotherapie absolviert haben, und die mit einem Partner eine Familie gründen möchten. Nicht selten sind sie dann überrascht von der Wucht, mit der die Körperproblematik zurückkehrt, wenn nämlich die ersten Gewichtszunahmen zu verzeichnen sind. Selbst bei einer geplanten Schwangerschaft kommen dann plötzlich Zweifel auf, ob das alles so richtig ist und ob vielleicht doch ein Schwangerschaftsabbruch helfen könnte. Ist die Zeit vorbei, in der das noch möglich wäre, beginnt oft ein täglicher Kampf um die *Nahrungsaufnahme*. Und auch die spürbaren körperlichen Veränderungen – selbst unabhängig von der Waage – werden zum Problem. Immer wieder gibt es auch Frauen mit Anorexie, die das Wachsen eines neuen Lebens in sich selbst als etwas Fremdes erleben und es kaum aushalten können.

Auch Frauen mit *Bulimie* (Essattacken mit selbst ausgelöstem Erbrechen) (▸ Kap. 5.8) kämpfen in der Schwangerschaft meist mit der Ernährung. Noch schwieriger wird es, wenn eine *Mischform* vorliegt aus Anorexie und Bulimie, wenn das Untergewicht also u. a. mit Essattacken und selbst ausgelöstem Erbrechen einhergeht.

Hat schon einmal eine Psychotherapie stattgefunden, ist es empfehlenswert, möglichst den Kontakt zur früheren Psychotherapeutin wieder aufzunehmen. Das wäre der einfachste Weg, eine psychotherapeutische Begleitung in der Schwangerschaft sicherzustellen.

Ist das nicht möglich, bekommt man über die *Terminservicestelle (TSS)* der Kassenärztlichen Vereinigung (KV) eine Psychotherapeutische Sprechstunde vermittelt, was jedoch mit einer Wartezeit von bis zu vier Wochen verbunden sein kann. In dieser Sprechstunde kann die Indikation für eine Akutbehandlung gestellt werden, eine Psychotherapeutin/einen Psychotherapeuten mit freien Kapazitäten muss man aber selbst finden. *Beratungsstellen für Essstörungen* können vor allem in Krisensituationen eine erste Anlaufstelle sein. Vielleicht gelingt darüber die Vermittlung an eine spezialisierte Therapeutin.

Auch der Partner kann Unterstützung leisten: Manche Frauen treffen von sich aus mit ihrem Partner eine Vereinbarung, dass dieser beispielsweise die Einkäufe erledigt, die Mahlzeiten zubereitet und – im Extremfall – sogar den Kühlschrank unter Kontrolle hält. Gerade für Frauen mit Essattacken kann das sehr hilfreich sein – vorausgesetzt, sie haben es selbst so entschieden.

Problemlösung kurzgefasst

- Wird eine Schwangerschaft geplant, ist es sinnvoll, sich vorher mit der Möglichkeit einer Verschlechterung bzw. einem erneuten Auftreten einer bekannten Essstörung auseinanderzusetzen.
- Am besten gelingt dies mit professioneller Hilfe, z. B. einer Psychotherapeutin, mit der man schon früher an der Problematik gearbeitet hat.
- Beratungsstellen für Essstörungen können erste Anlaufstellen sein.
- Für eine optimale Betreuung sollte die Frauenärztin/der Frauenarzt informiert sein.
- Der Partner und andere Familienangehörige können in enger Absprache mit der betroffenen Schwangeren diese im Alltag unterstützen, z. B. durch Einkaufen von Lebensmitteln und Zubereitung von Mahlzeiten.

1.11 Schwanger als »Borderlinerin«

Typische Probleme

- Ein wesentliches Problem bei der Borderline-Störung (= emotional-instabile Persönlichkeit) ist der Aufbau von Vertrauen und stabilen Beziehungen zu anderen Menschen.
- Das kann auch die Arzt-Patientinnen-Beziehung prägen und insbesondere bei klinischen Aufenthalten zu Schwierigkeiten führen.
- Das Erleben der Schwangerschaft und die Beziehung zum ungeborenen Kind können von Betroffenen als ambivalent und instabil erlebt werden.

Frauen mit emotional-instabiler Persönlichkeit (auch als Borderline-Persönlichkeit bezeichnet) (► Kap. 5.9) neigen zu impulsivem Verhalten, das sich unter anderem in Aggressionsausbrüchen zeigen kann. Es fällt ihnen schwer, Vertrauen aufzubauen – auch zu Ärztinnen/Ärzten – und stabile zwischenmenschliche Beziehungen zu gestalten. Dies kann ebenso den Kindesvater und andere Personen in der Familie betreffen, sodass nicht selten daraus Probleme entstehen, die auch die Schwangerschaft prägen. Da auch Unsicherheit und Instabilität bezüglich des Selbstbildes und der eigenen Lebensziele dazu gehören, können Ambivalenzen und gefühlsmäßige Turbulenzen die Schwangerschaft bestimmen. Und selbst bei geplanten Schwangerschaften gibt es nicht nur zu Beginn häufig Unsicherheiten, ob das Kind überhaupt erwünscht ist oder ob nicht doch vielleicht ein Schwangerschaftsabbruch das richtige wäre. Unsicherheiten bezüglich der Mutterrolle und der eigenen Fähigkeiten, »eine gute Mutter zu sein«, sind ebenfalls typisch bei Schwangeren mit einer Borderline-Persönlichkeit. Vor allem wenn die Beziehung zur eigenen Mutter schwierig war bzw. ist, kämpfen die Frauen mit solchen Sorgen und Ängsten.

Aber nicht nur für die Frauen ist die Zeit der Schwangerschaft oftmals schwierig. Auch Ärztinnen/Ärzte tun sich schwer damit, wenn Schwangere in der Vorgeschichte wegen einer Borderline-Persönlichkeit behandelt wurden. Und zwar nicht nur, weil dies nicht selten auch mit Medikamenten erfolgt, sondern auch, weil sie wissen, dass hinter der Persönlichkeit oftmals eine Geschichte traumatischer Erfahrungen steckt, die zu Kommunikationsproblemen führen kann. Berichtet eine Patientin über die Diagnose »Borderline« in der Anamnese, so löst das nicht selten Befürchtungen aus, dass »irgendetwas Unberechenbares« geschehen könnte. Die Sorge ist als solche unbegründet, da auch Borderline-Störungen unterschiedliche Ausprägungen und Verläufe haben und oft mit Hilfe einer Psychotherapie und zunehmendem Alter weniger akut werden. Schwere Formen, die zu echten Problemen in der Arzt-Patientinnen-Beziehung führen, sind eher selten.

Gerade deshalb ist es empfehlenswert, eine solche Diagnose und daraus resultierende Probleme mit der Ärztin/dem Arzt offen anzusprechen. Auch Hinweise, welche ärztlichen Verhaltensweisen und Untersuchungen vor dem Hintergrund traumatischer Erfahrungen möglicherweise als problematisch erlebt werden, sind hilfreich.

Wenn nicht schon eine Psychotherapie erfolgt, dann ist der Beginn schon in der Schwangerschaft empfehlenswert. Da nicht immer sofort ein Psychotherapieplatz zur Verfügung steht, sind Schwangerenberatungsstellen gute Anlaufadressen. Und auch im Hinblick auf die Zeit nach der Entbindung empfiehlt sich schon frühzeitig die Organisation von Unterstützung und Hilfe bei der Versorgung des Kindes, um nicht in eine Überforderungssituation hineinzurutschen, die dann die impulsiven Verhaltensweisen verstärkt. Dies kann beispielsweise eine *Familienhebamme* sein (bei der Beratungsstelle thematisieren), die im Jahr nach der Geburt des Kindes regelmäßig in die Familie kommt und die Mutter bzw. die Eltern unterstützt.

Problemlösung kurzgefasst

- So wie in vielen anderen Bereichen kann man nur empfehlen, offen mit der Diagnose »emotional instabile Persönlichkeit« bzw. »Borderline« umzugehen.
- Gleichzeitig sollte deutlich gemacht werden, wo möglicherweise Unterstützung benötigt wird oder welche Einschränkungen sich daraus vielleicht ergeben.
- Eine Beleghebamme, die man schon während der Schwangerschaft kennenlernt und die bei der Geburt dabei ist, kann besonders viel Sicherheit geben.

- Ebenso ist die Betreuung durch eine Familienhebamme nach der Entbindung sehr sinnvoll.
- Die besonders frühe Vorbereitung der Entbindung und die Organisation von Unterstützung für die Zeit danach ist empfehlenswert.

1.12 Süchtig und schwanger

Typische Probleme

- Ist eine Frau abhängig von einer Substanz (wie etwa Nikotin, Alkohol, Drogen), dann schafft sie es trotz besseren Wissens wahrscheinlich nicht, mit Eintreten der Schwangerschaft oder schon bei der Planung den Konsum zu beenden.
- Da eine Sucht auch mit Schuld- und Schamgefühlen einhergeht, ist es besonders schwer, mit der behandelnden Ärztin/dem Arzt darüber zu sprechen.
- Dabei ist gerade bei Fortdauer des Konsums eine besondere Überwachung der Schwangerschaft von Bedeutung, z. B. hinsichtlich Entwicklung und Wachstum des Kindes.
- Auch eine besondere intensivmedizinische Betreuung des Neugeborenen nach der Geburt ist in einigen Fällen erforderlich.

Man darf wohl davon ausgehen, dass so ziemlich alle Frauen wissen, dass es für das ungeborene Kind schädlich ist, wenn in der Schwangerschaft Substanzen wie Alkohol, Beruhigungsmittel, Drogen, aber auch Nikotin konsumiert werden. Ebenso wie bestimmte *Drogen* gehört *Alkohol* zu den Substanzen, die in Abhängigkeit von Dauer und Ausmaß des Konsums beim Kind schwere dauerhafte Schädigungen verursachen können. Beim *Rauchen* in der Schwangerschaft sind es in erster Linie Fehlgeburten, intrauterine Wachstumseinschränkungen und die Veranlagung zu Erkrankungen der Atemwege und anderen Entwicklungsstörungen beim Kind, ebenso wie bei den illegalen Drogen.

Die meisten Frauen verzichten deshalb spätestens ab dem Zeitpunkt, an dem der Verdacht auf eine Schwangerschaft besteht, auf Alkohol und Zigaretten, den »gelegentlichen Joint« oder die »Partydroge«. Wird eine Schwangerschaft geplant, gehört der Verzicht auf Alkohol und Zigaretten in der Regel von Anfang an dazu.

Ist eine Frau aber tatsächlich abhängig im Sinne einer *Suchterkrankung* (▸ Kap. 5.10), wird ihr das nicht oder nur kurzfristig gelingen, bzw. sie wird immer wieder Rückfälle haben. Aus Schuld- und Schamgefühlen wird vor allem der Konsum illegaler Drogen verschwiegen, obwohl es gerade dabei besonders wichtig wäre, die behandelnde Frauenärztin/den Frauenarzt darüber zu informieren. Gemeinsam könnte dann z. B. überlegt werden, ob eine Substitutionsbehandlung möglich ist (z. B. bei Heroin), d. h. der Einsatz einer gezielt dosierten, weniger schädlichen Substanz. Ob dann im Laufe der Schwangerschaft deren Dosis reduziert wird, um zum Zeitpunkt der Geburt nur noch wenig oder gar nichts mehr davon zu benötigen, muss aufgrund der Dauer der früheren Abhängigkeit und des Verlaufes entschieden werden. Wichtig ist dann auch die sorgfältige Planung der weiteren Betreuung des Kindes nach der Geburt auf einer Neugeborenen-Intensivstation, da es mit hoher Wahrscheinlichkeit Entzugserscheinungen bekommen wird.

Da die Vorgehensweise beim Absetzen und die Gefahr von Entzugssymptomen bei den verschiedenen Substanzen sehr unterschiedlich ist, kann hierauf an dieser Stelle nicht weiter eingegangen werden. Das vertrauensvolle Gespräch mit Frauenärztin oder Hausarzt sollte unbedingt gesucht werden, um abzusprechen, welche Möglichkeiten es gibt. Und praktisch überall sind Suchtberatungsstellen als erste Anlaufadressen verfügbar.

Weitere Informationen zu den einzelnen Drogen und zur Behandlung von Suchterkrankungen finden sich unter www.kompetenznetz-suchthilfe.de (weitere Internetadressen speziell zur Schwangerschaft am Ende des Buchs, ► Kap. Weiterführende Literatur und hilfreiche Webseiten)

Problemlösung kurzgefasst

- Unabhängig von einer Schwangerschaft kann es sinnvoll sein, sich von Zeit zu Zeit selbst kritisch zu fragen, ob man Schwierigkeiten damit hat, schädliche Substanzen wegzulassen.
- Ist dies in der Schwangerschaft der Fall, dann sollte man sich auf jeden Fall dem Frauenarzt/der Frauenärztin anvertrauen, damit man gemeinsam Strategien entwickeln kann, um das zu erleichtern. So kann vielleicht auch weitere Unterstützung organisiert werden (z. B. der Kontakt zu einer Beratungsstelle oder einer Psychotherapeutin).
- Steht die Substanz evtl. für eine Art »Selbstmedikation« (wie etwa bei depressiven Symptomen oder Schlafstörungen), dann sollte man sich dem eigentlichen Symptom zuwenden. In der Schwangerschaft hat man noch die Zeit, sich damit näher zu beschäftigen und ggf. medizinische bzw. psychotherapeutische Hilfe in Anspruch zu nehmen.
- Das Gespräch mit vertrauten Menschen hilft auf jeden Fall. Man kann mit ihnen auch vereinbaren, wie und wobei sie einen unterstützen können (indem z. B. auch der Partner zuhause auf Alkohol oder Zigaretten verzichtet).

1.13 Euphorie – das Gegenteil von Depression

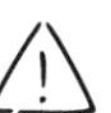

Typische Probleme

- Freude über die Schwangerschaft und auch hormonell bedingte Veränderungen können zur Hochstimmung/Euphorie führen.
- Die Abgrenzung zwischen »normal« gehobener Stimmung und behandlungsbedürftiger Hypomanie bzw. Manie ist nicht immer einfach.
- Betroffene Frauen erkennen dies oft selbst nicht, vor allem bei schwererer Ausprägung.
- Angehörige wiederum tun sich schwer damit, einer Schwangeren zu sagen, dass ihre »gute Laune« wahrscheinlich ein wenig »zu viel des Guten« ist und dass sie vielleicht ärztliche Hilfe braucht.

Das Gefühl von Euphorie kennt jeder: Der Zustand frischer Verliebtheit, ein wunderschöner Urlaubstag, eine bestandene Prüfung, ein beruflicher Erfolg kann zur Hochstimmung führen. Diese Art von Hochstimmung bzw. Euphorie ist ableitbar und normal. Darüber hinaus gibt es aber eine weitere Steigerung der guten Stimmung, die man sich als den Gegensatz zur Depression vorstellen kann. So wie dabei die Welt nur noch grau in grau erscheint, ist im Zustand der übermäßigen Euphorie die Welt nur noch rosarot, als wenn die oben genannten Ereignisse alle zusammenkommen.

Psychiater sprechen dann von Manie bzw. Hypomanie. Die griechische Vorsilbe hypo- bedeutet dabei unter, unterhalb, weniger. Damit ist also ein Zustand gemeint, der von der Ausprägung unterhalb einer Manie liegt. Im Kapitel Psychische Diagnosen sind die Kriterien einer Manie und auch einer Hypomanie dargestellt (▶ Kap. 5.3). Hypomanische und manische Krankheitsepisoden gehören zu den bipolaren affektiven Störungen (▶ Kap. 1.7.4).

Manisches Erleben geht eindeutig über normale Gefühle hinaus: Betroffene fühlen sich besonders schön, bedeutend, klug. Nicht selten haben sie in dem Zustand die Überzeugung, außerordentliche Fähigkeiten zu haben, wie etwa die Welt retten oder bestimmte mathematische Probleme lösen zu können. Werden Mütter nach einer Geburt manisch, dann könnten sie beispielsweise die Idee haben, das Jesuskind geboren zu haben. Zentrales Symptom einer Manie bzw. Hypomanie ist ein vermindertes Schlafbedürfnis, ohne dabei müde zu sein. Es werden viele Pläne gemacht, viele Aktivitäten begonnen, aber nicht zu Ende gebracht. Die Betroffenen sind meist gut gelaunt, können aber auch gereizt reagieren. Hemmungen im Sozialkontakt fallen plötzlich weg, »normale« Ängste können verschwunden sein. Gerade das ist übrigens einer der Gründe, warum Betroffene sich oft wunderbar fühlen und an diesem Zustand gar nichts ändern wollen.

Mit anderen Worten: Manische oder hypomanische Menschen sind in ihrem Verhalten ganz anders als in einem normalen fröhlichen und glücklichen Zustand. Wichtig ist dabei immer der Vergleich mit der Persönlichkeit in anderen

Zeiten. Was vielleicht euphorisch bzw. hypomanisch wirkt, ist bei der einen Frau eine normale Verhaltensweise im Rahmen ihrer Persönlichkeit, bei einer anderen eine deutliche Verhaltensauffälligkeit.

Es gibt *keine scharfe Grenze zwischen Hypomanie und Manie*, letzten Endes ist es eine Frage des Schweregrades (▶ Kap. 5.3). Auf jeden Fall ist eine Hypomanie ein wichtiger und sehr ernstzunehmender Zustand, auch wenn nach außen hin noch keine großen Verhaltensauffälligkeiten bemerkbar sind. Man sollte es auch als *Warnsignal* sehen, denn es kann sich daraus jederzeit eine Manie entwickeln. Und die führt dann unweigerlich in die psychiatrische Klinik, weil Betroffene in ihrem *Verhalten zunehmend auffällig* werden und sich auch *selbst schaden* können (wie etwa durch unvorsichtiges Autofahren, riskante finanzielle Geschäfte, übermäßige Geldausgaben etc.). Gerade in der Schwangerschaft ist die Tendenz zu vermehrtem Alkohol- und Nikotinkonsum bei gleichzeitig ungesunder Ernährung und wenig Schlaf im hypomanischen/manischen Zustand ein besonderes Problem.

So wie manche Frauen auf *hormonelle Veränderungen* (im Menstruationszyklus/ in der Schwangerschaft) mit depressiver Verstimmung reagieren, tun dies manche Frauen mit Euphorie/Hochstimmung. Insofern kann einer Euphorie/Hochstimmung in der Schwangerschaft ein Glücksgefühl über den bald erfüllten Kinderwunsch zugrunde liegen, genauso aber auch eine stimmungsmäßige Reaktion auf die Hormonproduktion. Bei manchen Frauen führt das sogar zu der Erfahrung, dass sie sich »nie in ihrem Leben so gut gefühlt haben wie in der Schwangerschaft«.

Eine euphorische Stimmung ist nicht weiter tragisch. Wichtig ist aber, nicht den Zeitpunkt zu verpassen, wo die normale, ableitbare Euphorie/Hochstimmung in eine Hypomanie oder sogar einen manischen Zustand umschlägt. Vor allem Letzterer kann dann sehr rasch eskalieren und zu sozial inakzeptablem Verhalten und auch zur Eigen- und Fremdgefährdung (z. B. durch riskantes Autofahren, bezogen auf das Kind Vernachlässigung der normalen Schwangerenvorsorge) führen.

Eine Hypomanie bzw. Manie in der Schwangerschaft ist eines der psychischen Störungsbilder, bei dem mit hoher Wahrscheinlichkeit eine *medikamentöse Behandlung* erforderlich ist. Nach Nutzen-Risiko-Abwägung (Abwägung der Auswirkungen der unbehandelten Erkrankung gegen nicht völlig auszuschließende Auswirkungen auf das Kind) ist die auch gut vertretbar (▶ Kap. 7.3.1).

Frauen mit einer *bipolaren Störung in der Vorgeschichte*, d. h., wenn schon einmal mindestens eine manische oder hypomanische Episode aufgetreten ist, sind besonders gefährdet, in der Schwangerschaft erneut zu erkranken. Dies kann sogar dann geschehen, wenn sie regelmäßig Medikamente einnehmen, z. B. unter dem Einfluss der Hormone oder der Stoffwechselveränderungen. Am ehesten kommt es allerdings zu einem manischen bzw. hypomanischen Rückfall, wenn wegen der Schwangerschaft die Medikamente abgesetzt werden. Bei einer *abrupten Beendigung der Medikation* ist die erneute Erkrankung fast vorprogrammiert.

Merke: Gab es in der Vorgeschichte schon einmal eine manische oder hypomanische Krankheitsepisode, dann ist das Risiko eines Rückfalls in der Schwangerschaft hoch und noch höher nach der Entbindung. Vor allem, wenn wegen der Schwangerschaft die Medikamente abrupt abgesetzt werden.

Da betroffene Frauen aus den dargestellten Gründen oftmals kein eigenes Gefühl dafür haben, dass ihre Stimmung »zu gut« ist (man nennt das auch *mangelnde Krankheitseinsicht*), ist die Rolle der Angehörigen ganz wichtig, um eine ärztliche Behandlung einzuleiten. Leider muss man sich dabei manchmal auch über die Wünsche der Betroffenen hinwegsetzen. Wenn nicht gleich ein Termin bei einem Psychiater verfügbar ist, ist der Hausarzt erster Ansprechpartner. Am Wochenende oder in der Nacht kann man sich auch unangemeldet jederzeit in der *Notfallambulanz einer psychiatrischen Klinik* vorstellen.

Problemlösung kurzgefasst

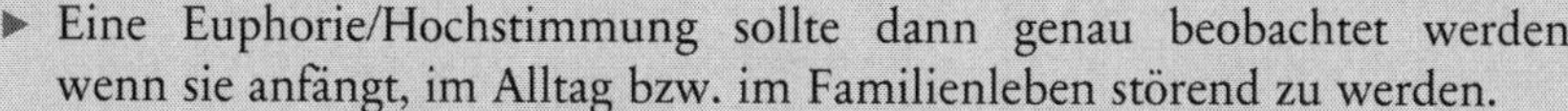

- Eine Euphorie/Hochstimmung sollte dann genau beobachtet werden, wenn sie anfängt, im Alltag bzw. im Familienleben störend zu werden.
- Auch die Beobachtung des Schlafrhythmus kann helfen. Gerade in der Schwangerschaft sind Schlafstörungen häufig. Hypomanische oder manische Frauen haben allerdings trotz weniger Stunden Schlaf überhaupt nicht das Gefühl, müde zu sein oder Schlaf nachholen zu müssen. Vielmehr »strotzen sie vor Energie«.
- Wenn Symptome einer Hypomanie über einen Zeitraum von mehreren Tagen vorhanden sind, sollte auf jeden Fall ärztliche Hilfe konsultiert werden.
- Sind es Symptome, die in den Bereich der Manie fallen, muss sofort psychiatrische Hilfe in Anspruch genommen werden.

1.14 Realitätsverlust und Psychose – auch in der Schwangerschaft möglich

Typische Probleme

- Es treten plötzlich merkwürdige Verhaltensweisen der Schwangeren auf.
- Vielleicht fühlt sich die Betroffene bedroht oder verfolgt.
- Manchmal beginnen Verhaltensauffälligkeiten und psychotische Symptome ganz plötzlich. In anderen Fällen nehmen sie langsam aber stetig zu.
- Die Betroffene sieht eventuell nicht ein, dass es ihr immer schlechter geht und dass sie behandelt werden muss.

Psychosen sind in der Regel sehr auffällige Krankheitsbilder, vor allem wenn sie mit Realitätsverlust, Stimmenhören, Verfolgungswahn oder anderen psychotischen Symptomen einhergehen. Betroffene Menschen zeigen oft bizarre Verhaltensweisen, oder sie ziehen sich misstrauisch zurück, sind ausgesprochen ängstlich. Weil sie selbst über die Gründe nicht immer sprechen (z. B. dass sie sich verfolgt fühlen oder ihnen eine Stimme Befehle gibt), ist das Verhalten von außen oft überhaupt nicht nachvollziehbar. Manche Psychosen beginnen von einem Tag auf den anderen, andere schleichend über viele Wochen und Monate.

Auf die *verschiedenen Arten von Psychosen* (▸ Kap. 5.4) kann hier nicht näher eingegangen werden, allerdings sind die Unterschiede auch in erster Linie für die Frage einer längerfristigen Therapie und für Fachleute von Bedeutung.

Psychosen, die im Zusammenhang mit einer Schwangerschaft auftreten, haben häufig auch *manische Symptome* (▸ Kap. 1.13), so etwa eine euphorische Grundstimmung oder Überaktivität. Schlafstörungen gehören fast immer dazu. Häufiger als in der Schwangerschaft treten Psychosen allerdings in den Tagen *nach der Entbindung* auf, wenn auch erfreulicherweise insgesamt sehr selten.

Frauen mit psychotischen Erkrankungen *in der Vorgeschichte* sind leider nach der Entbindung besonders rückfallgefährdet, sodass auf jeden Fall eine gute Vorbereitung der Entbindung und der Zeit danach zu empfehlen ist.

Psychosen müssen auch in der Schwangerschaft mit Medikamenten behandelt werden, deren Auswahl nach Nutzen-Risiko-Abwägung vorgenommen wird (▸ Kap. 7.3.1). Änderungen an einer vorbestehenden Medikation sollten nur sehr überlegt und mit großer Zurückhaltung vorgenommen werden.

Betroffene Frauen und ihre Angehörigen sollten sich frühzeitig über Unterstützungsmöglichkeiten und vorbeugende Maßnahmen informieren. Weitere Informationen finden sich auch im Ratgeber »Psychisch krank und schwanger – geht das?« (Rohde et al. 2015).

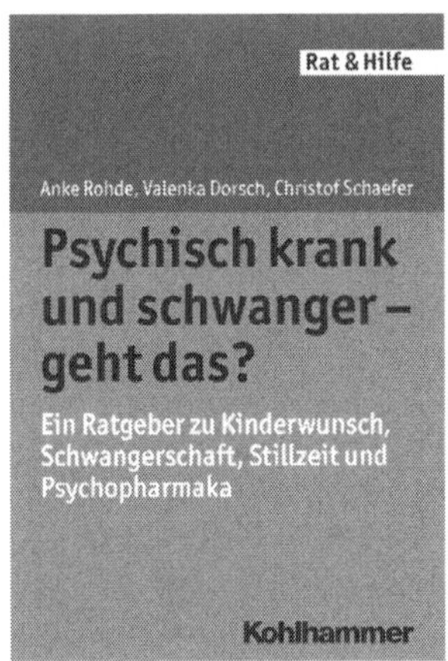

Anke Rohde/Valenka Dorsch/Christof Schaefer (2015)
Psychisch krank und schwanger – geht das?
Ein Ratgeber zu Kinderwunsch, Schwangerschaft, Stillzeit und Psychopharmaka
ISBN 978-3-17-022115-4

Kommt es zum Auftreten von psychotischen Symptomen oder besteht auch nur der Verdacht, dann ist dringend eine psychiatrische Konsultation angesagt, am besten in der *Notfallambulanz* einer psychiatrischen Klinik. Psychosen müssen fast immer stationär behandelt werden, da aufgrund der Krankheitssymptome ein Funktionieren im Alltag oder auch Absprachen gar nicht mehr möglich sind. Auch eine Gefährdung der Betroffenen (z. B. durch Suizidalität) oder anderer Menschen ist möglich.

Problemlösung kurzgefasst

- Bei psychotischen Symptomen gibt es keine andere Strategie als sich schnellstmöglich psychiatrische Hilfe zu holen.
- Betroffene brauchen dabei in der Regel die Unterstützung des Partners und der Familie, da sie selbst aufgrund der Krankheitssymptomatik oftmals nicht mehr beurteilen können, was für sie richtig ist.
- Gibt es eine psychotische Erkrankung in der Vorgeschichte, sollten Schwangere frühzeitig und noch in gesundem Zustand ganz offen mit Partner und Angehörigen darüber sprechen, wie diese vorgehen sollen, wenn es zu einem Rückfall kommt.
- Das Absetzen von regelmäßig eingenommenen Medikamenten kann zum raschen Rückfall führen und darf deshalb nur extrem zurückhaltend und mit ärztlicher Beratung erfolgen.

2 Von der normalen körperlichen Veränderung bis zur Risikoschwangerschaft

2.1 Körperliche Veränderungen und Krankheitssymptome

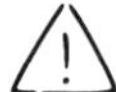

Typische Probleme

- Körperliche Symptome bzw. Erkrankungen werden nicht selten als bedrohlich wahrgenommen, da damit die Sorge verbunden ist, dass es dem ungeborenen Kind schaden könnte.
- Wegen der Schwangerschaft soll möglichst auf Medikamente verzichtet werden, wodurch auch »Kleinigkeiten« (wie etwa eine Erkältung) plötzlich zur Belastung werden.
- Ist im Zusammenhang mit den körperlichen Symptomen ein Krankenhausaufenthalt erforderlich, kann das die Sorgen und Nöte noch verstärken.

Jede Frau wünscht sich eine unkomplizierte Schwangerschaft. Wenn Sie sich fit und gesund fühlt, kann sie auch die manchmal beschwerlichen körperlichen Veränderungen gut verkraften. Treten jedoch stärkere körperliche (im medizinischen Fachjargon = somatische) Symptome oder Krankheiten bei der werdenden Mutter auf, kommen zu den körperlichen Belastungen nicht selten noch psychische hinzu, da sich Sorgen um die Gesundheit des Kindes in den Vordergrund schieben.

Letztlich können alle körperlichen Erkrankungen auch während einer Schwangerschaft auftreten. Von Erkältung über Migräne, Herz-Kreislauf-Störungen bis zur Krebserkrankung kann alles auch bei Schwangeren vorkommen. Durch die Schwangerschaft ist man aber im Allgemeinen vorsichtiger mit der Einnahme von Medikamenten und operativen Eingriffen, was die Behandlung im Einzelfall verkomplizieren oder verzögern kann. Selbst eine an sich harmlose Erkältung kann dann zur Belastung werden. Wenn schwerwiegende oder sogar lebensbedrohliche Diagnosen während der Schwangerschaft gestellt werden, ist die Psyche immer mit betroffen. Eine psychologische Beratung bzw. Therapie ist dann häufig empfehlenswert, aber längst nicht überall schnell verfügbar.

In diesem Kapitel liegt der Fokus auf den *psychischen Begleiterscheinungen von körperlichen Symptomen* und auf den möglichen Formen des Umgangs mit solchen schwierigen Situationen – und davon gibt es eine ganze Menge.

2.1.1 Der Körper verändert sich

Frauen, die ihre Schwangerschaft geplant haben bzw. diese ganz bewusst angehen, sind heute in der Regel sehr gut versorgt mit Informationen zum Schwangerschaftsverlauf und den körperlichen Veränderungen. Es gibt eine riesige Auswahl an Ratgebern und dazu eine unendliche Fülle an Informationen im Internet. Trotzdem tauchen darüber hinaus oftmals konkrete Fragen zum Erleben und zum Ablauf der Schwangerschaft sowie körperlichen Veränderungen und Symptomen auf. Diese können in der Regel mit der behandelnden Gynäkologin/dem Gynäkologen besprochen werden. Selbst stärkere Beschwerden haben aus medizinischer Sicht nicht immer gleich Krankheitswert, auch wenn sie individuell als sehr belastend und einschränkend erlebt werden; insofern ist das Gespräch darüber mit der Fachfrau/dem Fachmann hilfreich und entlastend.

Die üblichen körperlichen Veränderungen werden von den meisten Schwangeren mit Spannung und Wohlwollen beobachtet. Selbst wenn die anfänglichen Symptome wie Übelkeit, Müdigkeit und Brustspannen unangenehm und belastend sind, werden sie in der Regel gut »weggesteckt«. Viele Frauen genießen die Veränderungen und Zeichen der Schwangerschaft sogar. Sie freuen sich, wenn der Bauch an Umfang zunimmt, wenn die Zeit für Schwangerschaftskleidung gekommen ist, wenn sie die ersten Kindsbewegungen spüren und in innigen Kontakt mit dem Ungeborenen gehen können.

Allerdings kommt es auch vor, dass sich eine Frau mit diesen Veränderungen sehr schwertut. Gerade wenn das Körpergewicht bisher eine große Rolle gespielt hat (zu viel/zu wenig), wenn eventuell sogar eine Essstörung (▸ Kap. 1.10) besteht oder in der Vorgeschichte vorkam, dann können Gewichtszunahme und Veränderungen der Figur ängstlich erwartet und manchmal sogar als bedrohlich erlebt werden.

2.1.2 Schwanger und krank

Stellen sich in der Schwangerschaft ernsthafte Komplikationen ein, beziehen sich die Sorgen sowohl auf die eigene Gesundheit als auch auf die Gesundheit des Ungeborenen. Manchmal kann es zu schwierigen Abwägungen bezüglich Medikation oder auch medizinischen Eingriffen kommen, die die werdende Mutter vielleicht dringend braucht, wobei mögliche Auswirkungen auf das Kind aber in die Entscheidung einbezogen werden müssen. An dieser Stelle ist eine gute und offene Kommunikation zwischen der Schwangeren und den Ärztinnen/Ärzten wichtig; ggf. muss diese von der betroffenen Frau bzw. dem Paar aktiv eingefordert werden. Auch das Einholen einer Zweitmeinung kann sinnvoll sein.

Es gibt sehr viele verschiedene körperliche Symptome bzw. Komplikationen, die in einer Schwangerschaft auftreten können, sowohl *direkt* im Zusammenhang mit der Schwangerschaft (z. B. Schwangerschaftsdiabetes) als auch *unabhängig* davon als zufälliges Zusammentreffen (z. B. eine Infektion). Die Besprechung dieser körperlichen Symptome und Erkrankungen mit all ihren Facetten und Behandlungsmöglichkeiten ist nicht Thema dieses Buches, weshalb nicht näher darauf eingegangen wird. An dieser Stelle geht es vielmehr um die *psychischen Auswirkungen* von körperlichen Veränderungen und Schwangerschaftskomplikationen sowie die Möglichkeiten des Umgangs damit.

2.1.3 Der »Klinik-Koller«

Neben der Bewältigung der körperlichen Symptome und eventueller Folgen (wie etwa Bettruhe und Einschränkungen bei der Ernährung) haben die Betroffenen nicht selten damit zu kämpfen, dass sie ihre Schwangerschaft nicht wie erhofft fröhlich und unbeschwert genießen können. Manche Frauen haben das Gefühl, dass ihnen »etwas genommen wird« oder dass sie eine zusätzliche Last tragen müssen, wodurch sich diese Komplikationen nicht nur körperlich bemerkbar machen, sondern auch zu inneren Konflikten und Spannungen führen können (»Warum ich?«).

Besonders ausgeprägt sind solche Gefühle, wenn die körperlichen Komplikationen zu einer längeren Krankenhausbehandlung führen. Sich in so einen Aufenthalt »zu fügen«, fällt Betroffenen unterschiedlich leicht bzw. schwer. Das hat sowohl mit den aktuellen Lebensumständen zu tun (ob z. B. andere Kinder versorgt werden müssen), wie auch mit der eigenen Persönlichkeit und Vorerfahrungen. Sofort stellen sich vielfältige Fragen, z. B. wer die bisherigen Aufgaben und Tätigkeiten (bei der Arbeit, im Haushalt, evtl. Betreuung von Kindern/Angehörigen) übernimmt. Wenn diese Fragen nicht befriedigend gelöst sind, kann sich manche Schwangere nur schwer auf die Verordnung von Ruhe, vielleicht sogar »absolute Bettruhe«, einlassen. Manche Menschen fühlen sich unter einer ärztlichen bzw. medizinischen Überwachung ruhiger und angstfrei, andere aber empfinden diese schnell als bevormundend und einschränkend. Raucherinnen geraten nicht selten unter akuten Nikotin-Entzug, wenn sie Bettruhe einhalten sollen und nicht in den »Raucherbereich« der Klinik kommen.

All diese Probleme entstehen übrigens auch, wenn die Bettruhe bzw. »Sofaruhe« zuhause eingehalten werden soll. Mitunter sind dann die inneren Kämpfe noch ausgeprägter, weil man ja ständig sieht, was zu tun wäre. Ungleich schwerer ist das noch, wenn gleichzeitig ältere Kinder zuhause sind und nicht verstehen, warum die Mama nicht ihre üblichen Verhaltensweisen zeigt.

Immer die gleichen Wände »anstarren« und sich dabei körperlich ruhig verhalten zu müssen, kann sehr schnell auf die Laune und das Durchhaltevermögen schlagen. Dazu kommen die Sorgen um die eigene Gesundheit und die möglichen Auswirkungen der Komplikationen auf das Ungeborene. Vielleicht gibt es Frühgeburtsbestrebungen, sodass sich die Sorgen auch auf die unmittelbare Zukunft beziehen. Und auch mit noch so viel Ruhe sind manche Tendenzen (wie z. B. beim HELLP-Syndrom oder vorzeitigem Blasensprung, um hier nur zwei exemplarisch zu nennen) nicht aufzuhalten. Trotzdem fühlen sich viele Schwangere hauptverantwortlich und fragen sich ständig, was sie tun können.

In diesen Fällen sind gute *Bewältigungs- und Ablenkungsstrategien* (▶ Kap. 6.5.5) notwendig, die individuell abgestimmt werden müssen. Nicht alles entspannt jeden gleich gut. Zudem ist es wichtig, möglichst verschiedene Strategien zu sammeln und abzuwechseln, da sich jede einzelne Strategie auch schnell abnutzen kann. Ist z. B. das Fernsehprogramm langweilig, sind Hörbücher eine gute Alternative, weil sie so gewählt werden können, dass sie nicht die hohe Konzentrationsfähigkeit wie das Lesen eines Buches verlangen. Ein mitgebrachtes Tablet mit der gespeicherten Lieblingsserie oder die schon vor ewigen Zeiten begonnene Handarbeit können ebenfalls die Zeiten überbrücken, in denen »nichts geschieht«. Wobei gar nicht selten auch die ständigen Unterbrechungen durch Visiten, Blutdruckmessen, Essen bringen, Reinigen des Zimmers etc. manche Frauen nerven und den individuellen Stress eher erhöhen.

2.1.4 Überwertige Krankheitsängste

Für Frauen, die besonders angstvoll auf ihren Körper achten und sowieso schnell die Befürchtung haben, ernstlich zu erkranken, oder sogar der Überzeugung sind, dass schon Krankheiten vorhanden sind, die nur noch nicht entdeckt wurden, haben mit einer Schwangerschaft eine besondere Herausforderung vor sich. Die Sorgen und Ängste breiten sich von der Sorge um die eigene Gesundheit rasch auf die Gesundheit des Kindes aus.

Mit »überwertigen« Krankheitsängsten sind keine realen Ängste gemeint, wie sie jeder Mensch in einer solchen Situation haben würde, sondern *unangemessen starke Ängste*, die die Lebensqualität enorm einschränken können, da ein überwiegender Teil der Gedanken permanent um die möglichen Symptome und Krankheiten kreist. Diese Ängste werden auch *hypochondrische Ängste* genannt und sind bei starker Ausprägung so quälend für die Betroffenen, dass eine Behandlung sinnvoll ist. Dafür bieten sich gerade während einer Schwangerschaft *psychotherapeutische Strategien* an; wegen der schnell erforderlichen Hilfe am ehesten verhaltenstherapeutische. Diese Ängste gehören zu den »somatoformen Störungen«, die im geplanten neuen Diagnosesystem (ICD-11) »somatische Belastungsstörung« heißen sollen. Damit wird deutlich, dass es sich ähnlich wie bei den Anpassungsstörungen um eine Reaktion auf außergewöhnliche Belastungen handelt (▶ Kap. 5.7).

Solche überwertigen Krankheitsängste haben sich häufig bereits über viele Jahre aufgebaut, kommen evtl. auch in der Familie gehäuft vor, wurden also auch modellhaft gelernt. Möglicherweise waren sie auch bereits Gegenstand einer Psychotherapie. Werden Frauen mit einer Tendenz zu überwertigen/hypochondrischen Ängsten schwanger, ist dies meist im Vorfeld schon mit einer Vielzahl von Befürchtungen verbunden. Sie informieren sich ausführlich über die Risiken einer Schwangerschaft und wissen, was alles geschehen könnte – ganz im Gegensatz zu den meisten Frauen, die »selbstverständlich« davon ausgehen, dass alles gut gehen wird (»Schwangerschaft ist keine Krankheit«) und die dann »kalt erwischt« werden, wenn es doch Komplikationen gibt.

Hinweise auf die Tendenz zu »überwertigen« bzw. hypochondrischen Ängsten sind:

- Ständige gedankliche Beschäftigung mit den Themen Krankheit und Tod
- Ausführliche Informationssuche (Internet/Arztgespräche)
- Ausgeprägte Sorge, sich bei anderen Menschen mit einer Krankheit anzustecken
- Leichte Symptome führen sofort zur Sorge, dass etwas Ernstes dahinterstecken könnte
- Schwierigkeiten, der Ärztin/dem Arzt zu glauben, wenn sie/er »Entwarnung« gibt (»Das ist eine harmlose Infektion«)
- Bedürfnis, sich immer eine zweite oder sogar dritte ärztliche Meinung einzuholen
- Menschen in der sozialen Umgebung machen sich lustig über die eigenen Krankheitsängste

Es versteht sich fast von selbst, dass die Schwangerschaft mit ihren vielfältigen Veränderungen und »Gefahren« zur Verstärkung von überwertigen Krankheitsängsten führt. Fragen wie »Könnte ich bei der Geburt verbluten?« sind typisch und belasten nicht nur die betroffene Schwangere, sondern auch ihr soziales Umfeld. Gibt es solche ausgeprägten Ängste im Vorfeld, empfiehlt sich durchaus die psychotherapeutische Bearbeitung *bereits bei der Planung der Schwangerschaft*, weil in dieser Zeit noch am ehesten die Organisation einer Psychotherapie möglich ist. Die behandelnde Psychotherapeutin steht dann sicher auch für die Begleitung der Schwangerschaft zur Verfügung.

2.1.5 Gegen den »Fokus« – der Umgang mit körperlichen Symptomen

Jeder von uns kennt das: Wenn wir uns auf eine körperliche Veränderung, ein Symptom, auf Schmerzen konzentrieren/fokussieren, den Körper genau beobachten, eventuell auch noch anfangen, nach den Symptomen im Internet zu suchen, dann nimmt diese Wahrnehmung immer mehr Raum ein. Nebenher scheint immer weniger zu existieren und das Erlebte zu relativieren. Bevor wir also Strategien zur besseren Bewältigung aufzeigen, ist es vielleicht gut, sich zunächst zu vergegenwärtigen, welche Faktoren diese körperlichen Symptome »auf jeden Fall schlimmer werden lassen«. Damit hat man für sich dann schon erste Hinweise darauf, was im Gegenteil hilfreich sein kann, wie man den Fokus von den Beschwerden weglenken kann.

»Eine Krise kommt selten allein«

Erlauben Sie uns in diesem Zusammenhang, diese vielleicht etwas simpel klingende Weisheit zu erwähnen. Damit möchten wir unsere Erfahrung benennen, dass Probleme nicht selten bereits bestehende Spannungen, Konflikte oder ungelöste Schwierigkeiten stärker hervortreten lassen. Fühlt sich eine Frau durch aufkommende Komplikationen in der Schwangerschaft stark belastet, spielen die bisherige psychische Stabilität, die Lebenssituation, das soziale Umfeld und die Partnerschaft eine bedeutende Rolle bei der Bewältigung.

- Wer steht hilfreich zur Seite?
- Wer kann Aufgaben übernehmen?
- Wie ist die Stimmung allgemein?
- Wie hat man bisher auf Krisen/Probleme reagiert?
- Wie reagieren der Partner/die Familie/evtl. schon vorhandene Kinder auf die Veränderungen oder Einschränkungen?
- Wie ist die Arbeitssituation? Was passiert bei Krankschreibung bzw. Beschäftigungsverbot?
- Gibt es finanzielle Sorgen?

Aus diesen Fragen lassen sich bereits erste Strategien ableiten, die entlastend wirken könnten:

- Sich Hilfe und Unterstützung organisieren
- Sich über die Sorgen und Beschwerden offen austauschen
- Sich Ruhe gönnen
- Für Ablenkung sorgen

Wir benutzen gerne das *Bild der Waage* (▶ Kap. 6.5.1): Wenn in der einen Waagschale Symptome, Sorgen, Schmerzen, Ängste und Beschwerden liegen (die man nicht so einfach wegtherapieren kann und schon gar nicht kleinreden sollte), dann muss man selbst dafür sorgen, dass in die ausgleichende Waagschale möglichst viele positive Elemente kommen. Was also sind die eigenen »Gegengewichte«, die eigenen Ressourcen (▶ Kap. 6.1)? Gibt es anderes, auf das man sich konzentrieren kann, was weg führt von dem Kreisen um Symptome und das ständige Hineinhören und Hineinfühlen in den eigenen Körper?

Gerade bei den *Ablenkungsstrategien* ist manchmal echte Phantasie gefragt (▶ Kap. 6.5.5). Unsere Erfahrung zeigt, dass ein guter Wechsel von Strategien hilfreicher ist als immer das Gleiche zu probieren. Nur Lesen, nur Fernsehen, nur Telefonieren bringt schnell Erschöpfung.

Gegen die Hilflosigkeit

Körperliche Beschwerden und Komplikationen in der Schwangerschaft stellen einen gewissen Kontrollverlust dar. Und Kontrollverlust kann sehr hilflos machen, v. a. wenn sich die Symptome nicht schnell beheben lassen.

Ärztliche Beratung und Versorgung sind wesentliche Faktoren, die Ängste und Hilflosigkeit reduzieren können. Voraussetzung dafür ist, dass der Kontakt zur Ärztin/zum Arzt vertrauensvoll ist. Bei überwertigen Ängsten besteht häufig der Wunsch, dass viele Untersuchungen und Ultraschallkontrollen stattfinden. Die Beruhigung hält nur meist nicht lange vor, da das »Grundvertrauen« in die Medizin bzw. die Ärzte fehlt; rasch treten erneut Ängste auf. Hier kann dann neben den ärztlichen Kontakten auch die Hinzuziehung eines Psychotherapeuten/einer Psychotherapeutin sinnvoll sein, um Strategien gegen Ängste gemeinsam einzuüben.

Der Wunsch, »nichts zu übersehen«, und gleichzeitig der Versuch, sich nicht zu sehr auf die Probleme zu konzentrieren, kann durchaus auch einmal zum Balanceakt werden.

Manche betroffene Frau versucht, durch Informationsgewinnung gegen ihre Hilflosigkeit anzugehen. Eventuell wird nach Symptomen und deren Auswirkungen in Schwangerschaftsratgebern oder auch im Internet gesucht. Gerade die ungefilterte Informationsflut im Internet kann jedoch genau das Gegenteil bewirken, nämlich eine noch größere Verunsicherung, die wieder Ängste schürt. Diese Informationen sind eben nicht individuell auf die jeweilige Problematik in ihrer Gesamtheit und Einzigartigkeit ausgerichtet. Gibt es Zweifel und Unsicherheit bezüglich des ärztlichen Rates, sollte lieber eine Zweitmeinung eingeholt werden, für die die meisten Ärzte/Ärztinnen Verständnis haben.

Auch *Alleinsein* kann zu Hilflosigkeit führen. Deshalb kann es sinnvoll sein, sich Begleitung, z. B. für die Arzttermine, zu organisieren oder auch Besuch, ob ins Krankenhaus oder für zuhause. Sich unterstützt zu fühlen, und sei es nur zu Ablenkungszwecken, kann ein gutes Gegengewicht gegen Hilflosigkeit und Ängste darstellen.

Gegen die Angst

Im Kapitel Selbsthilfestrategien gibt es einen sehr ausführlichen Teil zum Thema »Strategien zur Angstregulation« (▶ Kap. 6.4). Alle dort genannten Strategien – von den Entspannungsverfahren über Angstverständnis bis hin zu speziellen Übungen wie Phantasiereisen, Bildschirmtechnik und Gedankenstopp – helfen auch bei körperbezogenen Ängsten. »Gegen die Angst« heißt für uns aber nie, dass Ängste vollkommen verschwinden können oder sollen. Ängste hat jeder, und Ängste helfen uns auch, aufmerksam zu bleiben und z. B. wichtige körperliche Symptome zu bemerken und abklären zu lassen. Trotzdem sollte man auch in angstvollen Situationen das Gefühl haben, dass man seine Ängste »im Griff hat« oder »in den Griff bekommen kann« und dass man selbst die Kontrolle hat. – Und nicht umgekehrt, dass man »Opfer seiner eigenen Ängste wird«.

Problemlösung kurzgefasst

- Ein guter Kontakt zu den behandelnden Ärztinnen/Ärzten hilft, alle Fragen zu stellen und auch über Ängste zu sprechen.
- Hilfe, Entlastung und Unterstützung zu organisieren, kann für Entlastung sorgen. Hier können der Partner, die Familie und enge Freunde miteinbezogen werden.
- Häufig wird körperliche Ruhe verordnet, für die dann von allen Beteiligten auch gesorgt werden sollte.

- Ablenkungsstrategien sollten nach den individuellen Vorlieben zusammengestellt und ausprobiert werden.
- Bei überwertigen Ängsten, die der realen Situation nicht angemessen sind, sollte professionelle Hilfe hinzugezogen werden.
- Eine erste Anlaufstelle kann auch eine Schwangerenberatungsstelle sein.

2.2 Schwangerschaftserbrechen/Hyperemesis gravidarum

Typische Probleme

- Dass Schwangerschaftserbrechen »ganz normal« ist, ist allgemein bekannt.
- Allerdings ist manche Schwangere vom Ausmaß der Übelkeit doch überrascht und davon, welche Beeinträchtigungen der Lebensqualität damit einhergehen können.
- Vor allem, wenn die Übelkeit über einen längeren Zeitraum anhält, erleben betroffene Frauen das als zermürbend.
- Dabei wird die Übelkeit häufig schlimmer erlebt als tatsächliches Erbrechen.
- Ähnlich wie bei psychischen Symptomen ist es manchmal schwer abzugrenzen, wann Behandlungsbedürftigkeit besteht und was zu tun ist.

Leichte Übelkeit und auch Erbrechen erleben die meisten Frauen in ihrer Frühschwangerschaft. Da dies bekannte Schwangerschaftsanzeichen sind – die manches Mal sogar der erste Hinweis auf die Schwangerschaft sind –, können die meisten Frauen damit recht gut umgehen. Das Ausmaß kann jedoch sehr variieren, und die Einschränkungen und das Unwohlsein werden sehr unterschiedlich wahrgenommen. Es stehen Medikamente zur Verfügung, die bei ausgeprägter Übelkeit bzw. Erbrechen vom behandelnden Gynäkologen/der Gynäkologin verschrieben werden. Bei leichter Übelkeit und leichtem Erbrechen können auch Maßnahmen wie Akupunktur, Akupressur-Armbänder, Hypnotherapie (▸ Kap. 7.1.6) etc. greifen.

In der Regel bessert sich die Übelkeit bzw. verschwindet vollständig um die 12. bis 14. Schwangerschaftswoche herum.

2.2.1 Die Hyperemesis gravidarum (übermäßiges Schwangerschaftserbrechen)

Von der therapiebedürftigen Hyperemesis gravidarum (übermäßiges Schwangerschaftserbrechen, manchmal auch als »unstillbares Schwangerschaftserbrechen« bezeichnet) spricht man, wenn bereits in der Frühschwangerschaft das Erbrechen über den gesamten Tag anhält, wenn es zum Gewichtsverlust und schlimmstenfalls zu Stoffwechselentgleisungen und Kreislaufstörungen führt. Die Vorsilbe hyper- kommt aus dem Griechischen und bedeutet übermäßig; Emesis ist das Erbrechen, gravidarum leitet sich von Gravida, lateinisch für die schwangere Frau, ab.

Nur etwa 0,1 % der Schwangeren sind heute noch von der schweren Form der Hyperemesis gravidarum betroffen (Feige et al. 2006). Die Hyperemesis gravidarum muss behandelt werden, da sie sonst zu kritischen Situationen für Mutter und Kind führen kann. Stationäre Aufenthalte sind nicht selten; in der Regel dauern diese nur kurz an.

Einige wenige Frauen leiden *über den gesamten Schwangerschaftsverlauf* unter übermäßigem Erbrechen, ohne dass die Symptome sich abschwächen; oder die Symptome kommen und gehen. Die Hoffnung, dass mit dem ersten Schwangerschaftsdrittel die Übelkeit abklingt, erfüllt sich in diesen Fällen nicht. Im Extremfall hört diese erst mit der Entbindung auf. Nicht selten kommt das bei Frauen vor, deren Magen-Darm-System auch unabhängig von einer Schwangerschaft besonders empfindlich ist, die z. B. bei Stress mit Magen-Darm-Problemen reagieren.

2.2.2 Psychische Verursachung oder psychische Belastung als Folge?

Leider kennt man die Ursachen der Hyperemesis gravidarum immer noch nicht in Gänze – viele Faktoren sind möglicherweise beteiligt, wie etwa hormonelle Veränderungen, Vitamin-B-Mangel, Entzündungen der Magenschleimhaut oder Stoffwechselstörungen. Dies mag dazu beitragen, dass auch heute noch über eine *psychische Komponente* bei der Verursachung der Hyperemesis gravidarum diskutiert wird.

Findet sich keine konkrete körperliche Ursache, kann das leicht zu dem führen, was wir aus anderen Zusammenhängen kennen: Dass nämlich der Umkehrschluss gezogen wird, dass es »wohl psychisch sein muss«. Eine unbewusste Ablehnung der Schwangerschaft ist beispielsweise eine der Ursachen, die dann vermutet wird. Auch wenn das im Einzelfall tatsächlich sein kann, gibt es bis heute *keine* gesicherten Daten, die belegen, dass das ausgeprägte und langandauernde Schwangerschaftserbrechen psychisch verursacht wird.

Allerdings haben wir immer wieder Frauen kennengelernt, die durch das Erbrechen und vor allem die Übelkeit so belastet waren, dass sie *als Reaktion deutliche psychische Symptome* entwickelt haben. Weil die anhaltenden Beschwerden extrem belastend waren, entwickelten sie vielfältige depressive Symptome bis hin zu lebensmüden Gedanken. Wurde das Erbrechen in diesen Fällen erfolgreich therapiert, dann sahen wir in der Regel Schwangere ohne psychische Auffälligkeiten und mit »normalem« Kinderwunsch.

Übelkeit und Erbrechen können (wie z. B. Schmerzen auch) durch *Stress* verstärkt werden. Steht die Schwangere beispielsweise im häuslichen Umfeld unter starkem Druck, kann sich ihr Zustand im stationären Klinikumfeld deutlich verbessern. Dies liegt bisweilen an den regelmäßigen Mahlzeiten und der Alltagsentlastung. Kaum wieder zuhause, beginnen die Symptome erneut bzw. sie verstärken sich wieder. Doch auch das ist kein Grund, »automatisch« eine psychische Verursachung anzunehmen. Die *Diagnose einer psychosomatischen Störung* muss genauso wie jede körperliche Störung belegt werden, d. h., man muss die zugrundeliegenden Mechanismen und bei psychisch verursachten Störungen die zugrundeliegenden Konflikte bzw. Probleme klar herausarbeiten. Gelingt das nicht, was häufig ist, schließt das natürlich eine psychische (Mit)Verursachung nicht vollständig aus, aber es macht sie weniger wahrscheinlich.

Unabhängig davon ist es hilfreich, gemeinsam mit den Angehörigen zu überlegen, wo Belastungen bestehen (z. B. in der Versorgung älterer Kinder) und wo *Entlastungsmöglichkeiten* geschaffen werden können (z. B. durch Verordnung einer Haushaltshilfe zu Lasten der gesetzlichen Krankenkasse).

In extremen Fällen, in denen Frauen sich unverstanden, hilflos und ausgeliefert fühlen und in denen sie das Gefühl haben, die Übelkeit und das schon beim ersten Bissen beginnende Erbrechen bei vollständig leerem Magen nicht länger auszuhalten, kann sogar der Wunsch nach einem *Schwangerschaftsabbruch* aufkommen. Auch auf die Frage nach einem weiteren Kind kann die Erinnerung an die schlimme Zeit und die Sorge, »nicht noch so eine Schwangerschaft durchstehen zu können«, Einfluss nehmen. Hier ist *psychologische Beratung* und Begleitung dringend erforderlich.

Merke: Die »psychische Verursachung« ist *keine* automatische Diagnose, nur weil man bei einem gesundheitlichen Problem keine körperliche Ursache findet. Die Feststellung einer »psychosomatischen« Störung muss wie jede körperliche Erkrankung bei der einzelnen Patientin belegt werden. Dazu gehört ein Verursachungsmodell, d. h. eine sinnvolle Theorie zur Entstehung mit konkreten Hinweisen. Bisher gibt es keine wissenschaftlichen Belege dafür, dass der Hyperemesis gravidarum grundsätzlich psychische Konflikte zugrunde liegen.

2.2.3 Vielfältige Behandlungsmöglichkeiten

Es gibt vielfältige Behandlungsmöglichkeiten, mit denen sich Gynäkologinnen/Gynäkologen gut auskennen; darauf soll hier nicht näher eingegangen werden. Sie sind aber gut nachzulesen, z. B. auf der Website des Institutes für Embryonaltoxikologie in Berlin (www.embryotox.de, Stichwort Erkrankungen/Hyperemesis). Die dort erwähnte Möglichkeit, in Einzelfällen, in denen alle leitliniengerechten Therapiemöglichkeiten versagen, das Antidepressivum Mirtazapin einzusetzen, beruht nicht zuletzt auf unseren eigenen guten Erfahrungen damit.

Die positive Wirkung auf Übelkeit und Erbrechen bei *Mirtazapin* ist auf die speziellen Rezeptoreigenschaften zurückzuführen, wodurch neben der antidepressiven eine eigenständige antiemetische Wirkung (also gegen die Übelkeit) erzielt wird. Damit hat es ein ähnliches Profil wie andere Medikamente, die speziell gegen Übelkeit und Erbrechen eingesetzt werden. Wegen der guten beruhigenden und angstlösenden Wirkung von Mirtazapin ist der Einsatz besonders sinnvoll, wenn Ängste und Depressionen das Schwangerschaftserbrechen begleiten.

Wie Medikamente im Allgemeinen und Psychopharmaka im Besonderen ist auch Mirtazapin nicht speziell für den Einsatz in der Schwangerschaft zugelassen; trotzdem ist eine Behandlung damit nach *Nutzen-Risiko-Abwägung* möglich (www.embryotox.de). Für Mirtazapin speziell gibt es keine Hinweise auf dadurch verursachte Fehlbildungen beim Kind, so dass es nach Abwägung von Vor- und Nachteilen wie die meisten anderen Antidepressiva bei entsprechender Indikation (d. h. bei klar behandlungsbedürftigen Symptomen) eingesetzt werden kann (▶ Kap. 7.3.1).

2.2.4 Der Übelkeit selbst entgegentreten

Übelkeit ist nicht gleich Übelkeit. Betroffene sollten sich durchaus auf ihr inneres Gefühl verlassen, wenn sie den Eindruck haben, dass »etwas nicht stimmt« und die Übelkeit und das Erbrechen ein unerträgliches Ausmaß angenommen haben. Es stehen verschiedene medizinische wie alternativmedizinische Behandlungsoptionen zur Verfügung, nach denen man sich bei den behandelnden Ärztinnen/Ärzten erkundigen sollte.

Ein *Symptomtagebuch*, in dem die Betroffene notiert, zu welchen Zeiten und unter welchen Bedingungen sich Übelkeit und Erbrechen verstärken, kann gute Hinweise darauf geben, welche Änderungen zur Verbesserung der Symptomatik führen können. Dazu gehört auch die Beobachtung, wann die Übelkeit *nicht* vorhanden oder weniger störend ist.

Im Grunde gelten für den Umgang mit Übelkeit und Erbrechen die gleichen Strategien, die auch bei den körperlichen Symptomen und Schwangerschaftskomplikationen empfehlenswert sind (▶ Kap. 2.1.5).

Nach gewisser Besserung und wenn sich die Übelkeit in Grenzen hält, hilft auch dabei bisweilen Ablenkung. Je mehr man sich auf ein Thema, eine Aufgabe konzentriert muss, umso stärker ist der Ablenkungseffekt (z. B. ein Instrument spielen, Handarbeiten, Kreuzworträtsel lösen etc.) (▶ Kap. 6.5.5).

Problemlösung kurzgefasst

- Ein Symptomtagebuch ist hilfreich dabei, Art und Ausmaß der Beschwerden verlässlich zu erfassen.

- Vor allem äußere Einflussfaktoren (wie etwa bestimmte Belastungen) können dadurch klarer werden.
- Die offene Kommunikation mit dem Partner/der Familie kann helfen, bestimmte Situationen, die die Übelkeit verschlimmern (z. B. bestimmte Gerüche, Autofahren), möglichst zu vermeiden.
- Auch der Austausch mit anderen Betroffenen kann hilfreich sein, z. B. über entsprechende Foren im Internet.
- Wie auch bei anderen körperlichen Beschwerden kann es bei leichter bzw. rückläufiger Symptomatik helfen, den Aufmerksamkeitsfokus vom Körper wegzulenken.

2.3 Die Risikoschwangerschaft

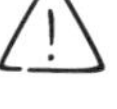

Typische Probleme

- Risikoschwangerschaften bringen Frauen nicht selten um viele Monate einer entspannten und glücklichen Schwangerschaft.
- Ängste um das Kind sind typische Begleiterscheinungen.
- Droht eine vorzeitige Geburt, ist die Befürchtung nicht unbegründet, dass die Frühgeburt Folgen für das Kind haben könnte.
- Sind medikamentöse oder operative Behandlungsmaßnahmen erforderlich, geht dies ebenso mit der Sorge um das eigene wie das Wohlergehen des Kindes einher.
- Der Umgang mit diesen »Bedrohungen« ist schwierig, vor allem wenn sich der Zustand über eine längere Zeit hinzieht.

Zu Beginn einer Schwangerschaft werden mögliche Risikofaktoren von der behandelnden Gynäkologin/dem Gynäkologen erfragt und gegebenenfalls im Mutterpass notiert. Bei manchen Frauen werden diese Risikofaktoren erst im Laufe der Schwangerschaft deutlich und dann hinzugefügt. Allerdings bedeutet »Risikofaktoren« nicht automatisch, dass tatsächlich mit Komplikationen zu rechnen ist; vielleicht fallen nur häufigere Vorsorgeuntersuchungen an. Andererseits gibt es Risiken, bei denen eine engmaschige Kontrolle notwendig ist, um Folge-Komplikationen früh zu erkennen bzw. möglichst zu vermeiden. Nicht selten ist sogar eine stationäre Aufnahme bis hin zu einem langen Krankenhausaufenthalt erforderlich.

2.3.1 Die typischen Risikofaktoren

Die erfassten Risiken ergeben sich aus der Vorgeschichte, dem Lebensstil der Schwangeren und dem Schwangerschaftsverlauf. Zu den Risikofaktoren zählen Gynäkologinnen/Gynäkologen:

- *Alter* der Schwangeren unter 20 oder über 35 Jahre.
- *Frühere Schwangerschaften mit problematischem Verlauf,* so etwa Früh-, Fehl- und Totgeburten, Mehrlingsschwangerschaften oder Komplikationen unter der Geburt. Auch eine vorherige Kaiserschnittentbindung wird als Risikofaktor notiert, da es durch den operativen Eingriff an der Gebärmutter in der fortgeschrittenen Schwangerschaft zu Komplikationen kommen kann.
- *Besondere Schwangerschaftsbedingungen* (wie Mehrlingsschwangerschaft, Schwangerschaft nach künstlicher Befruchtung).
- *Komplikationen in der aktuellen Schwangerschaft* (drohende Frühgeburt oder Überschreiten des Geburtstermins, problematische Lage des Kindes, Auffälligkeiten in der Entwicklung, Blutgruppenunverträglichkeit etc.).
- *Aktuelle Erkrankungen oder Erkrankungen in der Vorgeschichte,* wie etwa Diabetes, Asthma, Hepatitis, Epilepsie, Herzerkrankungen, Bluthochdruck, Morbus Crohn und Colitis ulcerosa, Schilddrüsenerkrankungen oder schwere psychische Erkrankungen.
- *Erbkrankheiten* in der Familie.
- *Rauchen, Alkoholkonsum, Drogenkonsum.*
- *Medikamenteneinnahme* (z. B. wegen einer chronischen Erkrankung).

Je nach Risikofaktor entstehen sehr unterschiedliche körperliche und/oder psychische Belastungen. In der Schwangerenvorsorge stehen verschiedenste Untersuchungs- und Überwachungsmöglichkeiten zur Verfügung, um Schwangere mit Risiken weitgehend gesund durch die Schwangerschaft zu begleiten. Vom Frauenarzt/von der Frauenärztin, ggf. unter Hinzuziehung von Spezialisten in einer pränataldiagnostischen Schwerpunktpraxis oder Klinik, werden Frauen mit diesen Problemen gut betreut. Weniger Aufmerksamkeit kann von den behandelnden Ärzten/Ärztinnen aber meist darauf verwendet werden, wie die damit verbundenen Sorgen und Ängste eine werdende Mutter belasten können.

Die psychische Belastung hängt sicherlich zum einen von der *Bedrohlichkeit* der Risiken ab und davon, welche Auswirkungen auf Mutter und Kind zu erwarten sind. Zum anderen steht die Belastung im Zusammenhang mit der *Beeinflussbarkeit* der Risiken. Je weniger Möglichkeiten eine Schwangere hat, das Risiko selbst zu beeinflussen, umso schwerer ist für sie die psychische Belastung auszuhalten. Wenn sie dagegen selbst eine Einflussmöglichkeit sieht, ist die zukünftige Mutter meist sehr motiviert, etwas zu ändern – so etwa beim Rauchen oder bezüglich der Ernährung. Das Rauchen kann die werdende Mutter in der Schwangerschaft reduzieren oder ganz einstellen, auch wenn es schwerfällt. Dass Alkohol in einer Schwangerschaft »verboten« ist, wissen die meisten Frauen mittlerweile, weil sie von den Dauerschäden für Kinder durch Alkohol in der Schwangerschaft gehört haben. An gesunde Ernährungsvorschriften kann sich auch eine Frau mit

Essstörung in der Vorgeschichte halten, selbst wenn es eine große Herausforderung für sie ist. Das Alter oder die medizinische Vorgeschichte sind dagegen nicht veränderbar. Aktuelle Erkrankungen (wie etwa ein zu hoher Blutdruck oder eine Infektion) sind nur bedingt oder gar nicht selbst beeinflussbar.

Schuldgefühle bezogen auf die aufgezeigten Risiken können von diesen Bedingungen abhängen. Vor allem, wenn die schwangere Frau realisiert, dass andere Frauen es viel leichter schaffen, etwas zu verändern (z. B. das Rauchen aufzugeben oder komplett auf Alkohol zu verzichten), sie selbst aber immer wieder dem Suchtdruck erliegt, kreist das Denken oftmals um das eigene Versagen. Wichtig in solchen Situationen ist, sich nicht von Misserfolgen direkt vollständig demotivieren zu lassen – auch Veränderungen in kleinen Schritten sind hilfreich (▸ Kap. 2.3.4).

Große Bedeutung für die Bewältigung der aktuellen Situation haben aber die verfügbaren *Bewältigungsmöglichkeiten/Ressourcen*, die wiederum individuell sehr unterschiedlich sind und u. a. von der jeweiligen Lebenssituation und der eigenen Vorgeschichte abhängen.

Vielfältige Strategien können dabei helfen, mit solchen Situationen bzw. Phasen umzugehen (▸ Kap. 6). Eines der Ziele dabei ist es, das Anspannungsniveau zu senken und einen möglichst gelassenen Umgang mit der Situation zu finden. Mit etwas Kreativität findet sich eine Vielzahl von Strategien, die hilfreich sein können. Auch die Inanspruchnahme professioneller Beratung (wie etwa bei einer Schwangerenberatungsstelle oder einer Psychotherapeutin) kann sinnvoll sein.

2.3.2 Drohende Frühgeburt

Ist mit den Symptomen bzw. der Erkrankung die Gefahr einer Frühgeburt verbunden, führt diese nicht selten zur stationären Aufnahme in eine Klinik. Vor allem, wenn eine sehr frühe Frühgeburt im zweiten Schwangerschaftsdrittel droht, können sich die Zeiten der stationären Behandlung und möglicherweise sogar der vollständigen Bettruhe ausweiten. Solche Tage und Wochen werden meist angstvoll erlebt, immer in der Hoffnung, dass sich die Geburt noch möglichst weit hinauszögern lässt. Vor allem bei drohender Frühgeburt an der Grenze zur Lebensfähigkeit des Kindes (etwa 23./24. Schwangerschaftswoche) ist das Bangen groß; jeder weitere Tag wird als Erfolg gezählt.

Die Eltern werden in der Regel sehr detailliert über mögliche *Komplikationen* und *Gesundheitsrisiken beim Frühgeborenen* aufgeklärt, was beruhigen, aber auch ängstigen kann. Widerstreitende Gefühle bestimmen das Denken. Einerseits die Hoffnung »bei uns wird alles gut gehen«, andererseits die Vorstellung von den schlimmsten denkbaren Folgen. Und die damit verbundenen Gedanken und Sorgen lassen sich meist auch nicht abstellen.

Nicht unerheblich ist die *familiäre Situation* der werdenden Mutter. Sind zuhause noch weitere Kinder zu versorgen, gibt es beruflich wichtige Verpflichtungen, sind andere Personen von ihrer Fürsorge oder Pflege abhängig? Diese Situationen können zu zusätzlichen Spannungen führen, bieten auf der anderen Seite aber auch die Möglichkeit zu *konkreten Lösungsansätzen*. Die Versorgung der Kinder kann vielleicht ein Familienmitglied, eine befreundete Familie oder eine über die gesetzliche Krankenkasse bezahlte Haushaltshilfe übernehmen. Bei beruflichen Verpflichtungen hilft das offene Gespräch mit dem Arbeitgeber oder Kollegen unter Offenlegung der Situation. Auch für pflegebedürftige Angehörige gibt es die Möglichkeit der kurz- oder mittelfristigen anderweitigen Versorgung. Bei all diesen Problemen kann möglicherweise der *Sozialdienst der Klinik* unterstützend tätig werden.

Ein häufiges Problem sind große *Schuldgefühle* der werdenden Mutter. Die Schwangere fühlt sich in der Regel alleine verantwortlich für das »gute Austragen« des Babys. Treten körperliche Komplikationen auf, wird die eigene »Funktionstüchtigkeit« in Frage gestellt. Die Frauen fragen sich »Was habe ich falsch gemacht?«, auch wenn die Ursachen gar nicht klar sind – oder gerade, weil sie nicht eindeutig sind! Hat die Schwangere den Eindruck, tatsächlich »mit Schuld zu sein«, z. B. weil sie in der Schwangerschaft geraucht hat, verschriebene Medikamente nicht eingenommen oder Symptome anfänglich nicht ernst genommen hat, dann kann das zu einer unendlichen Grübelschleife führen. Auf jeden Fall hilft das *offene Gespräch* über alle Gedanken, die eine Schwangere sich macht. Das ist sinnvoller als die Schuldgefühle nur herunterzuspielen oder einfach beiseite zu schieben (nach dem Motto »mach dir keine Sorgen«, »denk an was anderes«). Die Schuldgefühle sind dadurch nicht verschwunden und »arbeiten im Untergrund weiter« – und das in einer Zeit, in der die werdende Mutter alle positiven Kräfte benötigt. Bei der Schwangeren kann das zusätzlich zu dem Gefühl führen, nicht verstanden zu werden oder die Menschen in ihrem Umfeld mit ihren Sorgen »zu nerven«.

Im Nachhinein können Frühchen-Mütter häufig *Stressfaktoren* benennen, die sie im Verdacht haben, Einfluss auf die vorzeitige Geburt genommen zu haben. Nur weil körperliche Gründe bzw. äußere Einflüsse nicht klar erkennbar sind, heißt das aber nicht automatisch im Umkehrschluss, dass psychische Gründe wie Ängste oder Stress verantwortlich sind. Es gibt keine verlässlichen wissenschaftlichen Hinweise auf den *Einfluss der Psyche* auf die Frühgeburtlichkeit. Auch wenn sich im Einzelfall bei genauer Betrachtung der Abläufe »fast keine andere Interpretation finden lässt«, ist das *kein* Beleg. Das Zusammenwirken vielfältiger körperlicher, hormoneller und von außen einwirkender Aspekte kann selbst bei sorgfältigster Betrachtung manche Frühgeburt nicht aufklären. Wir wissen aus anderen Zusammenhängen, dass Frauen auch unter den stressigsten und angstvollsten Bedingungen (wie etwa in Kriegszeiten) reife und gesunde Kinder austragen. Wie leider so oft in der Medizin: Die Zusammenhänge sind nicht abschließend geklärt.

Die *Stimmung* hängt in dieser Zeit vor allem von den Nachrichten über den eigenen Gesundheitszustand und den des Ungeborenen ab. Der *Kommunikation* mit den Ärztinnen/Ärzten und Schwestern/Pflegern kommt hier eine besondere Bedeutung zu. Ängste können besser bewältigt werden, wenn man sich gut aufgehoben, ernst genommen und gut betreut fühlt. Es ist also sinnvoll, sich mit den eigenen Sorgen und Überlegungen Gehör zu verschaffen. Andererseits muss bedacht werden, dass Ärzte/Ärztinnen auch »nur« Menschen sind, die ihrem eigenen Zeitplan folgen und die unterschiedlich gut in der Kontaktgestaltung sind. Nicht immer ist es einem selbst möglich, sich diplomatisch zu verhalten, vor allem wenn man sich von den Ärztinnen/Ärzten abhängig fühlt. Wenn diese dann noch häufig wechseln, was im stationären Alltag nicht so selten ist, muss man sich immer wieder auf ein neues Gesicht einstellen, eventuell Vorgänge mehrmals berichten und mitunter verschiedene Ratschläge für sich sortieren. Zudem hat man es in der Situation einer drohenden Frühgeburt mit unterschiedlichen Fachrichtungen zu tun. Neben den Frauenärztinnen/Frauenärzten sind in der Regel auch Neonatologinnen/Neonatologen, also Kinderärztinnen/Kinderärzte für Früh- und Neugeborene, in die Gespräche einbezogen. In solchen Situationen macht es wenig Sinn, jedem dieser Beteiligten stets aufs Neue die gleichen Fragen zu stellen. Besser ist es, sich einen Ansprechpartner/eine Ansprechpartnerin zu suchen (z. B. die zuständige Oberärztin) und auch die Geduld aufzubringen, in bestimmten Zeitabschnitten nicht nachzufragen. Das ist nicht gleichzusetzen mit »Verdrängen des Problems«, sondern mit gezieltem Einsatz der eigenen Kräfte, statt diese durch ständige Beschäftigung mit dem Thema zu zermürben.

Merke: Ängstlichkeit und Sorgen bei drohender Frühgeburt sind »normale« Gefühle. Sie sollten zugelassen und auch ausgesprochen werden. Aktiv kann man versuchen, diesen Ängsten und Sorgen positive Erfahrungen und Gefühle entgegenzusetzen – entweder durch tatsächliche Begegnungen, Gespräche und Handlungen oder durch die Vorstellungskraft.

2.3.3 Wenn das Frühchen da ist

Selbst bei einem Aufenthalt in einer Klinik kann es bei der konkret beginnenden Frühgeburt zu einer plötzlichen Betriebsamkeit bzw. »Hektik« kommen. Ist die Geburt nicht mehr aufzuhalten, geschehen häufig viele Dinge gleichzeitig, über die man nicht mehr nachdenken kann. Eventuell gibt es auch keine Zeit mehr für eine detaillierte Aufklärung oder um Entscheidungen abzuwägen. Das kann bei den Betroffenen zum Gefühl der Überwältigung und des Ausgeliefertseins führen, vor allem wenn die Frühgeburt sich nicht angekündigt hatte und man von zuhause kommt. Manche Schwangere erleben Panikgefühle, andere wundern sich über eine plötzliche innere Ruhe, die das »Geschehenlassen« ermöglicht.

Die *psychische Bewältigung* bzw. *gedankliche Aufarbeitung* des Erlebten setzt erst viel später ein, wenn nämlich wieder eine gewisse Ruhe eingekehrt ist. Im Idealfall ist das die Zeit, wenn das Baby stabil und gesund mit der Mutter entlassen werden kann und die Sorgen nicht mehr im Vordergrund stehen. Für das Umfeld ist es manchmal überraschend, wenn eine Mutter sich dann rückwirkend mit dem ganzen Ablauf der Entbindung, den Bedingungen im Krankenhaus und den damals befürchteten Konsequenzen, auch wenn sie nicht eingetreten sind, ausgiebig beschäftigt. Denn nach außen ist das ja alles überstanden, und es hat den Anschein, als sei erst einmal »alles gut«. Das ist es vielleicht auch. Aber die nachträgliche Auseinandersetzung mit dem Erlebten gehört zur Bewältigung des Ganzen, ist also ein ganz gesunder, normaler Vorgang. Wir wissen von vielen Patientinnen, dass die Erlebnisse und das Empfinden während der komplizierten Schwangerschaft, vor allem der Wochen, Stunden oder auch Minuten unmittelbar vor der Geburt, auch nach der Entbindung *intensiv in Erinnerung* bleiben, dass Abläufe, Handlungen und Gespräche immer wieder rekapituliert werden. In mancher Hinsicht ähneln die Erfahrungen den traumatischen Erfahrungen, von denen an anderer Stelle im Buch die Rede ist (▶ Kap. 1.8 und ▶ Kap. 6.7). Insofern könnten auch die dort dargestellten Strategien hilfreich sein.

Mehr Sorgen muss man sich machen, wenn Mütter bzw. Eltern die Ereignisse dieser Zeit vollständig zur Seite drängen. Es entspricht den allgemeinen Grundsätzen der Bewältigung von schwierigen Lebenssituationen bzw. traumatischen Erfahrungen, dass man dies im Nachhinein durchdenkt und die dazugehörigen Gefühle zulässt. Auch das Gespräch darüber bzw. der Austausch mit anderen Beteiligten ist wichtig, ohne dabei nur die eigenen Schuldgefühle im Blick zu haben. Besonders schwierig ist das natürlich, wenn das Kind nicht oder nur mit schweren Schäden (wie etwa einer Hirnblutung) überlebt hat.

Auf die *Zeit nach der Frühgeburt* mit ihren Herausforderungen und Belastungen kann hier nicht näher eingegangen werden. Dazu stehen aber mehrere gute Ratgeber für Frühchen-Eltern im Buchhandel zur Verfügung. Und Internetforen zum Thema bieten die Möglichkeit des Austausches mit anderen Betroffenen.

2.3.4 Trotz Risikoschwangerschaft eine gute Schwangerschaft erleben

Möglicherweise wurde die Schwangerschaft schon unter Berücksichtigung bestehender Risiken geplant, wie etwa einer chronischen Erkrankung, der Notwendigkeit einer Medikamenteneinnahme oder Vorerfahrungen mit früheren komplizierten Schwangerschaften. Dann besteht im Vorfeld die Möglichkeit der Auseinandersetzung mit drohenden Komplikationen. Anders sieht es aus, wenn Frauen von den Komplikationen »kalt erwischt« werden, wie etwa einem plötzlich in die Höhe schießenden Blutdruck. In Abhängigkeit davon sind naturgemäß unterschiedliche Bewältigungsstrategien gefragt.

Ängste wegen bestehender Risiken oder vor einer drohenden Frühgeburt und folglich um die Gesundheit des Neugeborenen sind normal, verständlich und real. Es handelt sich also *nicht* um phobische Ängste (▶ Kap. 1.6.3), die man »wegtherapieren« könnte. Dennoch geht es darum, einen Umgang mit diesen Ängsten zu finden, um das Anspannungsniveau möglichst zu senken. Es gibt keine eindeutige Studie, die belegen konnte, dass Angst und Stress den Geburtsvorgang vorzeitig auslösen können. Aber für das eigene Wohlbefinden und die mögliche Übertragung auf das Ungeborene ist ein Spannungsabbau immer zu empfehlen.

Wichtig ist, dass für eine besonders gute ärztliche Betreuung gesorgt wird. Wenn der Kontakt zum behandelnden Arzt/zur Ärztin vertrauensvoll hergestellt ist, können auch Sorgen und Ängste offener mitgeteilt und besprochen werden, was zur Entlastung beitragen kann. Die Ärzte können somit auch schneller auf Veränderungen reagieren. Manchmal kann es auch notwendig werden, eine *zweite Meinung* einzuholen, um sich mit vorgeschlagenen Maßnahmen sicherer zu fühlen.

Für alle oben genannten somatischen Komplikationen in der Schwangerschaft und darüber hinaus gilt nach unserer Erfahrung, dass *der Austausch mit anderen Schwangeren* oder Fachleuten enorm hilfreich sein kann. Nicht selten entsteht sonst eine Art »Tunnelblick« mit dem Gefühl, dass *alle anderen Schwangeren* eine schöne und unbeschwerte Zeit durchleben, *nur man selbst nicht*. Berichte aus den Medien und vielleicht aus dem Umfeld sowie die eigenen Erwartungen zu ungetrübter Schwangerschaftsfreude verstärken dieses Gefühl der Ungerechtigkeit noch. Mit den Erfahrungen anderer Betroffener und der Fachleute relativieren sich diese Annahmen, man fühlt sich eventuell sogar einer besonderen Gruppe zugehörig, was die Erträglichkeit der Symptome fördert. Sollte man allerdings feststellen, dass die Erfahrungen anderer sogar zu einer Verstärkung der eigenen Ängste führen, ist das wohl nicht der richtige Weg. Auch hier gilt wieder: Ausprobieren und den eigenen Weg finden!

Für betroffene Frauen stellt sich immer wieder die *Frage nach der »Beeinflussbarkeit« der Symptome/Risikofaktoren*. Was kann ich selbst tun? Was genau muss ich beachten? Wie groß ist mein Anteil an dem Problem? Es ist eine Typfrage, ob die Möglichkeit, Einfluss zu nehmen, als Belastung oder als Entlastung empfunden wird. Manche Frauen erleben es als sehr großen Druck, jetzt »alles richtig machen zu müssen«, andere möchten gerne alle Kräfte mobilisieren, um Einfluss zu nehmen. Es ist sehr wichtig, über diese Wünsche und Befürchtungen sehr offen mit den Fachärzten zu sprechen, damit die Energien in die richtige Richtung gelenkt werden können.

Das *Bild der Waage* erwähnen wir hier im Buch immer wieder einmal (▶ Kap. 6.5.1), so auch hier. Es passt vor allem dann gut, wenn sich in der einen Waagschale viele bzw. schwerwiegende Sorgen, Symptome oder Risiken befinden, die einen realen und nachvollziehbaren Hintergrund haben und die sich nicht »einfach wegdiskutieren lassen«. Dann ist es besonders wichtig, genug Gegengewicht für die positive Waagschale zu finden. Da gehört alles hinein, was jetzt gut tut: Von Ablenkung über sich etwas gönnen, gute Begegnungen und positive Aktivitäten organisieren oder vielleicht beginnen, das Kinderzimmer vorzubereiten – alles was die Konzentration von den Problemen umlenken kann. Wenn es diesen Ausgleich der Waagschalen für einige Momente gibt, wirkt das bereits erleichternd und entlastend und kann das gesamte Anspannungsniveau senken.

Zusätzlich können alle Methoden hilfreich sein, die im Kapitel Selbsthilfestrategien aufgelistet sind, um Anspannung, Niedergeschlagenheit und Ängsten entgegensteuern zu können (▶ Kap. 6). Herauszuheben sind dabei insbesondere *Atemtechniken zur Beruhigung* (tiefe Bauchatmung, um sich und das Baby gut mit Sauerstoff zu versorgen) und alle *Entspannungsmethoden* (Progressive Muskelrelaxation, Autogenes Training, Yoga, Phantasiereisen), die man auch im Wechsel ausprobieren kann. Atemübungen und Entspannungsmethoden können die Grundanspannung körperlich wie psychisch regulieren und sollten deshalb nicht nur in besonderen Stresssituationen, sondern regelmäßig eingesetzt werden.

Bei sehr starker Anspannung kommt vielleicht auch die Frage nach einem *Beruhigungsmittel* auf. Dies ist nach Nutzen-Risiko-Abwägung prinzipiell möglich (▶ Kap. 7.3.1); am ehesten aber dann, wenn dieses Beruhigungsmittel zusätzlich die vorzeitigen Wehen hemmen soll.

Problemlösung kurzgefasst

- Guten Kontakt zu den Fachärztinnen/Fachärzten halten, evtl. auch eine Zweitmeinung einholen. Das kann für ein Gefühl der größeren Sicherheit und eine zuversichtliche Grundstimmung sorgen.
- Der Austausch mit ebenfalls betroffenen Schwangeren kann einem gewissen »Tunnelblick« entgegenwirken.
- Nicht immer ist es leicht, in einer sorgenvollen Zeit für Ausgleich und Ablenkung zu sorgen. Mit etwas Phantasie kann das aber gelingen.

2.4 Mehrlingsschwangerschaft

Typische Probleme

- Mehrlingsschwangerschaften können durchaus gemischte Gefühle hervorrufen – von Freude bis zu ausgeprägten Sorgen wegen eventueller Komplikationen.
- Besonders bei höhergradigen Mehrlingen, wie sie nach Sterilitätsbehandlung vorkommen können, ist das Risiko einer Frühgeburt groß.
- Manchmal wird sich in solchen Fällen die Frage gestellt, ob alle Kinder ausgetragen werden können.

Zwillingsschwangerschaften, vor allem die zweieiigen, haben in Deutschland über die letzten 50 Jahre deutlich zugenommen. Dies liegt nicht nur an der Reproduktionsmedizin, die wohl nur ein Fünftel der Mehrlinge »beisteuert«. Neben Erbfaktoren – in einigen Familien finden sich Zwillinge gehäuft – spielt vor allem das Alter der Frau eine Rolle (Beemsterboer et al. 2006). Mit zunehmendem Alter reifen in den Eierstöcken weniger Follikel (Eibläschen) heran. Im Gehirn reagiert die Hirnanhangdrüse (Hypophyse) darauf, indem sie mehr follikelstimulierende Hormone (FSH) ausschüttet, was wiederum zu mehr Eibläschen im gleichen Zyklus führen kann. Mehrere Eizellen können somit gleichzeitig befruchtet werden. Der gleiche Effekt kann zum Tragen kommen, wenn z. B. unregelmäßige Zyklen mit Hormonen unterstützt bzw. stimuliert werden.

2.4.1 Mehrlingsschwangerschaften sind Risikoschwangerschaften

Je mehr Kinder sich den Raum in der Gebärmutter teilen müssen, umso höher ist die Gefahr für Komplikationen. Damit verbunden sind sowohl Gesundheitsrisiken für die austragende Mutter als auch für die ungeborenen Kinder, die häufiger vor dem errechneten Geburtstermin und nicht selten per Kaiserschnitt entbunden werden. Die individuelle Risikoeinschätzung hängt von mehreren Faktoren ab, die nur die behandelnden Ärztinnen/Ärzte abschätzen können.

Gerade nach längeren Phasen der ungewollten Kinderlosigkeit und vielleicht mehreren Kinderwunschbehandlungen freuen sich Paare/Betroffene bisweilen sehr über Zwillinge. Dabei werden sowohl die *Risiken in der Schwangerschaft als auch die Belastungen nach der Entbindung* meist deutlich unterschätzt. Trotzdem ist die Freude natürlich nachvollziehbar, hat man doch das Geschwisterkind gleich mit »im Paket«. Viele Mehrlingsschwangerschaften laufen zudem unkompliziert.

Werdende Mehrlingsmütter haben zusätzlich meist mehr mit den körperlichen Veränderungen zu kämpfen als wenn nur ein Kind erwartet wird. Der *schwangere Körper* verändert sich stärker und das vor allem anfänglich hohe Schwangerschaftshormon (HCG) kann zu mehr Übelkeit und Erbrechen in der Frühschwangerschaft führen.

Die Versorgung und Entwicklung von Mehrlingen wird in der Schwangerenvorsorge deutlich engmaschiger überwacht. Manchmal entwickeln sich die Kinder in unterschiedlicher Geschwindigkeit, es gibt eventuell eins, das größer und mit mehr Gewicht geschätzt wird. Gibt es Hinweise darauf, dass die *kindliche Entwicklung deutlich unterschiedlich* verläuft, dass vielleicht bei einem der Kinder sogar *Fehlbildungen* auffallen (▶ Kap. 2.5) oder es im schlimmsten Fall zum *Versterben eines der Kinder* während der Schwangerschaft kommt, stellt dies eine extreme Herausforderung für die werdenden Eltern dar (▶ Kap. 3.1). Die Sorgen beziehen immer alle Kinder mit ein, gleichzeitig möchte sich ein Paar/eine werdende Mutter aber über das gesunde oder lebende Kind freuen können, was fast unmöglich erscheint.

2.4.2 Das besondere Problem des selektiven Fetozids

Eine besondere Herausforderung sind die *höhergradigen Mehrlinge* (Drillinge, Vierlinge oder sogar Fünflinge). Solche Schwangerschaften kommen am ehesten durch eine Sterilitätsbehandlung zustande. Obwohl heute bei künstlicher Befruchtung (In-vitro-Fertilisation/IvF oder intracytoplasmatische Spermieninjektion/ICSI) nur maximal zwei befruchtete Eizellen zurückgesetzt werden sollen, gibt es immer noch Fälle, in denen es anders gehandhabt wird – z. B. weil die Eltern fürchten, dass es vielleicht »wieder einen Misserfolg wie schon so oft« geben könnte. Oder es entwickeln sich aus einer von zwei befruchteten Eizellen dann ganz spontan noch Zwillinge, zusätzlich zu dem anderen Kind.

Da ab drei, noch mehr ab vier Kindern die Risiken sowohl für die Mutter als auch die Kinder deutlich erhöht sind, kann sich schließlich die Frage stellen, ob ein sogenannter *»selektiver Fetozid«* durchgeführt werden soll. Das bedeutet letzten Endes, dass eines oder mehrere der Mehrlingskinder im Mutterleib abgetötet wird/werden, um den anderen Kindern bessere Startchancen zu geben. Selektiv bedeutet dabei, dass nicht die gesamte Schwangerschaft abgebrochen wird, sondern dass eines oder mehrere der Kinder nicht überleben kann/können.

Die Indikation wird wie bei einem medizinischen Schwangerschaftsabbruch bei Einlingen durch den § 218a StGB geregelt. Die Auswahl der Kinder erfolgt in der Regel durch die Lage bzw. Erreichbarkeit für den Eingriff (Geipel et al. 2020). Bei gesunden Kindern ist beispielsweise eine Auswahl nach Geschlecht verboten. Der Eingriff wird über eine Spritze durch die Bauchdecke durchgeführt, mit der eine Substanz in das Fruchtwasser, die Nabelschnur oder in das Herz des Kindes injiziert wird, die dafür sorgt, dass das Herz stehen bleibt.

Es ist einfach sich vorzustellen, unter welchem gefühlsmäßigen Druck die werdende Mutter bzw. die Eltern stehen, die die Entscheidung für den selektiven Fetozid treffen müssen. Insofern sollte jede Möglichkeit, *psychologische Beratung* und Unterstützung in Anspruch zu nehmen, genutzt werden. Dafür stehen die psychosozialen Schwangerenberatungsstellen zur Verfügung, wie etwa Caritas, Diakonie, Donum vitae oder ProFamilia, die mittlerweile häufig schon an die Spezialpraxis bzw. Klinik angebunden sind. Auch wenn wegen der medizinischen Risikosituation die eigenen Entscheidungsmöglichkeiten begrenzt sind, sollten bei solchen Entscheidungen immer die Prinzipien einer guten Entscheidungsfindung (► Kap. 1.5.6) berücksichtigt werden.

2.4.3 Die Geburt von Mehrlingen

Die Geburt von Mehrlingen wird intensiver vorausgeplant als bei einem einzelnen Kind. Eine spontane Entbindung, d. h. die »normale vaginale« Entbindung nach Beginn der Wehen, ist möglich. Allerdings wird dafür immer empfohlen, in eine Klinik mit Neonatologie, also Neugeborenen-Intensivstation, zu gehen. Dort können die Kinder direkt nach der Geburt medizinisch überwacht und versorgt werden. Häufiger sind jedoch Kaiserschnitte, z. B. wegen der Lage der Mehrlinge oder weil mit zunehmender Schwangerschaftswoche die Situation der Kinder kritischer wird. Auch für die Mutter kann die körperliche Belastung zu viel werden. Die behandelnden Ärztinnen/Ärzte haben diese Aspekte immer gut im Blick und versuchen, die Grenze zu erreichen, an der die Kinder reif genug sind, um ohne intensivmedizinische Überwachung auszukommen. Am Ende der Schwangerschaft wird in manchen Fällen um jeden Tag gerungen; nicht selten ist dafür eine stationäre Überwachung erforderlich.

Da man nicht sicher voraussagen kann, wie lange die Schwangerschaft ausgetragen werden kann, müssen sich Mehrlingseltern immer schon früh mit der Möglichkeit einer Frühgeburt und den damit verbundenen Konsequenzen auseinandersetzen (► Kap. 2.3.2). Daraus ergibt sich, dass zusätzlich zur Betreuung durch die Gynäkologin/den Gynäkologen schon frühzeitig die Anbindung an ein Zentrum mit hoch qualifizierter Geburtshilfe und Neugeborenenversorgung (häufig als Eltern-Kind-Zentrum bezeichnet) erfolgen sollte.

Über die Gedanken an den medizinischen Verlauf der Schwangerschaft hinaus müssen Eltern anders planen, was angeschafft und vorbereitet werden muss. Alles muss »mal 2« oder »mal 3« (oder mehr) gerechnet werden. Neben den *Mehrkosten* für Kleidung, Windeln, Nahrung und Kinderwagen machen sich viele werdende Eltern zu Recht Gedanken über die *»Logistik«*. Wie versorgt man mehrere Babys gleichzeitig? Kommen eventuell bereits vorhandene Geschwisterkinder zu kurz? Wie trägt, stillt, tröstet, wickelt, versorgt man alle? Wie soll das alles gehen, wenn bei den Kindern auch noch Schädigungen durch eine eventuelle Frühgeburt hinzukommen? Wo gibt es finanzielle und sonstige Unterstützung? Bei all diesen Fragen können die Schwangerenberatungsstellen von Caritas, Diakonie, Donum vitae, ProFamilia etc. hilfreich sein.

2.4.4 Sich auf die Mehrlingsschwangerschaft einstellen

In einer Mehrlingsschwangerschaft ist es besonders wichtig, gut in sich hineinzuhören und auf das innere Gefühl zu achten. Diese Schwangerschaften können früher als andere zu deutlicher Erschöpfung führen und es unmöglich machen, der gewohnten Arbeit nachzugehen. Ein enger Austausch mit der Frauenärztin/dem Frauenarzt kann beruhigend wirken.

Gibt es *Hilfsangebote* aus der Familie oder dem Freundeskreis, dann sollten diese auf jeden Fall in Anspruch genommen werden. Allerdings ist es wichtig, auch konkrete Wünsche bezüglich der Unterstützung zu äußern. Vielleicht möchte man gar nicht, dass andere einem die Kinder abnehmen, dafür könnte man aber Hilfe beim Einkaufen, Kochen oder der Wäsche gut gebrauchen. Auch eine Phase der *gemeinsamen Elternzeit* nach der Entbindung kann bei der Mutter für ein sicheres Gefühl sorgen, nicht sofort »alleine« mit mehreren Kindern klar kommen zu müssen.

Im Übrigen kann bei höhergradigen Mehrlingen ebenso wie bei starken gesundheitlichen Einschränkungen der Mutter für die Zeit nach der Entbindung eine Haushaltshilfe über die gesetzliche Krankenversicherung beantragt werden (private Krankenkassen übernehmen die Kosten leider nicht). Auch die im Netzwerk »Frühe Hilfen« zusammengeschlossenen Organisationen oder »Wellcome« bieten Unterstützung nach der Geburt an (siehe am Ende des Buchs, ▶ Kap. Weiterführende Literatur und hilfreiche Webseiten).

Familien mit Mehrlingen helfen sich gerne gegenseitig. Über den ABC-Club e. V. bekommen vor allem Eltern mit Drillingen und höheren Mehrlingen gute Ratschläge und weitere Adressen. Auch lokale Treffen von Familien werden hierüber organisiert. Da Mehrlinge häufiger als Frühchen zur Welt kommen, können auch diesbezüglich Ratgeber und Selbsthilfeorganisationen nützlich sein (▶ Kap. Weiterführende Literatur und hilfreiche Webseiten).

Problemlösung kurzgefasst

- Doppeltes Glück oder doppelte Sorge – Mehrlingsschwangerschaften sind Risikoschwangerschaften. Das sollte nicht überbewertet, aber auch nicht ignoriert werden.
- Unterstützung annehmen zu können hilft bereits in der Schwangerschaft und erst recht, wenn die Mehrlinge auf der Welt sind.
- Noch mehr vorauszuplanen als üblicherweise vor einer Geburt kann für ein sicheres Gefühl sorgen.

2.5 Das Ungeborene ist schwer krank

Typische Probleme

- Der Schock ist groß, wenn z. B. durch Ultraschalluntersuchungen festgestellt wird, dass »mit dem Kind etwas nicht in Ordnung ist«.
- Unerträglich wird es für die werdenden Eltern, wenn sie um das Überleben des Kindes bangen müssen.
- Eltern, deren ungeborenes Kind unter einer schweren Auffälligkeit oder Erkrankung leidet, stürzen oftmals in eine tiefe Verzweiflung.
- Eine besondere Herausforderung ist es, wenn in einer solchen Situation auch noch weitreichende Entscheidungen anstehen. Wenn z. B. über Therapiemaßnahmen oder auch die Frage, ob die Schwangerschaft abgebrochen wird, diskutiert und entschieden werden muss.

Alle werdenden Eltern wünschen sich zunächst einmal gesunde Kinder. Dieser Wunsch ist verständlich und nachvollziehbar. Die Pränataldiagnostik wird von vielen Schwangeren zur *Bestätigung* genutzt, »dass alles in Ordnung ist«. Ist das so, führt das tatsächlich zur Entlastung. Andererseits rechnen werdende Eltern selten damit, dass irgendetwas Schlimmes gefunden werden könnte. Das hat die menschliche Natur übrigens durchaus sinnvoll so eingerichtet, da man sich ja nicht immer mit den schlimmsten Dingen, die passieren könnten, beschäftigen kann und sollte. Trotzdem kann es hilfreich und sinnvoll sein, vor den Untersuchungen ein paar Gedanken daran zu verschwenden, wie man weiter vorgehen würde, wenn es eine Auffälligkeit gibt und wie weit man mit den Untersuchungen gehen möchte. Sonst gerät man unter Umständen in eine Diagnostik-Spirale, auf die man sich bei vorheriger Überlegung gar nicht eingelassen hätte.

Neben den drei vorgesehenen Basis-Ultraschalluntersuchungen laut den *Mutterschafts-Richtlinien* (G-BA 2020) können weitere Untersuchungen in Anspruch genommen werden, um mögliche Fehlbildungen, Behinderungen und Krankheiten auszuschließen. Ob Ersttrimesterscreening, genetische Bluttests, Chorionzottenbiopsie (Gewebeprobe aus dem Mutterkuchen), Fruchtwasserpunktion, Organultraschall, immer besteht die Hoffnung auf »unauffällige Ergebnisse«.

An dieser Stelle soll darauf hingewiesen werden, dass auch *Eltern, die sich schon vorher klar dafür entschieden haben, ihr Kind so anzunehmen, wie es ist*, auch wenn es eine Krankheit oder Behinderung haben sollte, die Vorsorgemöglichkeiten der Pränataldiagnostik in Anspruch nehmen sollten. Man könnte auch sagen, gerade für diese Eltern gilt das als eine dringende Empfehlung. Wenn beispielsweise irgendwann im normalen Ultraschall deutlich wird, dass es Hinweise auf eine Trisomie 21 (also ein Down-Syndrom) gibt, dann sollte erst recht die weitere Ultraschalldiagnostik genutzt werden. Denn Kinder mit Trisomie 21 haben oftmals zusätzliche gesundheitliche Probleme, wie etwa einen Herzfehler, und mit entsprechender Vorbereitung können die Startbedingungen des Kindes nach der Geburt deutlich verbessert werden. Zum Beispiel dadurch, dass die Entbindung in einer Klinik geplant wird, in der im Bedarfsfall direkt eine Herzoperation erfolgen kann.

2.5.1 Plötzlich ist alles anders

Selbst wenn sich ein Paar bzw. die Schwangere *vor* der Inanspruchnahme von Pränataldiagnostik schon Gedanken über mögliche Konsequenzen bei auffälligen Befunden gemacht hat, bedeutet das *nicht*, dass man vorher alles sicher entscheiden kann. Wir stellen immer wieder fest, dass Schwangere, für die ein behindertes Kind »nie in Frage kam«, trotz auffälliger Befunde plötzlich für diese Schwangerschaft kämpfen; dass sich hingegen Paare, die »jedes Kind annehmen wollten«, bei schweren Fehlbildungen trotzdem für einen Abbruch entscheiden. Zwischen diesen extremen Beispielen ist jede Konstellation denkbar und auch völlig in Ordnung. Es ist immer etwas anderes, eine Entscheidung in der Theorie zu treffen als plötzlich in der Praxis mit ihr konfrontiert zu sein.

Bei Entscheidungen in solchen Situationen spielen viele Faktoren hinein, wie etwa die Schwere oder Art der Erkrankung bzw. Behinderung des Kindes, die Schwangerschaftswoche, die Dauer des Kinderwunsches, bereits vorhandene Kinder, Partnerschaft, Unterstützungsmöglichkeiten, finanzielle Ressourcen, die eigene psychische Belastbarkeit und vieles mehr (zur Entscheidungsfindung ► Kap. 1.5.6).

2.5.2 Psychosoziale Beratung in Anspruch nehmen

In solchen Situationen brauchen die werdenden Eltern viel Beratung und Unterstützung. Je genauer ein Befund und eine Prognose pränatal einzugrenzen sind, desto leichter sind eventuelle Entscheidungen zu treffen. Hierbei geht es nicht immer nur um die Entscheidung zwischen Schwangerschaftsabbruch und Austragen der Schwangerschaft. Schon die Entscheidung zu *invasiver Diagnostik* (wie etwa eine Fruchtwasseruntersuchung) oder *Behandlungsmaßnahmen am Ungeborenen* bis hin zu Fetalchirurgie (also operative Eingriffe am Ungeborenen in der Gebärmutter) kann zur Belastungsprobe werden. Denn immer gibt es Risiken zu bedenken, wie etwa die Gefahr einer Fehlgeburt, über die die Pränatalmediziner/Pränatalmedizinerinnen vor den Eingriffen aufklären.

Vielleicht geht es auch um die Entscheidung, eine *spezialisierte Entbindungsklinik* aufzusuchen, in der das Neugeborene optimal versorgt oder sogar operiert werden kann (z. B. bei einem Herzfehler). Nicht immer sind diese Kliniken in Wohnortnähe, was weitere Schwierigkeiten nach sich ziehen kann.

Manchmal ziehen sich von einem Anfangsverdacht die Untersuchungen aber auch über Tage und Wochen hin, ohne dass endgültige Aussagen zur *Prognose*, also über das, was langfristig zu erwarten ist, getroffen werden können; das empfinden die Betroffenen immer als besonders belastend. Neben der ärztlichen Beratung durch die Pränatalmediziner/Pränatalmedizinerinnen und Genetikerinnen/Genetiker haben die Gespräche mit weiteren Fachärzten/Fachärztinnen besondere Bedeutung, so etwa aus der Kinderkardiologie bei Herzfehlern, der Kindernephrologie bei Nierenproblemen oder auch der Neonatologie, wenn es um eine eventuelle intensivmedizinische Behandlung nach der Geburt geht.

Eine *begleitende psychosoziale Beratung*, wie sie von den Schwangerenberatungsstellen (Caritas, Diakonie, Donum vitae, ProFamilia etc.) angeboten wird, gibt die Möglichkeit, unabhängig von den medizinischen Befunden alle Sorgen, Phantasien, Hoffnungen und mögliche Szenarien an- und auszusprechen. Mittlerweile sind übrigens Ärztinnen/Ärzte für Pränatalmedizin verpflichtet, betroffenen Schwangeren eine entsprechende psychosoziale Beratungsstelle zu vermitteln.

Auch bei diesen Entscheidungen sollten die Prinzipien einer guten Entscheidungsfindung berücksichtigt werden (► Kap. 1.5.6). Es gibt dafür kaum allgemeingültige Regeln, sondern immer nur individuelle Entscheidungen, die die Gesamtsituation der werdenden Mutter/der werdenden Eltern in den Blick nehmen müssen.

2.5.3 Den eigenen Weg aus der Krise finden

Spätestens nach der Diagnose einer Krankheit oder Fehlbildung des Ungeborenen müssen sich die werdenden Eltern mit den Möglichkeiten und den Grenzen der Pränataldiagnostik auseinandersetzen. Es gibt ausführliches Informationsmaterial (z. B. von der Bundeszentrale für gesundheitliche Aufklärung, BZgA), das von der Pränataldiagnostik mitgegeben wird oder direkt von der BzgA bezogen werden kann (www.bzga.de). So können die Betroffenen dies in Ruhe durchgehen, was u. U. die Entscheidungsfindung über weitere Maßnahmen erleichtert.

Falls eine Entscheidung für oder gegen einen Schwangerschaftsabbruch ansteht (► Kap. 3.2.2), sollte psychosoziale Beratung auf jeden Fall in Anspruch genommen werden. Auch wenn es erst einmal wie ein zusätzlicher, vielleicht schwer einzurichtender Termin wirkt, beurteilen Betroffene rückblickend diese Beratung als sehr wertvoll. Unabhängig von der Entscheidung kann auch eine weitere Begleitung in oder nach der Schwangerschaft durch die psychosoziale Beraterin der Schwangerenberatungsstelle sehr sinnvoll sein.

Die vielen Gespräche mit den verschiedenen Fachdisziplinen können ermüdend und erschöpfend wirken. Bei sogenannten späten Schwangerschaftsabbrüchen (ab ca. der 22. Schwangerschaftswoche) ist es zudem in manchen Kliniken üblich, diese Entscheidungen in einer Art *Ethikkommission* zu treffen, innerhalb derer dann noch weitere Gespräche geführt werden müssen. Mitglieder solcher Ethikkommissionen können z. B. Juristen, Psychiater, Neonatologen bzw. Kinderärzte, Hebammen und Seelsorger sein. Die Erfahrung zeigt, dass sich Paare durch die vielen Gespräche zuletzt aber auch sehr unterstützt und ernst genommen fühlen, was bei der Verarbeitung der Geschehnisse helfen kann.

Sich in dieser Phase *als Paar gut auszutauschen* und sich gegenseitig gut zuzuhören, ist immens wichtig. Beide Partner sind von den Sorgen bzw. der Krise betroffen – da ist es manchmal schwer und vielleicht auch unnötig, »für den anderen stark sein zu wollen«. Es kann entlastend sein, wenn jeder der Partner eigene Vertraute zum Reden hat und das Paar nicht alles alleine mit sich ausmacht.

Hilfreich kann der *Kontakt zu betroffenen Familien* sein, die Kinder mit gleichen oder ähnlichen Diagnosen haben. Dort können wertvolle Tipps gegeben werden, die zu einer Entscheidungsfindung beitragen bzw. auch einer guten Vorbereitung auf die Zeit nach der Geburt dienen.

Problemlösung kurzgefasst

- In dieser krisenhaften Zeit, die von Sorgen, Ungewissheit und Entscheidungsnöten geprägt ist, wird eine gute, einfühlsame und umfassende Betreuung durch die verschiedenen Fachdisziplinen als sehr hilfreich erlebt.
- Stellt sich dieses Gefühl nicht ein, sollte über die Einholung einer Zweitmeinung zu der speziellen gesundheitlichen Situation des Kindes nachgedacht werden.
- Auch Menschen aus dem sozialen Umfeld können sehr unterstützend sein. Manchmal stehen einem in so einer Situation plötzlich ganz andere Menschen zur Seite, als man gedacht hat.
- Eine psychosoziale Beratung ist in einer solchen Situation unerlässlich.
- Selbsthilfegruppen sind eine gute Möglichkeit zum Austausch – ob zu bestimmten Erkrankungen und Fehlbildungen oder auch nach dem Verlust einer Schwangerschaft (Kontaktadressen am Ende des Buchs, ► Kap. Weiterführende Literatur und hilfreiche Webseiten).

2.6 Schwangerschaft nach Kinderwunschbehandlung

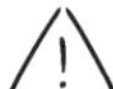

Typische Probleme

- Nach einer Kinderwunschbehandlung sind die werdenden Eltern und besonders die Mütter in der Schwangerschaft oftmals besonders ängstlich.
- Dies gilt vor allem, wenn es lange gedauert und wiederholte Behandlungsversuche gebraucht hat, bis die Schwangerschaft eingetreten ist.
- Wenn es bereits vorher Fehlgeburten gab, ist die Sorge, das Kind wieder zu verlieren, umso größer.
- Gerade weil die Schwangerschaft so »hart erkämpft« ist, werden oft besondere Erwartungen mit der Schwangerschaft verknüpft.
- Vor allem negative (z. B. depressive) bzw. ambivalente Gefühle und Unsicherheit können sich deshalb »falsch« anfühlen. Eigentlich müsste man doch überglücklich sein!

2.6.1 Eltern nach Kinderwunschbehandlung – nicht anders als andere

In den Anfängen der »Reproduktionsmedizin«, als zunehmend Verfahren zur künstlichen Befruchtung bei ungewollter Kinderlosigkeit zum Einsatz kamen, war die Vermutung verbreitet, dass die Mütter bzw. Eltern nach Kinderwunschbehandlung und langem »Kampf« um das ersehnte Kind ein anderes Verhalten zeigen würden, als dies Eltern nach spontan entstandenen Schwangerschaften tun. Inzwischen wissen wir, dass es im Familienleben kaum Unterschiede gibt. Studien konnten zeigen, dass die Kinder nach Kinderwunschbehandlung in vergleichbaren familiären Beziehungen leben wie andere Kinder (Ludwig 2020). Die Eltern sind nicht überbehütender als andere, allerdings können sich Alterseffekte bemerkbar machen – so wie bei spontanen Schwangerschaften auch. Ältere Eltern neigen insgesamt etwas mehr zu Ängsten und Sorgen bezogen auf ihren Nachwuchs als jüngere. Bezüglich der partnerschaftlichen Beziehung scheint es so zu sein, dass diese bei älteren Partnern etwas stabiler ist, vor allem wenn man schon eine längere Zeit zusammen ist und die eine oder andere Lebenskrise miteinander durchgestanden hat. Dennoch sind auch bei älteren Elternpaaren Trennungen nach Kinderwunschbehandlung nicht ausgeschlossen.

2.6.2 Gefühlsmäßige Besonderheiten nach einer Kinderwunschbehandlung

Vor allem wenn es Fehlgeburten in der Vorgeschichte gab, sind *ausgeprägte Ängste*, die Schwangerschaft wieder zu verlieren, nach Kinderwunschbehandlung häufig – unabhängig vom Alter der werdenden Mutter. Diese Ängste sind jedoch psychologisch ableitbar; die meisten Frauen mit früheren Schwangerschaftsverlusten reagieren so. Ein besonderer Wunsch nach Überwachung und Kontrolle der Schwangerschaft ist die logische Folge. Solange sich Ausmaß und Häufigkeit von Untersuchungen (z. B. Ultraschall) in Grenzen halten, ist das völlig in Ordnung.

Aber auch die »ganz normalen Gefühle«, wie etwa anfängliche *Ambivalenzen* (▶ Kap. 1.2), kommen bei Schwangerschaften nach Kinderwunschbehandlung vor. Damit rechnen Frauen mit lange bestehendem Kinderwunsch nicht unbedingt, im Gegenteil, sie erwarten ungetrübte Freude. Treten neben dem Glücksgefühl Ängste und Sorgen auf, fragen sich manche Schwangere, ob sie denn mit der Kinderwunschbehandlung tatsächlich die richtige Entscheidung getroffen haben. Sie denken plötzlich wieder darüber nach, ob sie eine gute Mutter sein können, ob sie mit der Verantwortung klarkommen werden oder wie sich die Paarbeziehung mit einem Kind verändern wird. Alles Überlegungen, von denen man glaubte, man habe sich im Vorfeld lange und ausreichend damit auseinandergesetzt.

Kommen dann noch *schwangerschaftsbedingte Symptome* hinzu, wie Übelkeit, Erbrechen, extreme Müdigkeit, Erschöpfung oder Rücken- und Bauchschmerzen, kann das die Freude weiter dämpfen. Das Risiko für *Komplikationen in der Schwangerschaft* ist nach einer Kinderwunschbehandlung leicht erhöht, was die Situation für die Betroffenen zusätzlich erschweren kann (▶ Kap. 2.3). Als Ursachen werden die Einschränkungen in der Fruchtbarkeit als Hintergrundrisiko, aber auch ein direkter Einfluss der Kinderwunschbehandlung diskutiert (Ludwig 2020).

All das kann in einem Gefühlschaos enden, das selbst dann nicht aufhört, wenn die ersten schwierigen Wochen der Schwangerschaft überstanden sind. Nicht selten führt das alles zu *Schuld- oder auch Schamgefühlen*. Da man »doch alles für diese Schwangerschaft getan hat«, glaubt man, dass man sich »mehr freuen müsste«. Es kann schwierig sein, solche Ängste, Sorgen und Befürchtungen auszusprechen, z. B. dem Partner gegenüber. Dabei ist es nicht unwahrscheinlich, dass dieser ähnliche Gedanken hat.

Merke: Auch nach Kinderwunschbehandlung treten in der Schwangerschaft die gleichen Gefühle auf wie bei spontan entstandenen Schwangerschaften. Nur weil für die Befruchtung medizinische Unterstützung notwendig war, bedeutet das nicht, dass sich die psychologischen Abläufe in einer Schwangerschaft ändern. Und Ambivalenzen, Sorgen und Befürchtungen gehören einfach dazu!

2.6.3 Die Schwangerschaft trotz Widrigkeiten positiv erleben

Auch wenn vermehrte Anspannung und Ängste in der Schwangerschaft, die nach Kinderwunschbehandlung entstanden ist, verständlich und zu erwarten sind, wäre es gut, diese »im Griff« zu behalten und sich nicht von diesen »in den Griff nehmen zu lassen«. Ablenkung, Entspannungsübungen, Bewegung, Treffen mit Freunden – alles, was einen von der Angst wegbringt und gut tut, sollte eingesetzt werden (▶ Kap. 6). Besonders sollte einem Zuviel an Untersuchungen entgegengewirkt werden, wenn sie keine medizinischen Konsequenzen hätten. Diese Untersuchungen, wie Ultraschalle, sorgen meist nur für vorübergehende Entlastung. Ängsten kann auch anders begegnet werden (▶ Kap. 6.4).

Wenn das »Programm Schwangerschaft« läuft, hält sich der Einfluss der werdenden Mutter in Grenzen, was kontrollbedürftige Frauen besonders unruhig macht. Außer auf Ernährung, Bewegung und Ruhezeiten zu achten, kann eine Schwangere nicht viel tun. Im besten Falle kann sie sich »innerlich zurücklehnen« und »es geschehen lassen«.

Psychosoziale Beratung wird auch zum Thema »unerfüllter Kinderwunsch« angeboten. Spezialisierte Beraterinnen/Berater findet man z. B. über www.bkid.de. Diese Fachkräfte kennen sich auch mit den Sorgen und Befürchtungen während der Schwangerschaft und rund um die Geburt nach Kinderwunschbehandlung aus.

Problemlösung kurzgefasst

- Es kommt nicht darauf an, unangenehme Gefühle loszuwerden, sondern sich allen aufkommenden Gefühlen gegenüber zu öffnen.
- Dann sollte aber bewusst für Ablenkung, Entspannung und letztlich für ein Gegengewicht zu Befürchtungen und Ängsten gesorgt werden.
- Der Austausch mit anderen Müttern, psychosoziale Beratung und natürlich auch medizinische Vorsorge können dabei sehr hilfreich sein.

3 Verlusterlebnisse in der Schwangerschaft

3.1 Der Verlust des Ungeborenen durch Fehlgeburt/Totgeburt

Typische Probleme

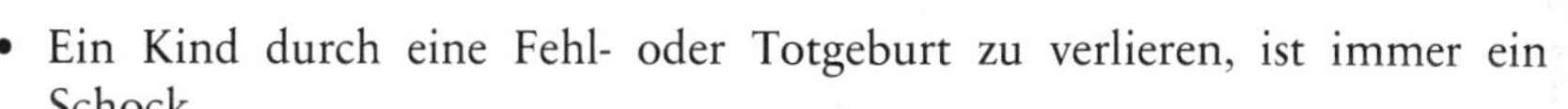

- Ein Kind durch eine Fehl- oder Totgeburt zu verlieren, ist immer ein Schock.
- Je weiter die Schwangerschaft fortgeschritten ist, umso traumatischer ist eine solche Erfahrung.
- Hinzu kommt bei späten Fehlgeburten und Totgeburten noch die Notwendigkeit, das Kind per »normaler Geburt« auf die Welt zu bringen.
- Große Unsicherheiten bestehen oftmals bezüglich des Abschieds vom Kind. Wie soll bzw. darf dieser gestaltet werden?
- Und wie kann man dem Kind einen Platz in der Familie geben?

3.1.1 Fehlgeburten

In der Fachsprache werden Fehlgeburten als Aborte bezeichnet. Von *frühen Fehlgeburten* spricht man, wenn eine Schwangerschaft bis zur 12. Schwangerschaftswoche spontan endet, also ohne einen von außen herbeigeführten Schwangerschaftsabbruch. Diese frühen Fehlgeburten werden auch als Spontanabort bezeichnet.

Bis zur 8. Schwangerschaftswoche werden die ungeborenen Kinder übrigens als *Embryo* bezeichnet, ab der 9., nach Ausbildung aller inneren Organe, dann als *Fötus* bzw. Fetus.

Frühe Fehlgeburten sind häufig. Da manche Schwangerschaften schon so früh enden, dass die Schwangerschaft überhaupt nicht bemerkt wurde, und eine betroffene Frau denkt, es sei nur eine verzögerte und besonders starke Periode, kann die Häufigkeit nicht exakt festgestellt werden. Man geht aber davon aus, dass nach einem positiven Schwangerschaftstest 10 bis 20 % der Schwangerschaften als frühe Fehlgeburt enden (Feige et al. 2006). Aus medizinischer Sicht sind demnach ein oder zwei frühe Fehlgeburten bei einer Frau gar nicht ungewöhnlich und noch kein Grund für umfassende medizinische Untersuchungen.

Allerdings kann eine betroffene Frau schon die erste Fehlgeburt als katastrophal erleben und dadurch in ein tiefes gefühlsmäßiges Loch gestürzt werden – vor allem, wenn dem Ereignis ein intensiver Kinderwunsch und vielleicht sogar eine Kinderwunschbehandlung vorausgegangen ist. Zwischen dem Gefühl »das kommt wohl vor« und »was für ein Albtraum« gibt es alle Abstufungen im Erleben. *Art und Ausmaß des Erlebens* haben dabei vor allem mit den Gedanken, Wünschen und Phantasien zu dieser Schwangerschaft und über das entstehende Kind zu tun. Die Schwangerschaftswoche, in der es passiert, ist eher von untergeordneter Bedeutung.

3.1.2 Habituelle Aborte

Von »habituellen Aborten« sprechen Mediziner, wenn es *mindestens drei frühe Fehlgeburten* in Folge gab (abgeleitet von habituell = ständig, gewohnheitsmäßig). Dann beginnt in der Regel die Ursachensuche. Für die betroffene Frau steigt mit jedem Verlust verständlicherweise die Sorge, »ob es überhaupt noch klappt«. Vor allem die Fehlersuche bei sich selbst beginnt. In einigen Fällen können medizinische Ursachen gefunden werden, z. B. das Vorliegen einer Blutgerinnungsstörung oder einer genetischen Auffälligkeit. Der Großteil der Betroffenen bekommt jedoch trotz vielfältiger diagnostischer Maßnahmen keinen eindeutigen Befund und muss weiter mit der Ungewissheit leben, warum es zu den Fehlgeburten kam. Dies ist für viele das Schlimmste. Typische Folgegedanken beziehen sich darauf, nicht zu wissen, wie man den Mut aufbringen soll, »es wieder zu versuchen«.

Es hilft nur bedingt, den Umweg über die Reproduktionsmedizin (also eine Kinderwunschbehandlung mit künstlicher Befruchtung) zu nehmen, wenn Schwangerschaften bisher spontan eingetreten sind. Offensichtlich ist dann ja nicht das Schwangerwerden das Problem, und nur dabei hilft die künstliche Befruchtung. Allenfalls wenn es Hinweise auf eine genetische Störung gibt, die mit dem Leben nicht vereinbar ist und von der auch Embryonen bei weiteren Schwangerschaften betroffen sein könnten, ist bei bestimmten Diagnosen eine sogenannte *Präimplantationsdiagnostik* (PID) zugelassen und sinnvoll. Dabei erfolgt zunächst eine künstliche Befruchtung und dann die Untersuchung der entstandenen Embryonen vor der Einpflanzung in die Gebärmutter.

3.1.3 Das medizinische Vorgehen bei einer frühen Fehlgeburt

Im Erleben einer frühen Fehlgeburt können die körperlichen oder medizinischen Vorgänge eine entscheidende Rolle spielen. Bei Fehlgeburten in frühen Schwangerschaftswochen kann zunächst das natürliche Ausstoßen abgewartet werden. Oftmals ist aber nach Feststellung einer Fehlgeburt eine sogenannte Curettage erforderlich. Das ist eine Ausschabung der Gebärmutter, wobei der Embryo und das Plazentagewebe vollständig entfernt werden. Dieser medizinische

Eingriff wird in der Regel unter einer kurzen Narkose durchgeführt. Welches Vorgehen das richtige ist, muss letzten Endes aufgrund der medizinischen Situation entschieden werden.

Bei frühen Fehlgeburten verstorbene Kinder (das sind dann noch sehr kleine Embryonen bzw. Föten) müssen in Deutschland *nicht beerdigt* werden. Über die Kliniken werden sie aber in der Regel verbrannt und in einem Sammelgrab bestattet.

Manche Eltern wünschen sich jedoch auch in einer solchen Situation ein individuelles Begräbnis des Kindes bzw. Fötus, z. B. in einem Familiengrab. Da das Bestattungsrecht in den Bundesländern unterschiedlich geregelt ist und es zudem noch unterschiedliche Friedhofsregeln gibt, lassen sich dazu hier keine allgemein gültigen Aussagen machen. Auskünfte bekommt man über die Klinik, Schwangerenberatungsstellen sollten sich ebenfalls damit auskennen, und auch ein Beerdigungsinstitut kann dazu Informationen geben.

In der Verarbeitung der erlebten Fehlgeburt spielen die gesamten Abläufe rund um das Ereignis eine wesentliche Rolle, vor allem für die *folgende Schwangerschaft* (▶ Kap. 3.3).

3.1.4 Späte Fehlgeburten

Unter einer späten Fehlgeburt (auch als Spätabort bezeichnet) versteht man den Verlust des Kindes ab der 13. Schwangerschaftswoche. Das Kind wird dann in der medizinischen Sprache nicht mehr Embryo, sondern Fötus genannt. Eine Fehlgeburt ist es allerdings nur dann, wenn das Gewicht des toten Kindes unter 500 Gramm liegt. Ist das Kind schwerer oder gab es nach der Geburt Lebenszeichen, wie etwa einen kurzzeitigen Herzschlag oder Atmung, dann gilt es als Totgeburt (▶ Kap. 3.1.6).

Der Verlust des Kindes ereilt die Frau/das Paar bei späten Fehlgeburten zu einem Zeitpunkt, an dem man sich schon sicherer fühlte, nachdem die »riskanten« ersten Wochen vorbei waren. Mit Fortschreiten der Schwangerschaft hat man vielleicht schon begonnen, sich intensiver mit den bevorstehenden Veränderungen (Mutterschutz, Elternzeit, Kinderzimmer, Babyausstattung etc.) zu beschäftigen, sich vielleicht schon eine begleitende Hebamme gesucht, sich mit Entbindungskliniken o. ä. befasst. Die meisten Schwangeren bzw. Paare teilen spätestens nach der 12. Schwangerschaftswoche die Schwangerschaft der Familie und dem Freundeskreis mit. Der Arbeitgeber wird informiert, Kolleginnen /Kollegen erfahren davon. Im Moment des Verlusts erscheint es den Schmerz noch zu verstärken, dass man nun auch all diesen Menschen erklären muss, was geschehen ist.

In den Tagen, Wochen und Monaten nach dem Spätabort müssen alle Beteiligten – die betroffene Frau, ihr Partner, aber auch die Personen im familiären und sozialen Umfeld – einen Weg finden, mit dem Verlust umzugehen. Das ist auch für die Familienangehörigen und Freunde gar nicht so einfach; viele wissen nicht, wie sie mit der Situation am besten umgehen. Resultat ist nicht selten ein sozialer Rückzug der Betroffenen und Zurückhaltung vonseiten der anderen

(»Was soll ich denn sagen?«). Es entsteht eine Art großes Schweigen, was familiäre Bindungen, Freundschaften und kollegiale Beziehungen auf eine ziemlich harte Probe stellen kann.

In einer späteren *Folgeschwangerschaft* entsteht meist das nachvollziehbare Bedürfnis, die erneute Schwangerschaft erst möglichst spät »öffentlich zu machen«. Nur ein ganz enger und vertrauter Personenkreis, der einen auch im Falle eines erneuten Verlustes unterstützen und trösten würde, wird dann relativ früh eingeweiht. Eine Art »magischer Zeitpunkt« ist in solchen Fällen übrigens oftmals die Schwangerschaftswoche, in der die vorherige Fehlgeburt geschehen ist. Erst wenn dieser Zeitpunkt überschritten ist, tritt eine gefühlsmäßige Entlastung ein. Bei allen einbezogenen Personen entsteht das Gefühl, endlich aufatmen zu können.

3.1.5 Das medizinische Vorgehen bei einer späten Fehlgeburt

Etwa ab der 14. bis 16. Schwangerschaftswoche ist wegen der medizinischen Risiken eine Curretage, also eine Ausschabung der Gebärmutter, nicht mehr möglich. Deshalb ist bei Spätaborten immer eine Ausstoßung des Kindes erforderlich, die durch wehenfördernde Mittel eingeleitet wird. Oftmals ist auch von einer »normalen Geburt« die Rede – obwohl natürlich für die betroffene Frau diese Situation alles andere als eine normale Geburt ist. Körperlich ist wegen des kleineren Kindes diese »Geburt« in der Regel einfacher, dafür aber in gefühlsmäßigem Sinne besonders belastend und schmerzhaft.

Die Einleitung des Ausstoßungsvorgangs erfolgt mit anderen Medikamenten und auch mit Hilfe anderer Schmerzmittel als die Geburt eines lebenden Kindes zum errechneten Geburtstermin. Da der Körper noch nicht auf die Geburt vorbereitet ist, kann es etwas länger dauern, bis sich Wehen entwickeln. Andererseits ist das verstorbene Kind noch deutlich kleiner und leichter, so dass die letzte Phase der Geburt in der Regel unkomplizierter und ohne Geburtsverletzungen abläuft.

Es gibt jedoch auch Fehlgeburten, bei denen der Ausstoßungsprozess ohne Außeneinwirkung ganz schnell und unaufhaltbar vonstattengeht – z. B. bei vorzeitigem Blasensprung oder vorzeitiger Muttermundsöffnung, wie etwa nach Infektionen.

Je später in der Schwangerschaft es zur Fehlgeburt kommt, umso häufiger wünschen sich die Eltern eine *Bestattung des Kindes*. Bei der Umsetzung dieses Wunsches ist vor allem das Geburtsgewicht von Bedeutung, da die *Regeln zur Bestattung* in den einzelnen Bundesländern unterschiedlich sind.

In den meisten Ländern gelten Kinder ab 500 Gramm Geburtsgewicht als Verstorbene, unabhängig davon, ob Lebenszeichen vorhanden waren oder nicht. Sie müssen also bestattet werden, entweder in einem für solche Fälle eingerichteten anonymen Grab, das es auf den meisten Friedhöfen gibt, oder in einem eigenen Grab. Eine Bestattungspflicht besteht in einigen Ländern ab 500 Gramm, in anderen ab 1.000 Gramm. Alle Kinder über 500 Gramm werden in das Personenstandsregister eingetragen. Seit 2013 dürfen auch Kinder unter 500 Gramm auf Wunsch der Eltern eingetragen werden. (Weitere Informationen am Ende des Buchs, ▶ Kap. Weiterführende Literatur und hilfreiche Webseiten.)

Das Recht auf eine individuelle Beerdigung besteht in den meisten Bundesländern auch dann, wenn das Gewicht des Kindes unter 500 Gramm liegt. In Abhängigkeit vom Wunsch der Eltern können die Kinder über die Klinik eingeäschert und beigesetzt werden, meist in anonymen Gräbern in speziellen Abschnitten des Friedhofs. Oder die Beerdigung kann selbst organisiert werden, allerdings muss dabei ein Bestatter eingeschaltet werden (Übersicht zu den verschiedenen Bestattungsgesetzen der Länder am Ende des Buchs, ▶ Kap. Weiterführende Literatur und hilfreiche Webseiten). Meist gibt es in den Kliniken auch für späte Fehlgeburten auf Wunsch der Eltern das Angebot bestimmter *Abschiedsrituale*, analog zum Vorgehen bei Totgeburten (▶ Kap. 3.1.6).

3.1.6 Totgeburten

Ab einem Geburtsgewicht von 500 Gramm spricht man von einer Totgeburt. Dieses Gewicht erreichen die ungeborenen Kinder in der Regel nach der 22. Schwangerschaftswoche. Wenn bei der Geburt – auch nur sehr kurzfristig – *Lebenszeichen* vorhanden waren, wie etwa ein Herzschlag oder Atembewegungen, dann wird auch ein Kind unter 500 Gramm als Totgeburt registriert. Das führt beispielsweise dazu, dass das Kind mit Namen ins *Personenstandsregister* eingetragen werden muss.

Zu den Totgeburten werden auch die Todesfälle gerechnet, bei denen das Kind zwar bis zur Geburt im Mutterleib gelebt hat, dann aber *direkt nach der Geburt verstirbt*. Das kann beispielsweise wegen einer mit dem Leben nicht zu vereinbarenden Erkrankung geschehen, wie etwa einer schweren Herzerkrankung oder einer schweren Fehlbildung des Gehirns.

Totgeburten sind bei der ganzen Variationsbreite von Kindsverlusten immer die tragischsten Ereignisse und für die betroffenen Eltern nicht selten traumatisch. Auch alle sonstigen Personen, die damit zu tun haben – wie etwa die Familie, die Hebammen und Geburtshelfer – sind extrem betroffen und fühlen sich hilflos.

Mit den fortschreitenden Schwangerschaftswochen entwickelt die Mutter *meist eine sehr innige Verbindung zum Ungeborenen*. Die Wahrnehmung dieses kleinen Individuums wird seit den frühen Wochen ständig intensiver. Die Bindung zwischen Mutter und Kind festigt sich mit den immer deutlicher spürbaren Bewegungen des Kindes und dessen Reaktionen auf Außenreize stetig. Die immer klareren Ultraschallbilder machen das Ungeborene schon fast zu einer Person. Und die Vorbereitungen auf die Geburt unterstützen die Phantasien, wie es mit dem Neugeborenen sein wird. Auch die Väter machen diesen Bindungsprozess mit, indem sie über Berührungen des Bauches der Schwangeren und mit ihrer Stimme Kontakt zum Ungeborenen aufnehmen und sich aktiv an den Vorbereitungen beteiligen. Dabei können die väterlichen Phantasien und Wünsche zu diesem Kind genauso intensiv ausgeprägt sein wie die der werdenden Mutter.

Kommt es dann jäh und unerwartet zum Versterben des Kindes in der Gebärmutter (medizinisch als Intrauteriner Fruchttod, IUFT, bezeichnet), stellt das die ultimative Katastrophe dar. Die betroffene Mutter befindet sich in der Regel im Schockzustand, ebenso wie der Kindesvater und oft auch die betreuende Frauenärztin/der Frauenarzt, die/der bei einer vermeintlichen Routineuntersuchung in der Praxis feststellen musste, dass das Kind keine Lebenszeichen mehr zeigt.

Je näher zum Geburtstermin das Kind im Mutterleib verstirbt, umso stärker ist das Gefühl, man hätte das Kind »schon fast in den Händen gehabt«. Umso intensiver stellt sich die Frage danach, wie das geschehen konnte.

Immer wieder kreisen bei den betroffenen Müttern die Gedanken darum, wie und wann dieses schreckliche Schicksal hätte abgewendet werden können. Immer wieder werden die letzten Stunden und Tage rekapituliert. Immer wieder wird versucht, sich zu erinnern, wann die letzten Kindsbewegungen zu spüren waren und ob etwas ungewöhnlich war. Oft ist das verbunden mit Schuldgefühlen, nicht bemerkt zu haben, dass etwas nicht stimmt. Oder wenn man vielleicht bemerkt hat, dass sich das Kind weniger bewegt hat, nicht sofort reagiert zu haben.

Gerade wenn auch eine weitere Untersuchung – z. B. durch eine Obduktion oder die Untersuchung der Plazenta – nicht klären konnte, was zum Kindstod in der Gebärmutter geführt hat, quälen sich viele Frauen neben der eigentlichen Trauer mit langwierigem Grübeln und ausgeprägten Schuldgefühlen.

Ohne Kind aus der Klinik nach Hause zu kommen, ist ein schrecklicher Moment, in dem den Eltern so sehr bewusst wird, wie leer sich die Wohnung/das Haus mit dieser »Lücke« anfühlt. Daran ändert sich nichts, wenn es schon *Geschwisterkinder* gibt. Im Gegenteil, manchmal erschwert das die Situation noch, denn für die älteren Kinder muss man ja den normalen Alltag aufrechterhalten und darf dann auch seine Traurigkeit nicht zu deutlich zeigen. Und irgendwann muss man ihnen ja auch erklären, warum es doch kein Baby-Geschwisterchen geben wird.

Alle Situationen rund um die Mitteilung der Diagnose, die Geburt, das Nachhausekommen, die Beisetzung, die Gespräche mit mehr oder weniger nahestehenden Menschen prägen sich häufig extrem ein und sind noch lange, manchmal für immer »wie eingebrannt« im Gedächtnis (▸ Kap. 1.8). Damit den richtigen Umgang zu finden, ist einer der wichtigen Aspekte für einen »guten« bzw. »gelingenden« Trauerprozess (▸ Kap. 6.7, ▸ Kap. 6.8).

3.1.7 Das medizinische Vorgehen bei einer Totgeburt

Wie bei den späten Fehlgeburten werden Totgeburten in der Regel »spontan geboren« (▸ Kap. 3.1.5). Aus dem Bedürfnis heraus, »nicht alles mitkriegen zu müssen«, »es schnell hinter sich zu bringen«, wünschen sich betroffene Frauen/Paare nicht selten einen Kaiserschnitt und halten die Entbindung mit Wartezeiten, Wehen und Schmerzen für »eine Zumutung«. Die Erfahrung zeigt aber, dass die Frauen diesen Prozess hinterher meist anders bewerten. Die Zeit bis zur Geburt und auch die Entbindung selbst ist ein Teil des intensiven Abschiednehmens vom Kind. Dass dieser Abschied extrem traurig und schmerzlich ist, ist nicht abhängig von der Geburtsmethode. Je bewusster er zugelassen und erlebt wird, umso leichter gelingt er aber (▸ Kap. 3.1.8). Und umso besser ist die mittel- und langfristige Verarbeitung des Verlustes.

Kaiserschnitte als operative Eingriffe bringen zudem gesundheitliche Risiken für die Mutter und auch für zukünftige Schwangerschaften mit sich, was man möglichst vermeiden möchte. Da bei der Entbindung eines toten Kindes andere und stärkere Schmerzmittel eingesetzt werden können als bei einer Lebendgeburt, gibt es trotzdem Erleichterungen.

Gibt es im Einzelfall medizinische Gründe für einen Kaiserschnitt bei der Entbindung eines toten Kindes, werden diese offengelegt. Bei Unklarheiten sollte man sich nicht scheuen nachzufragen.

Wie schon zuvor dargelegt, wird ein totgeborenes Kind in der Regel die Voraussetzungen für die individuelle Bestattung erfüllen (▸ Kap. 3.1.5). Und auch die *Eintragung im Personenstandsregister* (also die standesamtliche Anmeldung) gehört bei Totgeburten selbstverständlich dazu. Abgesehen von den juristischen Vorschriften kann gerade dieser Verwaltungsakt dazu beitragen, dem Kind seinen Platz in der Familie zu geben – mit Geburts- und Sterbeurkunde und einem unverwechselbaren Namen. Auch wenn es möglicherweise dem ersten Gefühl widerspricht, das verlangt, alles nur möglichst bald hinter sich lassen, sind all diese Schritte bei der Verlustbewältigung hilfreich. Je klarer die Rolle des Kindes in der Familie definiert ist, umso leichter ist es für Mütter bzw. Eltern, dieses Kind als erstes bzw. soundsovieltes Kind gedanklich in die Familie aufzunehmen und auch darüber zu sprechen – bis hin zur Antwort auf die Frage nach der Zahl der Kinder. Das wiederum erleichtert es älteren Geschwistern, den Verlust des Geschwisterkindes einzuordnen und später darüber zu sprechen (»Ja, es gab da eine Schwester namens …, aber die ist leider kurz vor/nach der Geburt verstorben.«).

Wie wichtig der offene Umgang mit vor oder um die Geburt herum verstorbenen Kindern ist, ist heute unumstritten. Man weiß das vor allem aus der Familientherapie. Ebenso weiß man, wie schädlich die entstehenden Familiengeheimnisse sind, wenn nämlich solche Verluste nicht offen besprochen werden und dann aber doch »irgendwie immer mitschwingen«.

3.1.8 Den Verlust des Ungeborenen verarbeiten

Der Umgang mit den unterschiedlichen Verlusterfahrungen soll im Folgenden besprochen werden. Am ehesten empfehlen sich diese Strategien für sehr späte Fehlgeburten oder Totgeburten, aber je nach persönlichem Bedürfnis können sie auch bei früheren Fehlgeburten eingesetzt werden.

Dabei gibt es wieder eine große Bandbreite von Erfahrungen der Betroffenen und unterschiedliche Umgangsweisen in einer *Folgeschwangerschaft* damit – von der Strategie, alles »zur Seite zu schieben, bis das Kind da ist« bis zur umfassenden Beeinflussung des Lebensgefühls durch Trauer oder andere belastende Gedanken und Gefühle, so dass an eine glückliche und unbeschwerte Schwangerschaft nicht mehr zu denken ist (▸ Kap. 3.3).

Ganz wichtig ist es zu betonen, dass die Gefühle, die einen Verlust begleiten – Trauer, Sich-verlassen-fühlen, Kränkung etc. – völlig angemessene Reaktionen sind, die ihren Platz brauchen. Solche normalen Gefühle kann und soll man nicht wegschieben und auch nicht »wegtherapieren«. Darüber muss man aber erst nachdenken, wenn die Gefühle so intensiv werden, dass sie alles beherrschen, dass sie »überwertig« werden (▶ Kap. 6.8.2). Doch auch bei angemessenen und folgerichtigen Gefühlen sind viele Frauen unsicher, ob sie das zulassen sollen, ob es nicht leichter wäre, »alles einfach zu vergessen« und sobald wie möglich wieder schwanger zu werden. Nicht selten werden entsprechende Bemerkungen auch im Umfeld gemacht.

Im Kapitel Selbsthilfestrategien sind Trauerphasen und hilfreiche Strategien zur Trauer unabhängig von einer speziellen Verlusterfahrung aufgezeigt (▶ Kap. 6.8). Diese treffen auch nach Verlust eines ungeborenen Kindes zu. Im Folgenden wollen wir aber noch ganz konkrete Erfahrungen aus der Praxis mitteilen, was »Sterneneltern«, wie Eltern von totgeborenen Kindern auch genannt werden, in der Situation geholfen hat.

Vor der Geburt

Sobald deutlich ist, dass das Ungeborene tot ist bzw. nicht lebend auf die Welt kommen wird, oder wenn damit gerechnet wird, dass es kurz nach der Geburt stirbt, gibt es nicht selten den Impuls, die Geburt möglichst schnell hinter sich bringen zu wollen. Erst im Nachhinein wird realisiert, dass das die letzte und unwiederbringliche Zeit mit dem Ungeborenen gewesen ist. In der Regel ist aus medizinischer Sicht keine Eile geboten, und je mehr Zeit zum Abschiednehmen bleibt, umso tiefer sind die Betroffenen schon im hilfreichen Trauerprozess. Betroffene Eltern sollten sich die Zeit nehmen, die sie individuell für sich brauchen!

Auch gibt es einiges zu entscheiden, z. B. wie und wem der Verlust bereits jetzt mitgeteilt werden sollte. Eventuelle Geschwisterkinder müssen vielleicht auf den Klinikaufenthalt der Mutter vorbereitet werden. Auch dass kein lebendes Geschwisterchen mit nach Hause kommt, kann angekündigt werden. Und viele Fragen sind zu beantworten: Wer soll mit Abschied nehmen von dem toten Kind? Welchen Namen bekommt es? Bei Eintragung in das Personenstandsregister ist auf jeden Fall ein Name erforderlich, also ab 500 g Geburtsgewicht oder bei Lebenszeichen nach der Geburt. Auch unabhängig davon empfiehlt sich die Namensgebung, da diese automatisch dazu beiträgt, dass das Kind einen klaren Platz in der Familie und in den Erinnerungen erhält.

Während der Geburt

Wie bereits oben beschrieben, kann die Einleitung einer vorzeitigen Geburt länger dauern, kann aber mit Schmerzmitteln begleitet werden und ist vor allem bei kleineren Kindern meist ohne Geburtsverletzungen möglich. Es ist trotzdem eine Ausnahmesituation, in der die Gebärende nicht alleine gelassen werden sollte. Idealerweise ist neben einer einfühlsamen Hebamme auch der Kindesvater anwesend oder eine andere vertraute Bezugsperson. Die Wünsche der Frau sollten dabei auf jeden Fall berücksichtigt werden.

Nach der Geburt

Nochmals wollen wir betonen, dass alle aufgezeigten Rituale und Vorgehensweisen individuell entschieden werden können. Manche sind auf *religiösem Glauben* begründet oder haben mit Regeln zu tun, die nicht für alle die gleiche Bedeutung haben. Es sind die gesammelten Erfahrungen, die wir mit Betroffenen gemacht haben.

Wenn ein Paar/eine Frau unsicher ist, ob es/sie das Kind anschauen und halten möchte, ist die Hebamme eine gute Ansprechpartnerin. Sie kann das Kind direkt nach der Geburt in Augenschein nehmen und z. B. zum Aussehen eine Rückmeldung geben. Sie kann das Kind anziehen oder es zudecken, bevor sie es zeigt.

Viele Menschen können sich das Ansehen und Berühren eines toten Kindes vorher kaum ausmalen, auch die Eltern haben diesbezüglich ihre Ängste. In der Regel erleben sie es dann aber in der Abschiedssituation als sehr tröstlich. Dieser Moment wird nicht immer nur traurig erlebt, sondern kann mit viel Liebe und sogar Glücksgefühlen und Stolz einhergehen. Fotos – vielleicht sogar ein »Familienfoto« – zu machen oder von sogenannten Sternen-Fotografen machen zu lassen, unterstützt die spätere Erinnerung. Meist lässt auch die Klinik Fotos machen, die in der Patientenakte hinterlegt und später noch angesehen werden können.

In den meisten Kliniken gibt es die Möglichkeit, einen Klinikseelsorger/eine Seelsorgerin hinzuzuziehen, der/die bei Lebenszeichen noch eine Nottaufe oder nach Totgeburt eine Segnung vornehmen kann. Dieses »annehmende« Ritual wird ebenfalls als sehr tröstlich erlebt.

Wieder spielt Zeit eine Rolle. Die Betroffenen sollten sich so viel Zeit nehmen, wie sie zum Abschied benötigen, und dieses Bedürfnis auch äußern. Ist noch ein operativer Eingriff (z. B. eine Curretage = Ausschabung bei Plazentaresten) nötig, sollte die Frau hinterher ein weiteres Abschiednehmen in Erwägung ziehen. Vielleicht kann in der Zeit auch der Vater des Kindes bei ihm bleiben. Manchmal wird die Einbeziehung weiterer Familienmitglieder gewünscht. Auch Geschwisterkinder können je nach Alter in die Verabschiedung des Geschwisterchens einbezogen werden. Damit wird das, was geschehen ist, für sie leichter begreifbar und besser zu verarbeiten.

Wieder zuhause

Es ist nicht einfach, ohne Kind nach Hause zu kommen. Manche Eltern vermeiden zunächst das Betreten des schon vorbereiteten oder auch nur vorgesehenen Kinderzimmers. Anderen hilft vielleicht mit etwas zeitlichem Abstand das Zusammenräumen der Babysachen. Auch die Umgestaltung aller Zimmer kommt vor, damit kein Zimmer leer steht und die große Leere durch das fehlende Kind symbolisiert.

Dem sozialen Umfeld, Nachbarn, Freunden, Kollegen wieder zu begegnen und vom Verlust berichten zu müssen, kann herausfordernd sein. Sich in der einen oder anderen Situation zu schützen und andere vorzuschicken, um das Umfeld zu informieren, kann sinnvoll sein. Eine gute Lösung ist unserer Erfahrung nach übrigens die Versendung einer *Trauerkarte*, so wie man es auch sonst beim Tod lieber Angehöriger macht. Eine solche Karte kann vielleicht sogar selbstgestaltet sein. In den Foren für Betroffene findet man bei Bedarf Anregungen.

Idealerweise gibt es auch eine nachbetreuende *Hebamme*, die nach Hause kommt, z. B. um den Wochenfluss und die Rückbildung der Gebärmutter zu überwachen und Hilfestellung zu geben, falls es trotz medikamentöser Unterstützung zum Milcheinschuss in die Brust und möglicherweise sogar zu Problemen kommt. Auch die *Rückbildungsgymnastik* sollte nicht vergessen werden. Vielleicht findet man einen Rückbildungskurs für verwaiste Mütter, sonst kann diese auch außerhalb eines Kurses mit einer Physiotherapeutin oder einer Hebamme vorgenommen werden.

Gemeinsam zu überlegen, wie zuhause an das Kind erinnert und gedacht werden soll, ist für das Paar/die Familie wichtig, um Missverständnissen vorzubeugen. Jeder Mensch trauert anders, Frauen häufig anders als Männer. Nur weil *er* sich zur Ablenkung in die Arbeit stürzt und wenig auf den Verlust zu sprechen kommt, heißt das nicht, dass er keine Trauer empfindet. Wenn *sie* immer wieder weinen muss und häufig an das Kind und all das, was jetzt nicht werden konnte, denkt, heißt es nicht, dass sie sich »zu sehr in die Trauer fallen lässt«. Hier können gemeinsame Regeln und Rituale helfen, wie ein regelmäßiger Besuch auf dem Friedhof, das gemeinsame Anstecken einer Kerze oder das Anschauen der Fotos. Auch angeleitete Trauergruppen können Paaren wie einzelnen Betroffenen helfen, sich mit dem Thema nicht alleine zu fühlen und verschiedene Bewältigungsstrategien kennen zu lernen. Allerdings ist es auch wichtig, diesen Abschiedsritualen nicht zu viel Raum im Leben zu geben, zumindest nicht über längere Zeit. Wenn man nämlich nach täglichen Friedhofsbesuchen über einige Wochen versucht, daran etwas zu ändern, kann das wiederum zu dem Gefühl führen, das Kind zu verlassen, und in der Folge zu weiteren Schuldgefühlen.

Manche Betroffene haben die Sorge, dass sie dieses Kind vergessen könnten, weil es ja nur so wenige Erinnerungen gibt. Hilfreich ist es deshalb, ein *»Erinnerungstagebuch«* anzulegen, in dem man z. B. den Verlauf der Schwangerschaft, die Wahrnehmungen zum Ungeborenen, vielleicht auch die Zukunftsträume mit dem Kind niederschreibt und Ultraschallfotos einklebt. Das trägt dazu bei, die belastenden Erfahrungen mit der Schwangerschaft besser zu verarbeiten (▸ Kap. 6.7.5). Ein solches Erinnerungstagebuch kann zum anderen auch dabei helfen, in einer Folgeschwangerschaft mit den auftretenden Ängsten umzugehen (▸ Kap. 3.3).

Problemlösung kurzgefasst

- Aufkommende, auch sehr intensive Gefühle nach dem Verlust eines Kindes zuzulassen, statt sie zu unterdrücken, vermindert den Stresspegel und ist hilfreich für die langfristige Verarbeitung.
- Gemeinsam zu trauern und sich mit anderen auszutauschen, bestätigt zum einen eigene Gefühle und Gedanken und gibt andererseits das Gefühl »nicht alleine zu sein«.
- Unbedingt sollte man sich erlauben, neben der Trauer auch positive und hoffnungsvolle Gedanken und Gefühle zuzulassen.
- Der Austausch mit anderen Betroffenen wird fast immer als hilfreich erlebt, z. B. im Rahmen einer Trauergruppe oder auch in entsprechenden Internetforen.
- Gelingt es über längere Zeit nicht, wieder ins normale Leben zurückzufinden, sollte man Hilfe von Menschen annehmen, die sich mit diesen Themen auskennen, wie etwa Beraterinnen einer Schwangerenberatungsstelle, Psychotherapeutinnen oder Betroffene in einer Selbsthilfegruppe.
- In einer Folgeschwangerschaft hilft die bewusste Auseinandersetzung mit den ganz natürlichen, ableitbaren Ängsten.

3.2 Schwangerschaftsabbruch

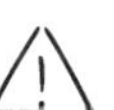

Typische Probleme

- Ob ein Schwangerschaftsabbruch durchgeführt werden darf, hängt nicht zuletzt von der Schwangerschaftswoche ab.
- Auch wenn die Entscheidung zum Schwangerschaftsabbruch bewusst getroffen wurde, kann dieser psychisch belastend sein.
- Betroffene Frauen haben nicht selten das Gefühl, dass es ihnen nicht erlaubt ist zu trauern – sie haben schließlich die Entscheidung selbst getroffen.

3.2.1 Der frühe Schwangerschaftsabbruch nach Beratungsregelung

Über Schwangerschaftsabbrüche bis zur 12. Schwangerschaftswoche dürfen Frauen nach entsprechender psychosozialer Beratung selbst entscheiden, sie müssen allerdings vorher eine *psychosoziale Beratung* in Anspruch genommen haben (= Beratungsregelung). In Kapitel 1.5.6 wird auf die Bedeutung eines gut durchdachten Entscheidungsprozesses in diesem Zusammenhang eingegangen (▶ Kap. 1.5.6).

Nach einem frühen Schwangerschaftsabbruch »erlauben« sich manche Frauen nicht, ihre Trauer in Gänze zu spüren oder auszudrücken. So als würde die Entscheidung als solche in Frage gestellt, wenn die Betroffene darüber traurig ist. Die meisten Frauen sind sich in ihrer Entscheidung jedoch sehr sicher und betrauern trotzdem, dass dieses Kind nicht »sein darf« – aus den unterschiedlichsten Gründen und Situationen heraus. Dennoch kann es sich kompliziert und ambivalent anfühlen, wenn neben der Erleichterung ein Gefühl von Trauer auftritt, das so nicht erwartet wurde. Das kann sogar zu der Überlegung führen, vielleicht in naher Zukunft eine Schwangerschaft zu planen, auch wenn das vorher gar nicht Thema war und auch in dieser Weise nicht Thema werden sollte.

3.2.2 Der späte Schwangerschaftsabbruch

Nochmals komplizierter kann der Trauerprozess nach einem sogenannten *Spätabbruch* sein. Soll ein Schwangerschaftsabbruch nach der 12. Schwangerschaftswoche (nach Empfängnis) vorgenommen werden, bedarf es einer *medizinischen (= mütterlichen) Indikation*.

Eine Schwangerschaft darf nach der 12. Woche nur noch beendet werden, wenn eine *körperliche oder psychische Schädigung der werdenden Mutter* nicht anders als durch einen Schwangerschaftsabbruch abgewendet werden kann (§ 218a StGB). Dafür kann es sehr unterschiedliche Gründe geben. Ist beispielsweise mit zunehmender Schwangerschaft eine gravierende Verschlechterung einer körperlichen Erkrankung der Mutter zu erwarten (so etwa bei einer ausgeprägten Schwangerschaftsvergiftung in einer Schwangerschaftswoche, in der das Kind zu klein ist, um es vorzeitig auf die Welt zu holen), oder ist durch eine notwendige Therapie eine erhebliche Schädigung des Kindes zu erwarten (wie etwa bei manchen Formen einer Chemotherapie in der Schwangerschaft), dann kann damit ein Schwangerschaftsabbruch begründet werden.

Häufiger führt in der Praxis eine schon bestehende oder zu erwartende hohe *psychische Belastung* durch die Geburt eines Kindes zu einer medizinischen Indikation zum Schwangerschaftsabbruch. Etwa wenn im Rahmen der Pränataldiagnostik eine schwere Fehlbildung oder Erkrankung beim ungeborenen Kind festgestellt wird und die Mutter nachvollziehbar deutlich macht, dass sie sich der Aufgabe, dieses Kind weiter auszutragen und aufzuziehen, nicht gewachsen fühlt.

Ab Ende des 3. Monats wird ein Schwangerschaftsabbruch in Deutschland nicht mehr durch eine Ausschabung (= Curettage) vorgenommen, sondern die Geburt wird eingeleitet. Es werden Wehen ausgelöst, damit das Kind geboren werden kann. Wie bei den späten Fehl- und Totgeburten gilt, dass die Geburtseinleitung länger dauern kann, die Geburt selbst aber bei unreifen, kleinen Kindern in der Regel ohne Geburtsverletzungen und unter dem Einsatz stärkerer Schmerzmittel stattfindet.

Die gesetzliche Regelung der medizinischen Indikation (§ 218a StGB) gibt *keine konkrete Zeitgrenze* vor, bis zu der die Schwangerschaft beendet werden darf. Da jedoch mit Fortschreiten der Schwangerschaft das *Lebensrecht des Kindes* in Abwägung gegen das Recht der Mutter auf Gesundheit immer stärker wiegt, kann das nur im jeweiligen Einzelfall abgewogen werden. In der Praxis kann das durchaus zu intensiven Diskussionen und unterschiedlichen Auslegungen führen. Betroffene Eltern, die nicht verstehen, warum der Abbruch in ihrem Fall trotz ihres furchtbaren Leidensdrucks abgelehnt wird, müssen wissen, dass Kliniken und Ärzte/Ärztinnen das Recht haben, sehr individuelle *ethische Grenzen* und auch unterschiedliche Vorgehensweisen festzulegen. So lehnt die eine Klinik späte Schwangerschaftsabbrüche vollständig ab, in einer anderen werden diese nur bis zu einer bestimmten Schwangerschaftswoche oder bei einer bestimmten Art von Problematik durchgeführt.

In manchen Kliniken gibt es eine sogenannte *Ethikkommission* mit Mitgliedern aus verschiedenen Berufsgruppen, die über die Frage entscheidet, in anderen wird ein Psychiater/eine Psychiaterin hinzugezogen, und in wieder anderen entscheiden die leitenden Ärzte/Ärztinnen nach eigener Befunderhebung. Übrigens hat jeder Arzt/jede Ärztin ebenso wie jede Hebamme das Recht, selbst zu entscheiden, ob er/sie sich an einem Schwangerschaftsabbruch beteiligen möchte.

Es ist nicht schwer zu erkennen, dass das Thema »später Schwangerschaftsabbruch« nicht nur für betroffene Eltern, sondern auch für Ärztinnen/Ärzte und andere beteiligte Personen im Gesundheitssystem ein schwieriges Problem darstellen kann. Oftmals führt es zur kontroversen Diskussion und zähem Ringen um die richtige Entscheidung, was wiederum zusätzliche Belastungen mit sich bringen kann.

Merke: Ein später Schwangerschaftsabbruch ist nach der geltenden Gesetzeslage in Deutschland prinzipiell möglich, wenn eine *medizinische Indikation* gestellt wird (§ 218a StGB). Wenn nämlich die körperliche oder psychische Gesundheit der werdenden Mutter durch die Fortführung der Schwangerschaft gravierend gefährdet ist. Klare gesetzliche Regelungen bezüglich der Schwangerschaftswoche, bis zu der ein Abbruch durchgeführt werden darf oder bei welcher Problematik, gibt es dagegen nicht. Kliniken und Ärztinnen/Ärzte müssen nach eigenen ethischen Regeln jeden individuellen Fall entscheiden.

3.2.3 Besonders belastend – ein Fetozid

Mit den heutigen intensivmedizinischen Maßnahmen ist davon auszugehen, dass ein Kind prinzipiell eine Lebenschance hat, wenn es ab der 22./23. Schwangerschaftswoche zur Welt kommt. Da ein später Schwangerschaftsabbruch eine *vorzeitig eingeleitete Geburt* ist, soll also sichergestellt werden, dass das Kind nach der Geburt keine Lebenszeichen zeigt. Ansonsten müssten die Kinderärzte das Kind nach der Geburt intensivmedizinisch versorgen. Deshalb wird bei fortgeschrittener Schwangerschaft vor Geburtseinleitung ein sogenannter Fetozid durchgeführt, d. h., das ungeborene Kind muss im Mutterleib getötet werden. Dies kann beispielsweise durch das Einspritzen einer bestimmten Substanz in die Nabelschnur über die Bauchdecke der Mutter erfolgen, wodurch es zum Herzstillstand beim Kind kommt.

Die Entscheidung zu einem solchen Vorgehen ist sicher eine der schwierigsten Entscheidungen, die werdende Eltern treffen müssen. Diese Entscheidungssituation haben sich die Betroffenen weder gewünscht noch vorher konkret vorstellen können. Die weitere psychische Verarbeitung der Geschehnisse – von der Verdachtsdiagnose über die Diagnosestellung bis zur Entscheidung zum Abbruch – hängt maßgeblich von einer guten Entscheidungsfindung (▸ Kap. 1.5.6) ab. Dazu gehört die Inanspruchnahme der Beratung aller beteiligten Disziplinen (Gynäkologen, Pränatalmediziner, Genetiker, Kinderärzte, Psychosoziale Beratung, ggf. auch Hebamme und Seelsorge). Ebenso ist die intensive Besprechung der Problematik *zwischen* den werdenden Eltern, aber auch mit vertrauten Personen im familiären und sozialen Umfeld von großer Bedeutung.

3.2.4 Einen Schwangerschaftsabbruch verarbeiten

Noch mehr als bei den frühen ist es bei den späten Schwangerschaftsabbrüchen für die weitere Verarbeitung enorm wichtig, dass sich die Schwangere, aber auch ihr Partner die ausdrückliche *»Erlaubnis« zur Trauer* gibt. Wie bei späten Fehlgeburten oder Totgeburten sollte auch bei einem Schwangerschaftsabbruch, vor allem wenn dieser in einer fortgeschrittenen Schwangerschaftswoche erfolgt, der *Abschied vom Kind* bewusst gestaltet werden. Zu nennen sind hier beispielsweise das bewusste Anschauen des toten Kindes, Namensgebung, Segnung, Anfertigen von Fotos, Durchführung von Abschiedsritualen und Bestattung (▸ Kap. 3.1.8).

Geschieht der Abbruch nach auffälligen pränataldiagnostischen Befunden, kann neben den Ängsten, ein totes Kind anzuschauen und in den Armen zu halten, die Befürchtung hinzukommen, die sichtbaren Fehlbildungen als erschreckend oder abstoßend zu erleben. Manche Eltern befürchten auch, dass sich die Auffälligkeiten aus den Ultraschalluntersuchungen nach der Geburt nicht bestätigen, dass also der Schwangerschaftsabbruch »vielleicht gar nicht nötig gewesen wäre«. In solchen Fällen hat sich das Anschauen und die Realitätsüberprüfung nach unserer Erfahrung immer bewährt, da die Realität meist gar nicht als schrecklich erlebt wird, selbst wenn Fehlbildungen sehr deutlich sichtbar sind. Andernfalls hat man später keine wirkliche Vorstellung davon, von was für einem Kind man sich da eigentlich verabschieden musste. Bekanntermaßen neigt die Phantasie eines Menschen immer zu Übertreibungen, so dass in der bloßen Vorstellung alles viel schlimmer ist als die tatsächliche Erinnerung nach Anschauen des Kindes.

Nach einem Abbruch sollte immer eine *Nachbesprechung des Erlebten* erfolgen, z. B. mit der psychosozialen Beraterin, die schon vorher einbezogen war. Es ist ein einschneidendes Erlebnis, nicht selten sogar die erste Geburt, die erlebt wird. Da man sich im Nachgang aber nicht mit anderen Müttern zum Geburtserleben austauschen kann, bleiben betroffene Frauen mit ihren Eindrücken oftmals allein.

Vielleicht noch einmal anders als nach einem Schwangerschaftsverlust ohne eigene Entscheidung (wie etwa einer Totgeburt) müssen die Betroffenen überlegen, wie sie das Geschehene *nach außen kommunizieren* wollen. Die nächsten Angehörigen und Vertrauten haben vielleicht schon den Entscheidungsprozess begleitet, andere wissen »nur« von Komplikationen in der Schwangerschaft oder dass das Kind sehr krank war. Was sollen Verwandte, Freunde, Bekannte, Kollegen oder der Arbeitgeber erfahren? Hier gilt die Regel, dass nicht jeden der gesamte Verlauf im Detail etwas angeht, sondern dass man bei Außenstehenden auch allgemein bleiben kann (»Leider war unser Kind nicht überlebensfähig.«). Falls wider Erwarten dann doch weiter nachgefragt wird, kann man antworten, dass das Thema derzeit zu belastend sei, um in Einzelheiten zu gehen. Um aber nicht falsch verstanden zu werden: Mit vertrauten Personen auch über Details zu sprechen, kann den Verarbeitungsprozess unterstützen.

In einer *Folgeschwangerschaft* schwingen womöglich Schuldgefühle mit, dass dieses Kind nun die Chance auf ein Leben erhält, während das andere nicht leben durfte. Auch die Angst vor einer »Bestrafung« für den Abbruch durch Komplikationen in der neuen Schwangerschaft ist nicht selten.

Erinnerungen an die Verlustsituation führen zu Ängsten vor erneuten schlimmen Diagnosen. Insofern unterscheiden sich die Sorgen und Nöte in einer Folgeschwangerschaft nicht von denen nach Fehl- oder Totgeburten, denen keine eigene Entscheidungsfindung vorausgegangen ist (► Kap. 3.3).

Manchmal wählen Paare bewusst einen anderen Umgang mit der Pränataldiagnostik, indem sie beispielsweise viel früher und häufiger Untersuchungen in Anspruch nehmen. Andere Betroffene nehmen eher Abstand davon und tun sich schon schwer damit, nur die vorgesehenen Routineuntersuchungen bei der Frauenärztin/beim Frauenarzt wahrzunehmen.

Problemlösung kurzgefasst

- Trauern ist auch nach einem Schwangerschaftsabbruch erlaubt. Ebenso aber auch das Gefühl, erleichtert zu sein. Beides kann nebeneinanderstehen.
- Auch beim Schwangerschaftsabbruch sollte man ganz persönlich den Abschied vom Kind gestalten. Die Bedürfnisse sind dabei sehr unterschiedlich, und es gibt kein richtig und kein falsch.
- Späte Schwangerschaftsabbrüche sind Geburten, die begleitet werden sollten (z. B. durch den Partner, eine Vertrauensperson) und einer Nachbetreuung durch eine Hebamme bedürfen.
- Professionelle psychosoziale Beratung ist sehr hilfreich, sowohl in der Phase der Entscheidungsfindung als auch zur Nachbesprechung und Trauerbewältigung.

3.3 Folgeschwangerschaft nach Schwangerschaftsverlust

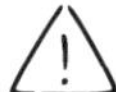

Typische Probleme

- Folgeschwangerschaften nach Verlust eines Kindes sind oftmals besonders angstbesetzt.
- Je später in der Schwangerschaft das vorige Ereignis aufgetreten ist, umso länger halten die Ängste an.
- Die Zeit, in der der vorherige Verlust eingetreten ist, stellt so eine Art »magische Grenze« dar.

3.3.1 Sorgen und Befürchtungen bestimmen die Folgeschwangerschaft

Nach einer späten Fehlgeburt bzw. einer Totgeburt, aber auch nach einem Schwangerschaftsabbruch, der nach Feststellung einer Fehlbildung/Erkrankung des Kindes durchgeführt wurde, wird die Folgeschwangerschaft für die werdenden Mütter zum Dauerstress. Häufig nehmen Ängste die Schwangere in Beschlag, immer mit dem Gefühl, dass ein Verlust jederzeit und bis zum Geburtstermin möglich ist. Auch die Frage nach dem »Warum« kann in einer Folgeschwangerschaft nochmals aufkommen, vor allem wenn diese nach dem Verlust nicht eindeutig geklärt werden konnte. Auf keinen Fall möchte man etwas übersehen.

Nähert sich die Schwangerschaft der Woche, in der die Fehl- oder Totgeburt geschehen ist, nehmen in der Regel die Ängste weiter zu. Daraus entsteht der Wunsch nach vermehrter Kontrolle, wie etwa häufigen Ultraschalluntersuchungen oder einer planbaren Geburt per Kaiserschnitt. Auch die betreuenden Frauenärztinnen/Frauenärzte haben häufig ein ähnliches Sicherheitsbedürfnis und kontrollieren das Befinden von Mutter und Kind öfter als üblich.

Während es betroffenen Frauen meist noch recht gut gelingt, nach einer oder zwei frühen Fehlgeburten trotzdem optimistisch in die nächste Schwangerschaft zu gehen, wird das immer schwieriger, je mehr Kinder eine Frau verloren hat bzw. je später der Verlust stattgefunden hat. Natürlich spielen auch die Persönlichkeit der Schwangeren und ihre Fähigkeit, belastende Ereignisse zu bewältigen, dabei eine wichtige Rolle. Und auch die Unterstützung des Partners sowie nahestehender Personen aus Familie und sozialem Umfeld ist von Bedeutung.

Gemeinsam ist praktisch allen Folgeschwangerschaften nach emotional sehr belastenden Kindsverlusten das Vorherrschen von Angst. Sorgen und Befürchtungen können zu Beginn der erneuten Schwangerschaft oft noch gut kontrolliert werden. Je näher der Termin rückt, »zu dem es beim letzten Mal passiert ist«, umso größer werden die Ängste. Doch gleichzeitig wollen die betroffenen Frauen ja eigentlich ihre Schwangerschaft genießen und sich auf das Kind freuen. Insofern tendieren sie nicht selten dazu, die Ängste beiseite zu schieben und gar nicht zuzulassen oder das zumindest zu versuchen. Nicht immer gelingt das wirklich gut, auch deshalb ist es besser, sich diesen Ängsten zu stellen.

3.3.2 Die Angst »im Griff behalten«

Wie schon bei Ängsten in anderen Zusammenhängen gilt, dass ein individueller Umgang mit diesen Gefühlen gefunden werden muss. Zunächst ist es sehr wichtig, ein Verständnis für diese Ängste zu entwickeln. Es ist unrealistisch, nach dem Verlust eines Kindes in der folgenden Schwangerschaft Unbeschwertheit und Angstfreiheit zu erreichen. Ein erstes Ziel könnte sein, neben den nachvollziehbaren Ängsten und Befürchtungen auch Freude und Hoffnung für diese Schwangerschaft zuzulassen. Man denkt vielleicht, es sei ein Schutzmechanismus, wenn man versucht, sich auf die Schwangerschaft noch nicht wirklich einzulassen, in der Annahme, damit weniger traurig und verzweifelt zu sein bei einem neuerlichen Verlust. Man kann sich aber vor einer neuerlichen Trauer so nicht schützen, auch bei heruntergeschraubten Hoffnungen nicht. Vielmehr schlummert die Hoffnung unbewusst irgendwo, und selbstverständlich wäre man nach einem Verlust erneut niedergeschlagen. Darüber hinaus – und für den Beziehungsaufbau ganz wichtig – hat es jedes Kind verdient, schon in der Schwangerschaft Freude und Zukunftshoffnungen bei seinen werdenden Eltern auszulösen.

Es gibt einige Techniken und Strategien, wie man die Ängste selbst »im Griff« behalten kann, damit diese nicht die »Führung übernehmen«. Diese sind ausführlich im Kapitel Selbsthilfestrategien dargestellt (▶ Kap. 6.4).

Es hat sich beispielsweise bewährt, die sehr präsenten Erinnerungen an das ungeborene Kind/die Kinder, die man verloren hat, bzw. an die konkrete Verlustsituation in einem *Erinnerungstagebuch* aufzuschreiben. Ultraschallbilder und Fotos können hinzugefügt werden. Dieses Tagebuch kann dann »zugeklappt und ins Bücherregal gestellt werden«, tatsächlich wie auch gedanklich. Man weiß ja, dass man es jederzeit wieder herausholen kann. Die sehr wichtigen Erinnerungen – schließlich sind es die einzigen Erinnerungen an das Kind, das ja auch zur Familie gehört – sind nicht verloren, aber sie sollen zurzeit nicht im Vordergrund stehen. Das Erinnerungstagebuch macht dann übrigens auch Ängste unnötig, dass man das verlorene Kind vergessen könnte. Und es könnte für die Partnerschaft eine positive Erfahrung sein, wenn auch der Vater des Kindes seine Erinnerungen hinzufügt.

Gute Erfahrungen machen betroffene Frauen mit der Vorstellung, »dass für dieses aktuelle Kind ein *neues Lebensbuch* angelegt wird«, so wie ein ganz eigenes Bilder- bzw. Fotobuch, das noch völlig unbeschrieben und unbeklebt ist. *Dieses Kind wird seine ganz eigene Geschichte haben!* Alle erinnerten Bilder, die mit vorausgegangenen Verlusten zusammenhängen, gehören in das Bilderbuch des verstorbenen Kindes und haben mit dieser aktuellen Schwangerschaft nichts zu tun. Die Geschichten dürfen bzw. sollten voneinander getrennt werden!

Merke: Um eine Folgeschwangerschaft weniger belastet zu erleben, ist es hilfreich, mit den Erinnerungen an das vorherige Kind bzw. seinen Verlust ein Erinnerungsbuch anzulegen. Dies kann weggelegt und je nach Bedürfnis zwischendurch hervorgeholt werden. Das neue werdende Kind bekommt ein eigenes Buch, real oder gedanklich. Es hat seine ganz eigene Geschichte. So kann man die Trauer über den Verlust und die Freude über die neue Schwangerschaft besser voneinander trennen.

Neben Angstbewältigungsstrategien können auch Ablenkungs- und Entspannungstechniken zum Einsatz kommen (▶ Kap. 6). Allerdings ist es völlig normal, dass trotz aller Strategien und Techniken meist ein Gefühl der inneren Anspannung bleibt und dass die Beruhigung erst einsetzen kann, wenn man sein gesundes Baby in den Armen hält.

Problemlösung kurzgefasst

- ▶ Ängste zu akzeptieren ist viel hilfreicher, als ständig gegen sie anzukämpfen.
- ▶ Neben berechtigten Befürchtungen und Sorgen darf man, ja sollte man Hoffnung und Freude zulassen.
- ▶ Es ist sehr hilfreich, sich deutlich zu machen, dass jedes Kind – egal ob lebend oder verstorben – seine ganz eigene Geschichte hat.
- ▶ Bei der Trennung der Geschichten hilft ein Erinnerungstagebuch für jedes Kind.

3.4 Trauerfälle während der Schwangerschaft

Typische Probleme

- Jede Art von Verlusterlebnis, wie etwa ein Todesfall in der Familie, kann eine Schwangerschaft belasten.
- Wie soll man damit umgehen? Darf man Trauer zulassen? Oder sollte man sie besser »verdrängen«?
- Schadet es dem Ungeborenen, wenn man um einen anderen Menschen trauert?

3.4.1 Das Schicksal nimmt keine Rücksicht auf die Schwangerschaft

Kaum jemand ist neun Monate lang gefeit vor Schicksalsschlägen. Muss jedoch eine Frau während einer Schwangerschaft den *Tod eines/einer Angehörigen* erleben, dann wird das als besonders widersprüchlich und kontrastreich erlebt: »Ein neues Leben entsteht, ein anderes geht zu Ende.«. Zum anderen folgt aber auch eine angstbesetzte und belastende Zeit mit der Sorge, mit zu viel Traurigkeit und Trauer dem Ungeborenen schaden zu können. Die Trauer kann zudem verstärkt werden, wenn z. B. ein zukünftiger Großelternteil verstirbt, der nun das Enkelchen nicht mehr kennenlernen kann. Dies kann auf andere Verwandtschaftsgrade wie auch für Freunde genauso zutreffen. Es geht darum, welche Rolle der/die Verstorbene im Leben der Schwangeren gespielt hat und welche Vorstellungen und Wünsche bezüglich der Beziehung zum Kind bestanden, die sich nun nicht erfüllen können. Verstirbt oder erkrankt eine Person schwer, die als helfend nach der Geburt eingeplant war (z. B. die Mutter), kann zur Trauer noch die Sorge um die eigene Versorgung bzw. Unterstützung bei der Betreuung des Babys hinzukommen. Natürlich trifft dies in ähnlicher Weise auch für den Kindesvater zu, wenn dieser eine nahe Bezugsperson verliert. Auch wenn er noch nicht so eine enge Bindung zum Kind hat, kann seine Trauer das Erleben der Schwangerschaft auch für die werdende Mutter ganz erheblich beeinflussen.

Verstirbt während einer Schwangerschaft allerdings der *Kindesvater/Lebenspartner*, dann stellt das meist die gesamte Lebensplanung auf den Kopf. Hier geht es dann nicht mehr um die Frage »Darf/kann ich trauern?«, sondern um eine ganz existenzielle Bedrohung. Und: Der Partner, der einen in anderen Trauersituationen gestützt hätte, fällt nun weg; es kann das Gefühl einer absoluten »Bodenlosigkeit« entstehen. Hier kommt dem engsten Umfeld eine starke Bedeutung dabei zu, die kaum auszuhaltende Trauer »mit zu tragen«.

Unsicherheiten bezüglich Trauer beziehen sich nicht immer nur auf den Verlust einer wichtigen Person unmittelbar in einer Schwangerschaft. Auch wenn diese kurz vor der Schwangerschaft oder direkt nach der Entbindung verstirbt, kann es zu ähnlichen Auswirkungen kommen. Nämlich zu dem Gefühl, nicht »fröhlich genug« in die Schwangerschaft gegangen zu sein oder dem neugeborenen Kind nicht »unbeschwert genug« begegnen zu können.

3.4.2 Mit Trauerfällen in der Schwangerschaft umgehen

Verlusterfahrungen sind in der Regel mit Trauergefühlen verbunden, die direkt nach dem Ereignis sehr intensiv sein können (s. auch Phasen der Trauer) (► Kap. 6.8.1). Trauer in der Schwangerschaft zu erleben, fühlt sich für die meisten Frauen »falsch« an. Schwangere haben üblicherweise die Erwartung an sich selbst, dass sie sich über die Schwangerschaft freuen und diese positiv erleben können. Ähnliche Erwartungen haben meist auch die Personen im familiären und sozialen Umfeld an die Schwangere. Diese Freude kann aber durch Trauer deutlich belastet werden, weshalb es sogar manchmal aus Sorge zu so absurden Ratschlägen kommt wie »besser jetzt nicht zu trauern«.

Trauer und Niedergeschlagenheit zu unterdrücken, kann im Grunde nicht gelingen. Trauergefühle, die beim Verlust wichtiger Menschen nachvollziehbar und angemessen sind, müssen wahrgenommen und ausgelebt werden, wenn der Verlust verarbeitet werden soll. Auch wenn es manchmal schwer vorstellbar ist, spricht das nicht dagegen, sich gleichzeitig über das werdende Leben und auf die Zeit mit dem Kind zu freuen.

Typischerweise drängen sich Gefühle immer mehr in den Vordergrund, wenn man versucht, sie zu verdrängen. Eine häufige Erfahrung ist, dass der psychische Druck viel größer ist, wenn man sich die Trauer versagt und nicht so sein darf, wie man sich fühlt, als wenn man diesen Gefühlen freien Lauf lässt. Lässt man belastende Gefühle zu, gibt es danach wieder mehr Raum für die positiven Gefühle zur Schwangerschaft.

Unabhängig davon, welchen Verlust eine Frau während der Schwangerschaft erlebt – sie muss ihren individuellen Weg der Bewältigung finden, wobei das Zulassen von Gefühlen und Trauer schon ein zentraler Aspekt ist. Der Austausch mit dem Partner, den Familien, Freunden und später vielleicht auch anderen Menschen, z. B. am Arbeitsplatz oder in einer Selbsthilfegruppe, ist ebenfalls ein wichtiger Schritt in der Bewältigung. Es geht darum, das Erlebte in das eigene Leben zu »integrieren«, und nicht darum, es zur Seite zu schieben und so zu tun, als ob es nicht geschehen sei. Abgesehen davon funktionieren solche Versuche sowieso meist nicht.

Trauer verändert sich mit der Zeit. An diesen Veränderungen erkennt man auch einen »guten« bzw. einen gelingenden Trauerprozess. Auch wenn zunächst die Trauer meist allumfassend ist, so kommen doch mit der Zeit Aspekte des Alltags hinzu, die man wieder wahrnimmt. Mehr und mehr gelingt die Ablenkung von der Trauer.

Wenn die stärkste Trauer abgeklungen ist, gelingt auch so etwas wie das »Lenken der Trauer«. Wenn man sich genügend Zeiten einräumt, in denen man bewusst trauern darf, überfällt sie einen nicht unvorhergesehen in Situationen, in denen man sie gar nicht »brauchen« kann (▶ Kap. 6.8.3).

Problemlösung kurzgefasst

- Jeder Mensch muss seinen eigenen Weg finden zu trauern.
- Trauer zulassen und sich Raum dafür zu geben bringt weniger Druck als sie zu verdrängen.
- Trauer lässt sich auch »lenken«. Das funktioniert allerdings nur, wenn man sich genügend Zeit zum Trauern gibt.

3.5 Trennung während der Schwangerschaft

Typische Probleme

- Die Trennung vom Partner und vor allem verlassen zu werden ist in der Schwangerschaft eine noch größere gefühlsmäßige Herausforderung als sonst.
- Besonders belastend kann es sein, wenn vielleicht sogar die vom Partner nicht gewollte Schwangerschaft Grund für die Trennung ist.
- Negative Gefühle dem Vater gegenüber können die Entwicklung einer positiven Bindung zum Kind beeinträchtigen.

Ob man selbst die Entscheidung zur Trennung getroffen hat oder der Partner/die Partnerin, macht im gefühlsmäßigen Erleben sicherlich einen Unterschied, ist aber möglicherweise gar nicht so gravierend, wie man zunächst denken könnte. Denn in der Regel sind diesen Entscheidungen längere Phasen von Unzufriedenheit oder emotionalen, manchmal auch körperlichen Verletzungen vorausgegangen.

Natürlich kann die eigene Entscheidung zur Trennung auch zur Erleichterung darüber führen, sich endgültig aus einer unguten Verbindung gelöst zu haben. Ist aber in dieser Zeit noch eine Schwangerschaft entstanden oder ist diese eventuell sogar Mitauslöser der Krise, lässt sich eine Trennung meist gar nicht »endgültig« vornehmen, schließlich ist man über das werdende Leben miteinander verbunden.

An dieser Stelle kann nicht näher auf Trennungsgründe und Trennungskonstellationen eingegangen werden. Aber dass es sich um meist sehr stressvolle, ambivalente, aufwühlende Zeiten handelt, die man sich für seine Schwangerschaft so nicht vorgestellt hat, ist in all diesen Situationen ähnlich. Erfolgt eine Trennung zu Beginn der Schwangerschaft, steht eventuell sogar ein Schwangerschaftsabbruch im Raum, während dies in späteren Schwangerschaftswochen nicht mehr möglich ist. Es kommen Sorgen über die Zeit nach der Geburt hinzu, die als Alleinerziehende nicht einfach zu bewältigen ist (▸ Kap. 3.6). Hier kommt es sehr auf das soziale Umfeld an, ob und in welcher Weise Familie und Freunde zur Seite stehen können.

Trennungen sind Verlusterlebnisse, denen Trauerprozesse in unterschiedlicher Ausprägung folgen können. Wie nach dem Tod einer engen Bezugsperson steht der Partner/die Partnerin nicht mehr zur Verfügung. Anders als nach einem Tod können allerdings fortlaufende Auseinandersetzungen zwischen den getrennten Partnern stattfinden, was anstelle von Trauer zu negativen Gefühlen und im extremsten Fall zu Hass führen kann. In solchen Fällen die innere Balance wiederzufinden und nicht zuletzt im Interesse des Kindes zu einer einigermaßen positiven Grundhaltung zurückzufinden, ist gar nicht so einfach. Wenn allerdings durch diese Ereignisse die Bindung zum ungeborenen Kind leidet, dieses vielleicht sogar abgelehnt wird, ist professionelle Hilfe unbedingt zu empfehlen. Schwangerenberatungsstellen können dafür erste Anlaufstellen sein.

3.5.1 Eine Trennungssituation meistern

Gute und enge Bezugspersonen, die einem nach der Trennung zur Seite stehen können, sind enorm wichtig. Sie können vielleicht auch zur einen oder anderen Vorsorgeuntersuchung begleiten, bei der die Betroffene nicht alleine sein möchte. Auch die Frage, wer mit in den Kreißsaal geht und unterstützend bei der Geburt dabei ist, sollte frühzeitig geklärt sein. Zudem muss die Hilfe für die Zeit nach der Geburt gut organisiert werden, wenn der Partner nicht mehr im gemeinsamen Zuhause zur Verfügung steht. Wenn es möglich ist, den Kindesvater trotz Trennung weiterhin mit einzubeziehen, wäre das sicherlich sehr unterstützend. Dafür müssten aber die stärksten Konflikte gelöst sein, damit es nicht zu wiederholten Streitsituationen kommt.

Manchmal ergeben sich rechtliche Fragen zur Vaterschaftsanerkennung, zum Sorgerecht, zum Umgang mit dem Kind und zum Unterhalt nach der Geburt. Schwangerenberatungsstellen bieten dazu ausführliche Informationen und Gespräche an.

Auch Paargespräche in einer Beratungsstelle oder bei Paartherapeuten zu führen, kann im Trennungsprozess und für die Klärung des weiteren Umgangs miteinander sehr hilfreich sein. Als Eltern wird man ja nun verbunden bleiben, selbst wenn man sich als Paar getrennt hat.

Problemlösung kurzgefasst

- Wichtig ist die frühzeitige Organisation von Unterstützung in der Schwangerschaft, für die Geburt und die Zeit nach der Geburt.
- Falls Familienangehörige oder Freunde dazu nicht ausreichend verfügbar sind, können auch Schwangerenberatungsstellen Hilfe organisieren, z. B. durch ehrenamtliche Helferinnen.
- Sich selbst oder als Paar professionell beraten zu lassen, kann zudem helfen, einen besseren Umgang mit der Situation zu finden und Weichen für die gemeinsame Elternschaft zu stellen.

3.6 Von Anfang an alleinerziehend

Typische Probleme

- Bei einer Schwangerschaft, die aus einer sehr kurzen Beziehung, nach einmaligem sexuellem Kontakt oder sogar in einer Trennungsphase entsteht, wird eventuell über einen Schwangerschaftsabbruch nachgedacht.

- Anders als Frauen, die sich bewusst für eine Mutterschaft als Alleinerziehende entschieden haben (»Single Mom nach Samenspende«), konnten die betroffenen Frauen sich nicht im Vorfeld intensiv mit den Folgeproblemen auseinandersetzen.

Mit »von Anfang an alleinerziehend« sind die Frauen gemeint, die schon *sehr früh in der Schwangerschaft ohne Partner* dastehen. Dies kann die Folge eines »One-Night-Stand« sein bzw. einer kurzen und oberflächlichen Beziehung sein oder nach einer Trennung während der Schwangerschaft entstehen.

Wenn die Zeit, in der die Schwangerschaft erkannt wird, es noch zulässt, wird man sich in solchen Fällen vielleicht die Frage nach einem Schwangerschaftsabbruch stellen. Für die Beratung und gegebenenfalls die Ausstellung einer Bescheinigung nach Beratungsregelung für den Schwangerschaftsabbruch sind die Schwangerenberatungsstellen Ansprechpartner (so etwa Diakonie, donum Vitae, ProFamilia). Auch wenn die Entscheidung feststeht, dieses Kind trotz der schwierigen Situation zu bekommen, unterstützen diese Beratungsstellen, und zwar bis zu einige Jahre über die Geburt hinaus. Wird die Schwangerschaft erst später festgestellt und damit zu spät für einen Schwangerschaftsabbruch, stellt sich möglicherweise die Frage der *Adoption oder Abgabe des Kindes in eine Pflegefamilie* (▶ Kap. 4). Häufiger aber entscheiden sich betroffene Frauen dafür, sich dieser Aufgabe der alleinigen Erziehung zu stellen.

Eine andere Gruppe von alleinerziehenden Müttern sind die Frauen, die sich bewusst für eine Mutterschaft als Alleinerziehende und eine *Samenspende* entschieden haben. Hintergrund ist dabei meistens, dass der richtige Partner noch nicht gefunden wurde, dass deshalb aber nicht auf die Erfüllung des Kinderwunsches verzichtet werden soll. Frauen aus dieser Gruppe haben sich in der Regel im Vorfeld lange und intensiv mit der Entscheidung beschäftigt und auch die Probleme durchdacht, die ihnen als alleinerziehende Mutter begegnen werden. Im Internet findet man unter den Stichworten »*Single Mom*« und »Samenspende« eine Reihe von Foren für den Gedankenaustausch mit anderen Betroffenen.

3.6.1 Eine Trennungssituation meistern

»Um ein Kind aufzuziehen, braucht es ein ganzes Dorf.« Dieses nigerianische Sprichwort könnte auf eine Mutter, die sich entschieden hat, ihr Kind alleine großzuziehen, bedrohlich wirken. Es sagt aber auch, dass selbst zwei Menschen (wie Vater und Mutter) nicht alles alleine schaffen können bzw. müssen, um ein Kind gut zu versorgen. Für Alleinerziehende bedeutet das noch mehr, dass sie sich dieses »Dorf« mit vielen guten Kontakten und Beziehungspersonen aufbauen müssen. Familienangehörige, gute Freundinnen und Freunde, die unterstützend einspringen und Erziehungsaufgaben oder Betreuungszeiten übernehmen, sind unerlässlich.

Das ist keine Aufgabe, die nicht zu bewältigen ist. Ähnliche Bedingungen gelten für alle Kleinfamilien, die ihre Ursprungsfamilien nicht in der Nähe haben und auch keine Großeltern, die die Zeit oder auch die Energie haben, sich mit um die Enkelgeneration zu kümmern. Sehr hilfreich ist es, selbst auf andere Menschen zuzugehen und auch einmal um Unterstützung zu bitten.

Problemlösung kurzgefasst

- Von der bevorstehenden Situation als Alleinerziehende darf man sich nicht entmutigen lassen.
- Bei gezielter Suche finden sich in der Regel Angehörige und Freunde, die zur längerfristigen Unterstützung bereit sind.
- Auch die Suche nach verlässlichen »Mit-Erziehenden« ist sinnvoll. So kann man sich gegenseitig unterstützen.
- Informationen und Beratung zu den finanziellen Unterstützungsmöglichkeiten für Alleinerziehende bekommt man in Schwangerenberatungsstellen, die Mütter nach der Geburt des Kindes begleiten.
- Gibt es ein »Netzwerk Frühe Hilfen« in der Nähe, können von dort in der Regel auch ehrenamtliche Helfer vermittelt werden.

4 Das Kind bekommen und abgeben?

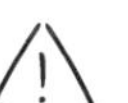

Typische Probleme

- Ein Kind zur Adoption freizugeben, ist eine extrem schwierige Entscheidung.
- Widerstrebende Gefühle und Überlegungen gehören zu einem gut fundierten Entscheidungsprozess.
- Wird eine solche Entscheidung nur oberflächlich durchdacht oder zu schnell getroffen, kann das langfristig zu erheblichen psychischen Problemen bei der abgebenden Mutter führen.

4.1 Die Freigabe zur Adoption

Wird eine Schwangerschaft erst spät bemerkt oder kann sich die werdende Mutter einen Schwangerschaftsabbruch nicht vorstellen, dann wird sich vielleicht die Frage der Adoption stellen. Das Kind abzugeben, ist natürlich eine sehr weitreichende Entscheidung, denn anders als bei einem Schwangerschaftsabbruch muss die Mutter das Kind bis zum letzten Tag austragen und zur Welt bringen. Dass dieser Prozess von vielfältigen Ambivalenzen und tiefgehenden gefühlsmäßigen Turbulenzen begleitet sein kann, ist leicht nachvollziehbar. Insofern ist es nicht nur wegen der technischen Abläufe wichtig, Kontakt zu einer *Adoptionsberatungsstelle beim zuständigen Jugendamt* aufzunehmen, sondern auch für den Entscheidungsprozess. Die speziell geschulten Beraterinnen und Berater können die verschiedenen Möglichkeiten einer Adoption vorstellen, z. B. ob später noch Kontakt zum Kind gewünscht ist. Sie können Wünsche der Mutter entgegennehmen, in welcher Art von Familie ihr Kind untergebracht werden soll. Vielleicht möchte die Mutter das Kind zunächst auch nur in eine *Pflegefamilie* geben, da sie die Hoffnung hat, es später zu sich zurückzuholen. Und das wichtigste: Sie begleiten die Schwangere in der gesamten Schwangerschaft und auch in der Zeit nach der Geburt.

Ähnlich wie bei der Entscheidung zum Schwangerschaftsabbruch muss der Entscheidungsprozess gut durchdacht sein, damit es nicht später im Leben zu

Unsicherheiten kommt, ob die Entscheidung, das Kind abzugeben, die richtige gewesen ist. Bezüglich der Entscheidungsfindung sei auf Kapitel 1.5.6 verwiesen (▶ Kap. 1.5.6).

Auch wenn es schwierig sein kann, empfiehlt es sich im Übrigen, wenigstens eine Vertrauensperson hinzuzuziehen. Da auch der Vater des Kindes Rechte hat, die bei einem Adoptionsverfahren berücksichtigt werden müssen, sollte auch er nach Möglichkeit einbezogen werden.

Merke: Auf dem Internetportal des Bundesfamilienministeriums finden sich umfangreiche Informationen über die verschiedenen Arten von Adoption, das Vorgehen und auch Erfahrungsberichte Betroffener.
https://familienportal.de

4.2 Die »verdrängte« Schwangerschaft

Spät wahrgenommene Schwangerschaften sind in Kliniken gar nicht so selten und haben häufig durchaus ein Happy End. In den meisten Krankenhäusern gab es schon Frauen, die z. B. mit einer vermeintlich akuten Blinddarmentzündung in der Chirurgie aufgenommen wurden und bei denen sich dann herausstellte, dass sie kurz vor der Entbindung standen. Auch für Frauenärztinnen/Frauenärzte und Frauenkliniken sind das zwar seltene, aber durchaus geläufige Fälle.

Manche betroffenen Frauen glauben, dass sie ihre Periode nicht mehr bekommen, weil sie schon in den Wechseljahren sind. Oder sie halten leichte Zwischenblutungen in der Schwangerschaft für ihre Regelblutung. Andere wiederum führen ihre Gewichtszunahme auf zu viel Essen zurück und haben vielleicht sowieso Übergewicht, sodass der zunehmende Bauch nicht so sehr auffällt. Und wieder andere halten die Kindsbewegungen für Darmbewegungen, die etwas mit ihrer Ernährung zu tun haben.

In all diesen Fällen ist es vorstellbar, dass es für die betroffenen Frauen gar nicht so leicht ist, sich auf die manchmal schon bald bevorstehende Entbindung einzustellen. Anders als andere werdende Mütter hatten sie keine Gelegenheit, eine Bindung zum Kind aufzubauen und müssen dies nach der Geburt nachholen. Und vielleicht ist es auch in der partnerschaftlichen bzw. familiären Situation gar nicht so einfach, plötzlich ein neues Familienmitglied zu begrüßen und das Leben darauf einzustellen.

Unterstützung in einer solchen Situation finden Betroffene bei Schwangerenberatungsstellen, die anders als manchmal gedacht nicht nur für die Schwangerschaftskonfliktberatung zuständig sind. Sie begleiten Frauen während der gesamten Schwangerschaft und bei Bedarf auch in den ersten Jahren nach der Geburt eines Kindes.

4.3 Die Vertrauliche Geburt

Das Verfahren der »Vertraulichen Geburt« wurde 2014 per Gesetz eingeführt, um die gesetzlich nicht geregelten *Babyklappen* zu ersetzen, bei denen Kinder unter geschützten Bedingungen ausgesetzt und damit zu Findelkindern gemacht werden – ohne die Chance, später ihre leibliche Mutter zu finden. Weiterhin soll die Vertrauliche Geburt die *anonyme Geburt* ersetzen, wie sie in manchen Kliniken durchgeführt wurde. Dabei konnte eine Frau in einer Klinik entbinden, völlig anonym bleiben und ihr Kind in der Klinik zurücklassen, ohne ein geregeltes Adoptionsverfahren zu durchlaufen.

Beide Strategien (Babyklappe/anonyme Geburt) hatten sich ab dem Jahr 2000 entwickelt, als man nämlich glaubte, damit die Tötung von neugeborenen Kindern direkt nach der Geburt verhindern zu können. Bald stellte sich heraus, dass dies nicht der Fall war, sondern dass es nach wie vor zu Neugeborenen-Aussetzungen und -tötungen kam. Andererseits wurden in Babyklappen viel mehr Kinder abgelegt als jemals vorher getötet wurden, und es wurde deutlich, dass man andere Frauen mit diesem »Angebot« erreichte, als man beabsichtigt hatte (Swientek 2007).

Für die Gegner von Babyklappen und anonymer Geburt ging es vor allen Dingen darum, dass die abgebende Mutter keinen geordneten Entscheidungsprozess durchlaufen hat und dass das Kind jeglicher Informationen über seine Herkunft und seiner Rechte (z. B. Recht auf Kontakt zum Vater oder Erbansprüche) beraubt wird. Dass das Fehlen jeglicher Kenntnisse über die eigene Herkunft zu großen psychischen Problemen in der Entwicklung von Menschen führen kann, weiß man aus vielen Zusammenhängen (wie etwa von Kriegswaisen).

Die völlig anonymen Angebote (Babyklappe/anonyme Geburt) können in einer psychisch schwierigen Situation wie einer ungewollten und verheimlichten Schwangerschaft extrem verlockend sein. Die betroffene Frau glaubt, sie könne damit das Problem lösen, ohne sich den Belastungen einer Beratung und der geordneten Entscheidungsfindung auszusetzen. Es wird der vermeintlich leichtere Weg gegangen. Aus psychologisch-psychotherapeutischer Sicht ist das allerdings genau das falsche Vorgehen, wenn es um solche lebenswichtigen Entscheidungen geht. Fragen und Zweifel kommen später mit großer Wahrscheinlichkeit wie ein Bumerang zurück und können dann kaum noch gelöst werden.

Merke: Bezüglich einer Vertraulichen Geburt kann man sich informieren unter www.geburt-vertraulich.de. Dort findet sich auch eine Telefonnummer, unter der man sich anonym beraten lassen kann. Es erfolgt die Vermittlung an eine speziell ausgewählte Beratungsstelle, bei der die betroffene Frau ihre Personalien hinterlegt, dann aber selbst ein Pseudonym wählt, unter dem die Beratung weitergeführt wird. Auch die Geburt erfolgt später unter diesem Pseudonym. Für das Kind wird ebenfalls ein Name festgelegt. Sofort nach der Geburt erfolgt dann die Übernahme des Kindes durch die zuständige Adoptionsberatungsstelle mit Vermittlung in eine Familie.

Die sogenannten *verdrängten Schwangerschaften* sind immer wieder Thema in den Medien, und zwar dann, wenn sie zur Aussetzung oder Tötung des Kindes geführt haben. Menschen im Umfeld einer Frau, die heimlich ein Kind zur Welt gebracht hat, fragen sich später, wie ihnen die Schwangerschaft entgehen konnte? Wieso hat eine Frau die Schwangerschaft nicht festgestellt? Wie konnte sie die körperlichen Veränderungen verstecken? Wieso hat der Partner nichts bemerkt?

Nicht alle diese Fragen sind im Nachhinein zu beantworten, meist haben auch die betroffenen Frauen dafür keine plausible Erklärung. Intensive Klärungsversuche erfolgen beispielsweise bei Frauen, die sich im Rahmen eines Strafverfahrens wegen Aussetzung oder Tötung ihres Neugeborenen verantworten müssen. Ganz pauschal kann man sagen, dass es sich in der Regel um Frauen handelt, die *nicht* psychisch krank sind, die aber oftmals Defizite in ihrer Persönlichkeit haben. Besonders bei der Problemlösung und bei der Auseinandersetzung mit eigenen Schwierigkeiten haben sie die Tendenz, »den Kopf in den Sand zu stecken« und sich nicht damit zu beschäftigen. Selbst wenn sie die Schwangerschaft feststellen, warten sie ab, unternehmen nichts und treffen keine Vorbereitungen. Das macht natürlich auch die Inanspruchnahme einer Vertraulichen Geburt schwierig. Trotzdem kann dieses Angebot eine bestimmte Gruppe von Frauen erreichen, wie etwa Frauen, die ihr Kind zwar zur Adoption freigeben möchten, aber die Sorge haben, dass sie in ihrer Familie oder vom Partner wegen der Schwangerschaft bedroht werden könnten.

Auch wenn die Vertrauliche Geburt nicht das optimale Vorgehen im Falle einer Adoptionsfreigabe ist, so ist es doch den Angeboten Babyklappe und anonyme Geburt eindeutig vorzuziehen!

4.4 Schwanger nach sexueller Gewalt

Die Feststellung, nach einer Vergewaltigung schwanger geworden zu sein, fügt einem bereits tragischen, oftmals lebensverändernden Ereignis noch eine besondere Komplikation hinzu: Nun muss man sich mit der Frage auseinandersetzen, wie es weitergehen soll. Ist ein Schwangerschaftsabbruch das Richtige? Könnte man sich vielleicht sogar vorstellen, das Kind auszutragen und selbst aufzuziehen oder zur Adoption freizugeben? Dies sind Entscheidungen, die natürlich mit den eigenen Werten und auch der eigenen Stärke zu tun haben. Und manchmal muss man in einer solchen Situation seine bisherigen Vorstellungen über Bord werfen, z. B. die Sicherheit: »Ich würde nie ein Kind abtreiben.«.

Übrigens liegt auch bei einer Schwangerschaft, die nach einer Vergewaltigung entstanden ist, die Zeitgrenze für einen Abbruch beim Ende der 12. Schwangerschaftswoche (nach Empfängnis). Diese recht enge Grenze der sogenannten *kriminalistischen Indikation zum Schwangerschaftsabbruch* kann zu großen Problemen führen, da die Betroffene sich vielleicht bis dahin noch niemandem öffnen konnte oder auch die Schwangerschaft gar nicht wahrgenommen hat. Nur in besonderen Ausnahmefällen ist in der späteren Schwangerschaft wegen der enormen psychischen Belastung der Betroffenen noch ein Schwangerschaftsabbruch nach *medizinischer Indikation* möglich (▶ Kap. 3.2.2), am ehesten noch bei *familiärem sexuellem Missbrauch*. Ansonsten bleibt nur die Möglichkeit der Adoptionsfreigabe, wenn sich die Frau nicht für das Kind entscheidet.

Um diese Situation zu vermeiden, gehört zur ersten Versorgung nach einer sexuellen Gewalterfahrung in der Regel eine zeitnahe Einnahme der *»Pille danach«*, die bis zu 120 Stunden nach dem Geschlechtsverkehr eingenommen werden kann. Diese wird auch dann empfohlen, wenn eine Frau die Pille nimmt, denn auch die ist ja nie absolut sicher, und Einnahmefehler können rasch geschehen. Unabhängig von einer Anzeige und sofortigen gynäkologischen Untersuchung kann sich jede Frau diese »Pille danach« in einer Apotheke besorgen; sie ist nicht mehr verschreibungspflichtig.

Die Untersuchung durch die Frauenärztin/den Frauenarzt ist unabhängig von der Erstattung einer Anzeige dringend zu empfehlen. Die Befunde werden dokumentiert, und später kann darauf zurückgegriffen werden. Auch Infektionen kann vorgebeugt werden.

Hat die Frau sich nicht untersuchen lassen und sich auch nicht sofort bei der Polizei gemeldet, z. B. aus Schamgefühlen, dann kann die Frist für einen Schwangerschaftsabbruch (Ende 12. SSW) verpasst werden. Dann geht es nicht ohne selbst vorgenommenen mehrfachen Schwangerschaftstest und Vorstellung bei der Frauenärztin/beim Frauenarzt, spätestens wenn der Test positiv ist.

Merke: Egal ob man Anzeige erstatten möchte oder nicht, empfiehlt sich nach sexueller Gewalt ebenso wie bei familiärem Missbrauch der Kontakt zu einer Opfer-Beratungsstelle (wie etwa Weißer Ring, ▶ Kap. Weiterführende Literatur und hilfreiche Webseiten), wo man jederzeit auch anonyme und telefonische Beratung in Anspruch nehmen kann.

Entscheidet sich eine Frau nach der sexuellen Gewalterfahrung keine Anzeige zu erstatten, um die oben genannte kriminalistische Indikation zum Schwangerschaftsabbruch zu bekommen, kann sie sich ganz normal einen Beratungsschein einer Schwangerenberatungsstelle als Voraussetzung für einen *Schwangerschaftsabbruch nach Beratungsregelung* ausstellen lassen (▶ Kap. 3.2.1). In der psychosozialen Beratung, die dafür erforderlich ist, wird sicher auch das Thema Adoption angesprochen, und die Beraterin kann gegebenenfalls einen Kontakt zur zuständigen Adoptionsvermittlungsstelle herstellen.

Ist die Schwangerschaft bereits zu weit fortgeschritten, um noch einen Schwangerschaftsabbruch nach Beratungsregelung oder mit kriminalistischer Indikation durchführen zu lassen, ist also die zwölfte Woche vorbei, und man hat die Schwangerschaft vielleicht sogar verheimlicht, dann sollte man sich mit der Möglichkeit der Adoptionsfreigabe, eventuell nach vorausgegangener *Vertraulicher Geburt* (▶ Kap. 4.3) auseinandersetzen.

Problemlösung kurzgefasst

- Die Freigabe eines Kindes zur Adoption ist eine weitreichende Entscheidung und sollte in einem Beratungsprozess entsprechend vorbereitet werden.
- Wird eine Schwangerschaft erst sehr spät oder sogar erst kurz vor der Entbindung festgestellt, dann empfiehlt sich die Inanspruchnahme professioneller Beratung, z. B. in einer Schwangerenberatungsstelle oder bei einer Psychotherapeutin. Das kann dabei helfen, die Mutterbindung zum Kind aufzubauen.
- Wird die Schwangerschaft verheimlicht, weil es für einen Schwangerschaftsabbruch zu spät ist und das Kind nicht selbst aufgezogen werden soll, stellt die Vertrauliche Geburt die zweitbeste Lösung nach einem geordneten Adoptionsprozess dar.
- Da alle Beteiligten der Schweigepflicht unterliegen, kann man die Beratung hinsichtlich der eigenen Entscheidungsfindung auch in einer sozial oder familiär schwierigen Situation in Anspruch nehmen.
- Als Opfer sexueller Gewalt empfiehlt sich eine professionelle Beratung und Unterstützung durch eine spezialisierte Beratungsstelle, und zwar unabhängig von der Entscheidung, ob die Schwangerschaft ausgetragen oder abgebrochen wird.

5 Psychische Diagnosen im Detail

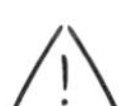

Typische Probleme

- In Behandlungsberichten und Bescheinigungen tauchen Diagnosen auf, ohne dass Betroffene immer wissen, welche Symptomatik damit gemeint ist.
- Nicht selten verständigen sich Ärzte untereinander oder mit den Krankenkassen nur mit den sogenannten ICD-10-Kategorien, die aus Buchstaben und Zahlen bestehen.
- Erst mit größerer Erfahrung wissen Betroffene selbst, was damit gemeint ist.
- Macht man sich Sorgen um andere und fragt sich, ob sie psychisch erkrankt sind, möchte man auch als Laie erkennen können, um welche Störung es sich evtl. handelt.

Auf die Vielfältigkeit und die Bedeutung einzelner Gefühlszustände wurde zu Beginn des Buches ausführlich eingegangen, vor allem auf die Abgrenzung zwischen normal und eventuell behandlungsbedürftig. In diesem Kapitel sollen *die wichtigsten Diagnosen* im Vordergrund stehen, die Ärztinnen/Ärzte und Psychologinnen/Psychologen verwenden. Die Störungsbilder, die in den vorherigen Kapiteln erwähnt und zum Teil auch schon beschrieben wurden, werden mit ihren offiziellen diagnostischen Kriterien und Bezeichnungen vorgestellt. Vielleicht wirken solche Bezeichnungen manchmal »hölzern« und formell, vor allem in Arztbriefen oder Bescheinigungen, während der Arzt/die Ärztin einen ganz anderen Begriff gebraucht hat. Der Grund liegt darin, dass das eine die »ärztliche Umgangssprache« ist, die für Patienten verständlich sein soll. Das andere ist die »ärztliche Fachsprache«, bei der hinter sehr kurzen Diagnoseschlüsseln, die manchmal nur aus Buchstaben und Zahlen bestehen, bestimmte allgemein vereinbarte Diagnosen stecken, die jede Ärztin/jeder Arzt versteht.

5.1 Die ICD – das gebräuchliche Diagnosesystem

Bei den im Folgenden vorgestellten diagnostischen Bezeichnungen handelt es sich um Begriffe, die aus der ICD stammen. ICD ist die Abkürzung für »International Classification of Diseases« (auf Deutsch: Internationale Klassifikation von Krankheiten), das Diagnosesystem, das die Weltgesundheitsorganisation (World Health Organization = WHO) herausgibt. Die ICD wird immer wieder überarbeitet, in aufwändigen Prozessen werden die diagnostischen Kriterien für die einzelnen Störungen von Fachleute-Gremien beraten und ggf. nach neuen Erkenntnissen angepasst. Aktuell arbeiten wir noch mit der ICD-10, der 10. Fassung. Die ICD-11 soll voraussichtlich Anfang 2022 in Kraft treten (DIMDI 2020). Allerdings ist noch nicht klar, wann die deutsche Übersetzung vorliegen wird.

Die ICD-10-Kriterien sind in vielen deutschsprachigen Ausgaben herausgegeben worden (z. B. Dilling 2015, worauf wir in diesem Buch hauptsächlich Bezug nehmen), aber auch im Internet verfügbar (▶ Kap. Weiterführende Literatur und hilfreiche Webseiten). Da immer wieder auch Aktualisierungen vorgenommen werden, sind geringe Abweichungen zwischen den Versionen möglich.

Es gibt für alle Fachbereiche eigene Kapitel. Für die Gynäkologie ist das das Kapitel G, für die Psychiatrie das Kapitel F. Alle gynäkologischen Diagnosen beginnen also mit einem G, die psychiatrischen mit einem F. Schon alleine eine F-Codierung macht jedem Arzt/jeder Psychologin auf der Welt deutlich, dass es sich um ein psychisches Störungsbild handelt. Ein Psychiater weiß dann anhand der folgenden Zahlen (z. B. F32), um was genau es geht. Er kennt die dahinterstehenden diagnostischen Kriterien, in diesem Fall die einer einmaligen depressiven Episode.

Die Kenntnis der eigenen Diagnose-Kategorie nach ICD kann also auch hilfreich sein, wenn man einmal im Ausland psychiatrische oder psychologische Hilfe benötigt.

5.2 Depressive Episoden

In diese Kategorie werden die meisten Depressionen in der Schwangerschaft oder nach der Geburt eingeordnet; das sind die postpartalen Depressionen, in der allgemeinen Literatur meist als postnatale Depressionen bezeichnet. Lediglich die sogenannten reaktiven Depressionen nach Totgeburt oder ähnlichen Ereignissen finden sich in der Kategorie »Anpassungsstörungen«.

Zur Stellung der Diagnose »depressive Episode« ist nach ICD-10 neben der Feststellung einer *depressiven Kernsymptomatik* auch die Einordnung der Depression nach ihrem *Schweregrad* erforderlich.

Als depressive Episode wird ein zeitlich abgesetzter depressiver Zustand bezeichnet mit einer *Mindestdauer der Kernsymptomatik von zwei Wochen*. Zur Kernsymptomatik gehört das Vorhandensein von gedrückter Stimmung, Interessenverlust, Freudlosigkeit und Antriebsminderung. Die Verminderung der Energie führt zu erhöhter Ermüdbarkeit und Aktivitätseinschränkung, deutliche Müdigkeit tritt oft nach nur kleinen Anstrengungen auf.

Kriterien einer depressiven Episode (nach ICD-10 F32)

Kernsymptomatik:

1. Depressive Stimmung in einem für die Betroffenen deutlich ungewöhnlichen Ausmaß, die meiste Zeit des Tages, fast jeden Tag, im Wesentlichen unbeeinflusst von den Umständen
2. Interessen- oder Freudeverlust an Aktivitäten, die normalerweise angenehm waren
3. Verminderter Antrieb oder gesteigerte Ermüdbarkeit

Andere häufige Symptome:

1. Verlust des Selbstvertrauens oder des Selbstwertgefühls
2. Unbegründete Selbstvorwürfe oder ausgeprägte, unangemessene Schuldgefühle
3. Wiederkehrende Gedanken an den Tod oder an Suizid, suizidales Verhalten
4. Klagen über oder Nachweis eines verminderten Denk- oder Konzentrationsvermögens, Unschlüssigkeit oder Unentschlossenheit
5. Psychomotorische Agitiertheit oder Hemmung (subjektiv oder objektiv)
6. Schlafstörungen jeder Art
7. Appetitverlust oder gesteigerter Appetit mit entsprechender Gewichtsveränderung

Die gedrückte Stimmung ändert sich von Tag zu Tag wenig, reagiert meist nicht auf die jeweiligen Lebensumstände, kann aber charakteristische Tagesschwankungen aufweisen. In einigen Fällen stehen zeitweilig Angst, Gequältsein und motorische Unruhe mehr im Vordergrund als die Depression.

Für die Diagnose depressiver Episoden aller 3 Schweregrade wird gewöhnlich eine *Dauer von mindestens 2 Wochen* verlangt. Kürzere Zeiträume können berücksichtigt werden, wenn die Symptome ungewöhnlich schwer oder schnell aufgetreten sind.

Nach den diagnostischen Leitlinien der ICD-10 wird außerdem der *Schweregrad der depressiven Episode* festgestellt und eingeordnet (durch eine Zahl hinter der Diagnose F32) (► Tab. 5.1).

Tab. 5.1: Subtypen der depressiven Episode (nach ICD-10)

ICD-10-Kategorie	Schweregrad der depressiven Episode	Kernsymptomatik 1. Depressive Stimmung 2. Interessenverlust 3. Antriebsminderung	Andere Symptome 1. Vermindertes Selbstwertgefühl 2. Schuldgefühle 3. Suizidalität 4. Konzentrationsstörungen 5. Getriebenheit oder Hemmung 6. Schlafstörungen 7. Appetitstörungen
F32.0	***Leichte*** **depressive Episode**	Mindestens 2 Kernsymptome sind vorhanden	1 oder mehrere andere Symptome sind vorhanden (Gesamtzahl der Symptome inkl. Kernsymptome 4 oder 5)
F32.1	***Mittelgradige*** **depressive Episode**	Mindestens 2 Kernsymptome sind vorhanden	1 oder mehrere andere Symptome sind vorhanden (Gesamtzahl der Symptome inkl. Kernsymptome 6 oder 7)
F32.2	***Schwere*** **depressive Episode** ***ohne*** **psychotische Symptome**	Alle Kernsymptome sind vorhanden	1 oder mehrere andere Symptome sind vorhanden, davon einige besonders ausgeprägt (Gesamtzahl der Symptome inkl. Kernsymptome mind. 8) Keine Halluzinationen, Wahn oder depressiver Stupor
F32.3	***Schwere*** **depressive Episode** ***mit*** **psychotischen Depressionen**	Alle Kernsymptome sind vorhanden	Schwere depressive Episode wie unter F32.2 beschrieben. Es bestehen jedoch Halluzinationen, Wahnideen, schwere psychomotorische Hemmung oder Stupor

Treten depressive Episoden *wiederholt* auf, dann werden sie nach den gleichen inhaltlichen Kriterien eingeordnet, allerdings statt in die Kategorie F32 in die F33 (rezidivierende, d. h. wiederkehrende Störungen). Die Unterteilung in die Untergruppen bleibt ebenfalls gleich, also beispielsweise F33.1 für eine mittelgradige depressive Episode im Rahmen einer rezidivierenden (= wiederkehrenden) depressiven Störung.

5.3 Hypomanie/Manie/Bipolare Störung

Die Manie bzw. die leichtere Form, die Hypomanie, ist das Gegenstück zur Depression. In diese Kategorien wird ein Teil der Psychosen in der Schwangerschaft und nach der Entbindung diagnostisch eingeordnet, nämlich die, die mit gehobener Stimmung (Euphorie), Größenideen, gesteigerter Aktivität und vermindertem Schlafbedürfnis einhergehen (▶ Tab. 5.2).

Tab. 5.2: Symptomatik der hypomanischen/manischen Episode (nach ICD-10)

ICD-10-Kategorie	Art der affektiven Episode	Symptomatik/Charakteristika
F30.0	**Hypomanie**	A. Gehobene oder gereizte Stimmung in einem für den Betroffenen deutlich abnormen Ausmaß an mindestens 4 aufeinanderfolgenden Tagen. B. Mindestens 3 der folgenden Merkmale müssen vorhanden sein und die persönliche Lebensführung beeinträchtigen: • Gesteigerte Aktivität oder motorische Ruhelosigkeit • Gesteigerte Gesprächigkeit • Konzentrationsschwierigkeiten oder Ablenkbarkeit • Vermindertes Schlafbedürfnis • Gesteigerte Libido • Übertriebene Einkäufe oder andere Arten von leichtsinnigem oder verantwortungslosem Verhalten • Gesteigerte Geselligkeit oder übermäßige Vertraulichkeit
F30.1	**Manie *ohne* psychotische Symptome**	A. Die Stimmung ist vorwiegend gehoben, expansiv oder gereizt und für den Betroffenen deutlich abnorm. Dauer: mindestens 1 Woche. B. Mindestens 3 der folgenden Merkmale müssen vorliegen (4 bei gereizter Stimmung) und eine schwere Störung der alltäglichen Lebensführung verursachen: • Gesteigerte Aktivität oder motorische Ruhelosigkeit • Gesteigerte Gesprächigkeit (»Rededrang«) • Ideenflucht oder subjektives Gefühl von Gedankenrasen • Verlust normaler sozialer Hemmungen, was zu einem den Umständen unangemessenen Verhalten führt • Vermindertes Schlafbedürfnis • Überhöhte Selbsteinschätzung oder Größenwahn • Ablenkbarkeit oder andauernder Wechsel von Aktivitäten oder Plänen • Tollkühnes oder rücksichtsloses Verhalten, dessen Risiken die Betroffenen nicht erkennen, z. B. Ausgeben von Lokalrunden, törichte Unternehmungen, rücksichtsloses Fahren • Gesteigerte Libido oder sexuelle Taktlosigkeit
F30.2	**Manie *mit* psychotischen Symptomen**	Gleiche Symptomatik wie F30.1, aber Vorhandensein von Wahn (meist Größenwahn) oder Halluzinationen (meist Stimmen, die unmittelbar zum Betroffenen sprechen)

Handelt es sich nicht um die erste manische bzw. hypomanische Episode, dann erfolgt die Zuordnung nach denselben Kriterien unter der Codierung F31 (rezidivierende = wiederkehrende bipolare Störung).

5.4 Psychotische Störungen

Auch in die folgenden Kategorien gehören einige der in der Schwangerschaft oder nach der Entbindung auftretenden Psychosen; auf die manischen bzw. hypomanischen Episoden wurde schon hingewiesen (▸ Kap. 1.7.4 und ▸ Kap. 5.3). Wie wahrscheinlich deutlich wird, unterscheiden sich die folgenden psychotischen Störungen nur in wenigen Aspekten, was die Abgrenzung für den Laien zusätzlich erschwert. Wichtig ist die Differenzierung trotzdem, da sich die verschiedenen Störungsbilder beispielweise im weiteren Verlauf und in der Behandlung unterscheiden.

Da die Diagnose einer Psychose schwierig zu stellen ist und auch die einzelnen Symptome für den Nicht-Fachmann schwieriger zu erkennen sind als bei anderen Erkrankungen, soll für diese Störungsgruppe auf die Darstellung der genauen Kriterien verzichtet werden, sie werden nur allgemein beschrieben (nach ICD-10).

Die *schizophrenen Psychosen* (ICD-10 F20) sind durch Störungen des Denkens, des Verhaltens und der Wahrnehmung gekennzeichnet. Auch unangemessene oder verflachte Gefühlsäußerungen (Affekte) kommen häufig vor. Die Bewusstseinsklarheit und intellektuellen Fähigkeiten sind in der Regel nicht beeinträchtigt. Die wichtigsten Symptome sind Wahnsymptome, Halluzinationen und Beeinflussungssymptome. Bei eher schleichend beginnenden und längerfristig verlaufenden Erkrankungen können auch sogenannte »Negativsymptome« auftreten, z. B. Störungen des Antriebs und der Konzentration.

Im Rahmen einer schizophrenen Psychose können sich Heilung und Neuerkrankung abwechseln; manchmal kommt es im langfristigen Verlauf auch zur Chronifizierung, d. h. zum dauerhaften Bestehen von Krankheitssymptomen.

Die *akuten polymorphen Psychosen* (ICD-10 F23) sind Störungen, die von ihrer Symptomatik her den schizophrenen Psychosen sehr ähnlich sein können. Eine vielgestaltige (= polymorphe) Symptomatik ist typisch. So treten beispielsweise psychotische Symptome auf, wie Wahnvorstellungen und Halluzinationen, aber auch Störungen der Gefühlswelt (affektive Störungen), des Antriebs und des Verhaltens. Typisch ist der besonders plötzliche (= akute) Beginn innerhalb weniger Tage oder Stunden, der sich auch in der Bezeichnung der Störung wiederfindet. Weiterhin typisch ist der Beginn der Erkrankung im Zusammenhang mit einem plötzlich aufgetretenen belastenden Lebensereignis (nach den ICD-10-Kriterien innerhalb von zwei Wochen vor Beginn).

Polymorphe psychotische Episoden können wiederholt auftreten. Insgesamt aber hat die Erkrankung eine deutlich bessere Prognose als die klassische Schizophrenie. Zwischen den Episoden kommt es in der Regel zur vollständigen Heilung.

Bei den *schizoaffektiven Störungen* (ICD-10 F25) handelt es sich um episodenhaft auftretende Störungen, bei denen sowohl die Symptome einer depressiven oder manischen Episode auftreten als auch Symptome, die zur Schizophrenie zu rechnen sind. Es handelt sich also um ein *Mischbild*, wobei die einzelnen Anteile (Depression, Manie, schizophrene Symptome) gleichzeitig oder auch im Wechsel vorhanden sein können. Bereits diese kurze Beschreibung macht deutlich, dass es sich oft um sehr turbulente, »bunte« Krankheitsbilder handelt. Wegen dieser Vielfältigkeit des klinischen Bildes ist die genaue diagnostische Zuordnung schwierig, weshalb hier nicht im Einzelnen darauf eingegangen werden soll.

Auch schizoaffektive Störungen haben in der Regel einen eher gutartigen Verlauf mit vollständiger Gesundheit zwischen den Krankheitsepisoden. Vor allem eine regelmäßige vorbeugende medikamentöse Behandlung verbessert die Prognose dieses Störungsbildes.

5.5 Angststörungen

Hier sind die diagnostischen Kriterien für die wichtigsten Kategorien von Angsterkrankungen nach der ICD-10 dargestellt (▶ Tab. 5.3). Die klinische Bedeutung, das Auftreten und die Auswirkungen sind andernorts beschrieben (▶ Kap. 1.6).

Tab. 5.3: Angststörungen (nach ICD-10)

ICD-10-Kategorie	Art der Angststörung	Symptomatik/Charakteristika
F40	**Phobische Störung**	• Störungsbilder, bei denen die Angst durch einzelne bzw. eindeutig definierte Situationen hervorgerufen wird • Die Situationen werden möglichst vermieden bzw. führen zu Fluchtverhalten • Die in der Situation entstehende Furcht geht mit verschiedenen vegetativen Symptomen einher, wie etwa Herzklopfen, Schweißausbrüchen, Angst vor Kontrollverlust, Angst, wahnsinnig zu werden, zu sterben etc. • Phobische Ängste treten häufig gemeinsam mit Depressionen auf
F40.0	**Agoraphobie**	• Bei der Agoraphobie stehen Befürchtungen im Vordergrund, das Haus zu verlassen, Geschäfte zu betreten, in Menschenmengen und auf öffentlichen Plätzen sein, allein mit öffentlichen Verkehrsmitteln zu reisen • Die Agoraphobie kann *ohne* (F40.00) oder *mit* Panikattacken (F40.01) auftreten • Als Begleitsymptome sind Depressionen sowie soziale Phobien häufig
F40.1	**Soziale Phobie**	• Die Furcht vor der kritischen Betrachtung durch andere Menschen steht im Vordergrund und führt zur Vermeidung entsprechender sozialer Situationen • Oft mit ausgeprägter Selbstwertproblematik verbunden

Tab. 5.3: Angststörungen (nach ICD-10) – Fortsetzung

ICD-10-Kategorie	Art der Angststörung	Symptomatik/Charakteristika
		• Meist begleitet von vegetativen Symptomen, wie etwa Erröten, Händezittern, Übelkeit, Drang zum Wasserlassen
F40.2	**Spezifische Phobien**	• Phobien, die auf eng umschriebene Situationen bzw. Auslöser bezogen sind, z. B. Höhe, Dunkelheit, geschlossene Räume, bestimmte Tiere etc. • Verbunden mit entsprechendem Vermeidungsverhalten und in manchen Fällen auch Panikzuständen
F41	**Andere Angststörungen**	• Oberbegriff für Störungen, bei denen die Angst im Vordergrund steht, ohne an bestimmte Situationen oder Auslöser gebunden zu sein. Depressive und Zwangssymptome können vorhanden sein, sind aber zweitrangig
F41.0	**Panikstörung**	• Störung mit wiederkehrenden Panikattacken, die nicht auf bestimmte Situationen oder Auslöser bezogen sind • Typische Begleitsymptome sind Herzrasen, Erstickungsgefühle, Schwindel, Entfremdungsgefühle, als Folge die Furcht zu sterben, die Kontrolle zu verlieren oder verrückt zu werden • Depressive Begleitsymptome sind häufig • Besteht die Depression bereits zu Beginn der Panikattacken, handelt es sich wahrscheinlich um eine depressive Episode mit Panikattacken
F41.1	**Generalisierte Angststörung**	• Wesentliches Symptom ist eine generalisierte (also umfassende) und anhaltende Angst, ohne auf bestimmte Situationen oder Auslöser bezogen zu sein (»frei flottierend«) • Vegetative Begleitsymptome sind häufig (Nervosität, Zittern, Muskelspannung, Schwitzen, Herzklopfen, Schwindel etc.) • Nicht selten besteht die Furcht, der Betroffene selbst oder ein Angehöriger könnte einen Unfall haben oder schwer erkranken

Wegen der besonderen Bedeutung von Panikattacken, was den Leidensdruck für Betroffene und die entstehenden Auswirkungen betrifft, werden hier zusätzlich die diagnostischen Kriterien dargestellt.

Charakteristika einer Panikattacke (nach ICD-10)

- Einzelne Episode von intensiver Angst oder Unbehagen
- Abrupter Beginn
- Innerhalb weniger Minuten ist ein Maximum der Symptomatik erreicht; Dauer mindestens einige Minuten

- Mindestens vier der folgenden Symptome müssen vorhanden sein, davon mindestens eins der Symptome 1 bis 4:

Vegetative Symptome:

1. Herzstolpern, Herzklopfen oder erhöhte Herzfrequenz
2. Schweißausbrüche
3. Zittern
4. Mundtrockenheit

Symptome, die Brust und Bauch betreffen:

5. Atembeschwerden
6. Beklemmungsgefühl
7. Brustschmerzen und -missempfindungen
8. Übelkeit oder Missempfinden im Bauch (z. B. Unruhe im Magen)

Psychische Symptome:

9. Schwindel, Unsicherheit, Schwäche, Benommenheit
10. Unwirklichkeits-/Entfremdungsgefühl (Derealisation, Depersonalisation)
11. Angst vor Kontrollverlust, Angst verrückt zu werden
12. Angst zu sterben

5.6 Zwangsstörungen

Zwangsstörungen sind charakterisiert durch wiederkehrende Zwangsgedanken oder Zwangshandlungen (▶ Tab. 5.4). Stehen die Zwangssymptome eindeutig im Vordergrund, handelt es sich am ehesten um eine Zwangsstörung. Allerdings können Zwangssymptome auch als Teil einer Depression oder gemeinsam mit Angstsymptomen vorkommen. Auf das Auftreten von Zwangssymptomen in der Schwangerschaft (▶ Kap. 1.9) und als Symptom einer postnatalen Depression (▶ Kap. 1.7.6) wurde schon eingegangen.

Tab. 5.4: Zwangsstörungen (nach ICD-10)

ICD-10 Kategorie	Art der Zwangsstörung	Symptomatik/Charakteristika
F42.0	**Vorwiegend *Zwangsgedanken* und Grübelzwang**	• Störung, bei der zwanghafte Ideen, bildhafte Vorstellungen oder Zwangsimpulse im Vordergrund stehen und für die betreffende Person fast immer quälend sind
F42.1	**Vorwiegend *Zwangshandlungen* (Zwangsrituale)**	• Meist beziehen sich die Zwangshandlungen auf Reinlichkeit, besonders Händewaschen, wiederholte Kontrollen oder übertriebene Ordnung und Sauberkeit • Dem Verhalten liegt Furcht vor Gefahr zugrunde. Das Ritual ist ein wirkungsloser oder symbolischer Versuch, die Gefahr abzuwenden

Weil es nicht einfach ist, Zwangssymptome zu verstehen und von anderen Symptomen abzugrenzen (z. B. von akustischen Halluzinationen = Stimmenhören), sind in der nächsten Tabelle die genauen Kriterien für die Symptome Zwangsgedanken und Zwangshandlungen nach ICD-10 dargestellt (▶ Tab. 5.5).

Tab. 5.5: Charakteristika von Zwangsgedanken und Zwangshandlungen (nach ICD-10)

Art des Zwangs	Symptombeschreibung
Zwangsgedanken	• Ideen, Vorstellungen, Impulse, die stereotyp immer wieder auftreten • Fast immer quälend; die betroffene Person versucht häufig erfolglos, Widerstand zu leisten • Gedanken werden als zur eigenen Person gehörig erlebt, auch wenn sie als unangenehm und abstoßend empfunden werden • Sie werden in der Regel als übertrieben bzw. unsinnig erkannt
Zwangshandlungen	• Handlungen und Rituale, die ständig wiederholt werden. • Sie werden nicht als angenehm erlebt und dienen auch nicht dazu, nützliche Aufgaben zu erfüllen • Oft »Vorbeugung« gegen ein objektiv unwahrscheinliches Ereignis, was der betroffenen Person Schaden bringen könnte oder bei dem sie selbst Unheil anrichten könnte • Im Allgemeinen als sinnlos und ineffektiv erlebt • Angst ist meist vorhanden; werden Zwangshandlungen unterdrückt, verstärkt sich die Angst deutlich

5.7 Reaktionen/Anpassungsstörungen/ Posttraumatische Belastungsstörung/ Somatische Belastungsstörung

Die psychischen Reaktionen nach dem Verlust eines Menschen oder nach einem anderen traumatischen Erlebnis (z. B. Fehlgeburt oder Totgeburt, Verkehrsunfall, Erleben von Gewalt) können von verschiedenem Ausmaß und unterschiedlicher Dauer sein. Symptome wie Traurigkeit, Weinen, Grübeln etc. sind Teil einer normalen Trauerreaktion, die zur Bewältigung des Verlustes bzw. des traumatischen Erlebnisses wichtig sind. Beispiele für Reaktionen, die über Trauer hinausgehen und als – wenn auch vorübergehende – psychische Störungen eingeordnet werden, sind in der folgenden Tabelle aufgeführt (▶ Tab. 5.6). Dabei sind allerdings nur die wichtigsten genannt.

Tab. 5.6: Reaktionen/Anpassungsstörungen (nach ICD-10)

ICD-10 Kategorie	Art der Anpassungsstörung	Symptomatik/Charakteristika
F43.0	**Akute Belastungsreaktion**	• Unmittelbare Reaktion auf ein belastendes Ereignis. • Nach anfänglicher »Betäubung« oft Depression, Angst, Ärger, Wut, Verzweiflung, Überaktivität, sozialer Rückzug • Dauer 2 bis 3 Tage
F43.1	**Posttraumatische Belastungsstörung**	• Auftreten innerhalb von 6 Monaten nach dem Ereignis • Wiedererleben der Situation mit Flashbacks, Albträumen • Andauerndes Gefühl des Betäubtseins, emotionale Stumpfheit • Vermeidung von Situationen oder Reizen, die an das Trauma erinnern • Begleitsymptome: Depression, Reizbarkeit, Überwachheit, Schreckhaftigkeit, Schlaflosigkeit
F43.2	**Anpassungsstörungen**	• Oberbegriff für das Auftreten psychischer Symptome und Verhaltensstörungen nach einer klar zu benennenden Belastung (wie etwa eine Totgeburt)
F43.20	**Kurze depressive Reaktion**	• Vorübergehender leichter depressiver Zustand, der nicht länger als 1 Monat dauert
F43.21	**Längere depressive Reaktion**	• Leichter depressiver Zustand auf eine länger anhaltende Belastungssituation, der aber nicht länger als 2 Jahre dauert
F43.22	**Angst und depressive Reaktion gemischt**	• Sowohl Angst als auch depressive Symptome sind vorhanden

Im aktuellen Diagnosesystem ICD-10 gibt es zudem die Kategorie der *somatoformen Störungen*. Diese Diagnose ist bereits länger in der Diskussion, so dass es im geplanten ICD-11 eine neue Bezeichnung geben wird, voraussichtlich die F54 »somatische Belastungsstörung«. Exzessive, belastende und anhaltende Ängste, Gefühle und Verhaltensweisen in Bezug auf körperliche Symptome (ob medizinisch nachweisbar oder nicht) stehen bei dieser Diagnose im Vordergrund. Dies können auch unangemessene und andauernde Gesundheitssorgen sein. Die Diagnose wird erst gestellt, wenn es zu erheblichen Einschränkungen im Alltag kommt und ein exzessiver Aufwand an Zeit und Energie für die Beschäftigung mit den Symptomen betrieben wird und dies länger als sechs Monate anhält.

5.8 Essstörungen

Frauen mit Essstörungen in der Vorgeschichte haben nicht nur häufig Probleme, schwanger zu werden (wie etwa mit schwerer Magersucht, bei der Periode und Eisprung ganz ausbleiben können). Auch die Schwangerschaft als solche kann belastend sein und mit körperlichen Problemen einhergehen (▶ Kap. 1.10). In der folgenden Tabelle sind die Kriterien für die beiden wichtigsten Störungen, die Anorexie (Magersucht) und die Bulimie (Brechsucht), dargestellt (▶ Tab. 5.7).

Tab. 5.7: Charakteristika von Essstörungen (nach ICD-10)

ICD-10-Kategorie	Art der Essstörung	Symptomatik/Charakteristika
F50.0	**Anorexia nervosa**	• Absichtlich herbeigeführter und/oder aufrechterhaltener Gewichtsverlust • Z. B. durch strenge Diät, übermäßigen Sport, Gebrauch von Abführmitteln • Body Mass Index (BMI) ≤ 17,5 oder mindestens 15 % unter dem Normalgewicht • Körperschemastörungen (die Betroffene selbst sieht ihren Körper wesentlich dicker als Menschen in ihrer Umgebung) • Als Folge häufig Ausbleiben der Periode (Amenorrhoe)
F50.2	**Bulimia nervosa**	• Unwiderstehliche Gier oder Zwang zu essen • Häufige Ess-Attacken • Stetige Beschäftigung mit Nahrungsmitteln • Versuch, der Gewichtszunahme durch selbstausgelöstes Erbrechen, Gebrauch von Abführmitteln, Appetitzüglern etc. entgegenzuwirken • Untergewicht, auch Normalgewicht oder Übergewicht möglich

Für die *Adipositas* (schweres Übergewicht) gibt es keine eigene ICD-10-Kategorie unter den psychischen Störungen. Trotzdem sind es häufig psychische Faktoren, die zu deutlichem Übergewicht führen, und psychische Probleme, die mit dem bestehenden Übergewicht einhergehen. Es finden sich typischerweise Selbstwertprobleme, sozialer Rückzug, Depressivität und Antriebslosigkeit. Einige Übergewichtige neigen zum sogenannten *»binge eating«*. Das sind Heißhungerattacken, z. B. auf Süßes oder andere hochkalorische Nahrungsmittel, die aber im Gegensatz zur Bulimie nicht erbrochen werden.

5.9 Emotional-instabile Persönlichkeit (Borderline-Persönlichkeit)

Die emotional-instabile Persönlichkeit, auch als Borderline-Persönlichkeit bezeichnet, ist neben der narzisstischen Persönlichkeit wahrscheinlich die bekannteste Persönlichkeits-Diagnose. Der aktuell gültige Begriff ist »emotional-instabile Persönlichkeit«, allerdings hält sich die Bezeichnung »Borderline-Störung« bzw. »Borderline-Persönlichkeit«, die früher verwendet wurde, immer noch. Dies liegt wahrscheinlich auch daran, dass ein Subtyp der emotional-instabilen Persönlichkeit der »Borderline-Typus« ist (▶ Tab. 5.8). Dieser ist in der Praxis auch der häufigere Typ.

Wenn bestimmte Persönlichkeitsmerkmale ein so klares Ausmaß erreichen, dass ein Mensch deutlich von der Norm abweicht und dies für ihn selbst oder für die Umgebung zu einem erheblichen Leidensdruck führt, dann spricht man von einer *Persönlichkeitsstörung*.

Anders als bei anderen in diesem Kapitel abgehandelten psychischen Störungen, wie etwa den Depressionen oder den Angststörungen, ist die Diagnostik einer Persönlichkeitsstörung viel schwieriger. Es gibt viel weniger klare Kriterien, die man »einfach so abhaken« kann, um zu entscheiden, ob es sich »nur« um Persönlichkeitsmerkmale oder tatsächlich um eine Persönlichkeitsstörung im medizinisch-psychiatrischen Sinne handelt.

Die Persönlichkeit und damit auch die Persönlichkeitsstörung entstehen vor dem Hintergrund der eigenen Biografie mit allen ihren familiären und sozialen Einflüssen. Schon in der Kindheit kann man bei den meisten Menschen erkennen, wohin sich die Persönlichkeit voraussichtlich entwickelt. Hinzu kommen dann eventuell erlebte Belastungen oder sogar Gewalterfahrungen in der Kindheit und Jugend, die die weitere Entwicklung beeinflussen. Insofern ist es nicht verwunderlich, dass gerade Frauen, die häufiger als Männer Opfer von sexuellem Missbrauch und von sexueller Traumatisierung werden, eine *emotional-instabile Persönlichkeit* entwickeln, bei der solche Erfahrungen eine wichtige Rolle spielen. Deshalb soll in der folgenden Tabelle auch nur die emotional-instabile Persönlichkeit kurz skizziert werden (▶ Tab. 5.8).

Tab. 5.8: Charakteristika einer emotional-instabilen Persönlichkeitsstörung (Borderline-Persönlichkeit) (nach ICD-10)

ICD-Kategorie	Art der Persönlichkeitsstörung	Symptomatik/Charakteristika
F60.3	**Emotional-instabile Persönlichkeit (Borderline-Persönlichkeit)**	• Tendenz, Impulse ohne Berücksichtigung von Konsequenzen auszuleben • Verbunden mit unvorhersehbarer Neigung zu emotionalen Ausbrüchen und impulsivem Verhalten
F60.30	**Impulsiver Typus**	• Es stehen emotionale Instabilität und mangelnde Impulskontrolle im Vordergrund
F60.31	**Borderline-Typus**	• Es liegt zusätzlich eine Störung des Selbstbildes vor • Eine Neigung zu intensiven, aber instabilen Beziehungen mit Überidealisierung und Abwertung • Neigung zu selbstdestruktivem (= selbstzerstörerischem) Verhalten und Autoaggressionen bis zu Suizidversuchen

5.10 Suchterkrankungen

Die Suchterkrankungen werden in der ICD-10 unter F1 kategorisiert. Für jede *Art von Substanz* gibt es eine eigene Unterkategorie (wie etwa F10 für Alkohol, F12 für Cannabis). Weiterhin wird unterschieden, ob es sich tatsächlich um eine *Abhängigkeit* handelt oder »nur« einen »schädlichen Gebrauch« (eine Vorstufe der Sucht). Es kann codiert werden, ob es sich um *Entzugssymptome* handelt oder um andere psychische Folgeerscheinungen (wie etwa eine Psychose). Und schließlich wird auch noch der *aktuelle Zustand* festgestellt (z. B. aktuell intoxikiert, d. h. unter Drogeneinfluss stehend, aktuell abstinent oder auch längerfristig abstinent, d. h. ohne Drogenkonsum).

Die kurze Aufzählung macht schon deutlich, dass an dieser Stelle keine differenzierte Darstellung der einzelnen Diagnosekategorien möglich ist. Dennoch kann man durch die am Anfang stehende 1 hinter dem F (= F1x) erkennen, dass es sich um eine psychische Störung handelt, die mit psychoaktiven Substanzen, wie etwa Alkohol oder Drogen, in Verbindung gebracht wird. Übrigens wird auch die Abhängigkeit von *Tabak* in dieser Kategorie untergebracht (F17).

5.11 Organische psychische Störungen

Die Kategorie organische psychische Störungen (ICD-10 F0) umfasst verschiedene Krankheitsbilder, die ursächlich mit einer Hirnfunktionsstörung in Zusammenhang stehen. Hier werden beispielweise psychische Störungen als Folge von Erkrankungen des Gehirns eingeordnet. Zu erwähnen ist der Einfluss von Substanzen, wie etwa Drogen oder Medikamenten, und von schweren körperlichen Erkrankungen (z. B. schwere Infektion mit Fieber, Hirntumor). Auch psychische Störungen, die bei Drogen- oder Alkoholentzug auftreten (z. B. Entzugsdelir), gehören in diese Kategorie.

Organische Psychosen können plötzlich auftreten, wie etwa als Verwirrtheit nach einer Narkose, als Fieber-Psychose bei schwerer Infektion, aber auch schleichend beginnend als hirnorganische Abbauerscheinung (= Demenz, z. B. Alzheimer-Erkrankung).

Im Zusammenhang mit Schwangerschaft und Entbindung sind organische Psychosen heute sehr selten geworden, da die gute Vorsorge während der Schwangerschaft und die medizinische Versorgung nach der Geburt schlimme fieberhafte Infektionen und andere Komplikationen i. d. R. verhindern und diese darüber hinaus heute gut behandelbar sind.

Problemlösung kurzgefasst

- Findet man sich trotz Betrachtung der genauen Details in einer Diagnose nicht wieder, sollte man mit der behandelnden Ärztin/dem Arzt darüber sprechen.
- Sie/er kann ggf. erläutern, warum diese Diagnose gestellt wurde.
- Als mündige Patientin überschreitet man damit keine Grenze!
- Auch Menschen mit psychischen Erkrankungen sollten sich mit ihrer Erkrankung/Diagnose beschäftigen.
- Expertin für die eigene Erkrankung zu werden hilft vor allem beim verantwortungsvollen Umgang mit den Behandlungsmöglichkeiten.

6 Selbsthilfestrategien

In den vorhergehenden Kapiteln wurden bereits verschiedentlich Strategien zur Selbsthilfe zu verschiedenen Themen aufgezeigt, die hier nochmals ausführlich und im Überblick dargestellt werden sollen. Losgelöst von der Grundproblematik können die Strategien je nach Bedarf individuell zusammengestellt und vor allem ausprobiert werden.

Merke: Da sich die beschriebenen Selbsthilfestrategien direkt an die Betroffenen wenden, ist dieses Kapitel auch in der direkten Ansprache geschrieben. Angehörige oder Beraterinnen/Berater können die gewählten Formulierungen ggf. im Gespräch mit der Betroffenen/Klientin/Patientin verwenden.

Die hier gewählten Strategien werden teils in Psychotherapien und Beratungssituationen professionell angeleitet und genutzt, wie z. B. einige Entspannungsmethoden oder die Betrachtung von Modellen der Angstentstehung. Nach dem ersten Einüben in der Psychotherapie wenden Betroffene sie dann eigenständig an. Da viele der dargestellten Probleme und Symptome nicht immer sofort längerfristiger Psychotherapie bedürfen, auch wenn sie als störend wahrgenommen werden, ist es uns wichtig, Ihnen etwas an die Hand zu geben, womit Sie sich schnell besser fühlen können.

Es gilt aber auch hier, die Grenzen zu erkennen. Werden Symptome nicht besser, sollten Sie immer professionelle Hilfe aufsuchen. In Kapitel 7 beschreiben wir, wie und wo Sie Hilfe finden (▶ Kap. 7).

6.1 Die eigenen Ressourcen nutzen

Wichtig ist uns an dieser Stelle aber zuerst noch der Hinweis auf Ihre eigenen Ressourcen, über die Sie ja bereits verfügen und die Sie in anderen Situationen schon erprobt haben. Alle Menschen nutzen ständig ihre eigenen Ressourcen, um Probleme zu lösen bzw. diesen zu begegnen und sie zu bewältigen. Manchmal müssen die vorhandenen Ressourcen nur erneut aktiviert werden oder nochmals konkret benannt werden, damit sie auch verfügbar sind.

Ressourcen sind »Mittel« bzw. Stärken, mit deren Hilfe man sein Leben gestaltet und Schwierigkeiten begegnet. Dies können Fähigkeiten und Kompetenzen sein, die *zur Persönlichkeit gehören* oder die man *im Laufe des Lebens erworben* hat (z. B. Humor, Organisationstalent, Ausgeglichenheit, Optimismus, Bildung) sowie *zwischenmenschliche Möglichkeiten* (Kommunikationsfähigkeit, Einbindung in der Familie, Freundschaften, Partnerschaft, Hilfe annehmen können). Als Ressourcen gelten auch *materielle Mittel* (Einkommen, Wohnraum, Geld), womit Unterstützung und Hilfe wie z. B. eine Haushaltshilfe, Tagesmutter, Pflege oder Medizinische Versorgung leichter organisiert werden können.

Vielleicht sind Sie aber in einer Situation, wo Sie feststellen müssen, dass diese bereits erprobten Ressourcen nicht ausreichen oder Ihnen gerade nicht zur Verfügung stehen, nicht zugänglich sind. Dann können die nachfolgend beschriebenen Strategien Ihnen helfen, diese zu reaktivieren oder als neu erlernte Ressource zusätzlich eingesetzt werden.

6.2 Strategien zur Entspannung

Entspannung kann das innere Anspannungsniveau herunterregulieren und beruhigt damit Körper und Psyche. Entspannung wird sehr unterschiedlich erzeugt und wahrgenommen. Jeder muss für sich die verschiedenen Strategien ausprobieren und herausfinden, welche geeignet und wirksam sind.

Wissenschaftliche Studien konnten aufzeigen, was Entspannung in unserem Körper bewirkt (Eichenberg und Abitz 2008). Das sogenannte vegetative (autonome) Nervensystem regelt das gesamte zentrale Nervensystem mit den Körperfunktionen wie Herzschlag, Atmung und Blutdruck. Im Nervensystem agieren zwei Gegenspieler, der Sympathikus und der Parasympathikus.

Durch den *Sympathikus* können wir auf Belastungen und Stress aktiv reagieren, sind zu körperlichen und geistigen Höchstleistungen fähig. *Unter Stress* werden Adrenalin und Noradrenalin (Hormone) ausgeschüttet, Blutdruck und Atemfrequenz steigen, der Herzschlag erhöht sich. Auch die Muskelspannung nimmt zu, zudem werden die Zucker- und Fettreserven im Körper mobilisiert. Beschwerden wie beispielsweise Schmerzen können durch diese Reaktionen weiter verschlimmert werden.

Daher versucht man, den Gegenspieler zu aktivieren, den *Parasympathikus*, der bei Regeneration und Entspannung wirksam wird. Bestimmte Körperprozesse und Organfunktionen werden von ihm durch die Entspannung der Muskulatur »gedämpft«. Die Atmung wird tiefer, langsamer und gleichmäßiger, die tiefe Bauchatmung wird möglich. Die Herzfrequenz nimmt ab, der Puls beruhigt sich, der Blutdruck sinkt. Viele Menschen spüren während der Entspannungsübungen ein Kribbeln und Wärmegefühle in Händen und Füßen, was durch die Gefäßerweiterung erreicht wird. Die Blutgefäße weiten sich, es fließt mehr Blut hindurch. Misst man während eines Entspannungszustands die Hirnströme, lassen sich auch dort Veränderungen feststellen.

Entspannung kann nicht alle körperlichen Beschwerden bekämpfen, aber Reaktionen des Körpers auf diesen Stress deutlich abmildern. Wir zeigen hier die gängigsten Entspannungsmethoden auf, ohne einen Anspruch auf Vollständigkeit zu haben. Diese Entspannungsverfahren werden auch als ergänzende Maßnahme zur medikamentösen und insbesondere psychotherapeutischen Behandlung psychischer Störungen eingesetzt. Im ambulanten Bereich werden diese Verfahren oft unter psychotherapeutischer Begleitung eingeübt.

Merke: Entspannungsverfahren sind auch sehr gut *eigenständig* einzuüben und zu erlernen, wenn man z. B. zunächst Anleitungen aus dem Internet, aus Büchern oder als Audio-Angebote nutzt. Für Entspannungsverfahren werden Kurse über die Krankenkasse, bei Beratungsstellen oder Volkshochschulen und Familienbildungsstätten angeboten.

6.2.1 Progressive Muskelentspannung (PME) nach Jacobson

Die Progressive Muskelentspannung nach Jacobson (dem »Erfinder« der PME) (Jacobson 1990) ist in der Regel gut zu erlernen. Im Wechsel von Anspannung und Entspannung bestimmter Muskelgruppen erlernt man, aktiv einen entspannten Zustand herbeizuführen, was man dann – besonders bei regelmäßiger Anwendung – als Einschlafhilfe oder zur Beseitigung von Unruhe und Anspannung nutzen kann. Dies ist gerade für Menschen geeignet, »die bei dem Wort Entspannung sofort verspannen« oder eine hohe Grundanspannung mitbringen und sich daher zu Beginn von Entspannungsübungen eher als nervös wahrnehmen. Nacheinander werden verschiedene Muskelgruppen bewusst angespannt, diese Spannung wird kurz gehalten, dann wird diese Muskelgruppe »losgelassen«. Für fast alle Anwender ist sofort ein warmes Strömen oder zumindest eine Veränderung in der Körperpartie spürbar.

> Probieren Sie es einfach einmal mit den Händen aus: Bilden Sie zwei Fäuste, die sie ganz fest zusammenpressen, halten Sie die Spannung für etwa 10–15 Sekunden, öffnen dann beide Fäuste und spüren nach, wie sich die Hände nun anfühlen. Vielleicht stellt sich ein Gefühl der Wärme oder ein leichtes Kribbeln ein. So können auch Arme, Beine, Gesäß, Bauch (lässt man in einer Schwangerschaft eher aus!), Rücken, Schulterpartie und Kopf/Gesicht nacheinander an- und wieder entspannt werden.

Dadurch wird das autonome Nervensystem entspannt, und vor allem Ängste lassen sich hiermit gut reduzieren. Im Liegen und mit geschlossenen Augen lassen sich die An- und Entspannungssequenzen am einfachsten ausüben. PME eignet sich aber auch für andere Haltungen, wenn man schon etwas geübter ist.

Ausführliche Anleitungen zu PME gibt es auf CDs oder in Apps für das Smartphone. Häufig sind die Anleitungen zusätzlich mit entspannender Musik hinterlegt, was den Effekt verstärken kann. Volkshochschulen oder auch Krankenkassen bieten Kurse zu PME an.

6.2.2 Autogenes Training (AT)

Diese autosuggestive Methode (= Methode zur Selbstbeeinflussung) wurde aus der Hypnose heraus entwickelt (Schultz 2004). Das autogene Training ist wahrscheinlich das bekannteste Entspannungsverfahren, und viele Menschen haben sich daran schon einmal versucht. Allerdings liegt nicht jedem die Tiefe der Körperwahrnehmung, auf die man sich einlassen können muss, um beispielsweise die Schwere der Arme oder der Beine oder die Wärme im sogenannten Sonnengeflecht (einem Geflecht von Nervenfasern am Übergang vom Brustkorb zum Bauch) wahrzunehmen. Besonders im akuten Zustand einer Erkrankung oder bei großer Unruhe und Anspannung ist das nicht einfach und kann sogar zur Verstärkung der Symptomatik führen. Es gibt aber viele andere Probleme, bei denen sich die Geduld und die investierte Übungszeit auszahlen und das autogene Training zur Hilfe in schwierigen Situationen werden kann. Geübte können mit zusammengefassten Formeln eine schnelle Ruhe und Wärme im Körper entstehen lassen. Einfacher ist es jedoch, sich diese Formeln zunächst aufsagen zu lassen bzw. vorher selbst eine Audioaufnahme zu machen, um dieser dann mit der Konzentration folgen zu können.

> *Ruheformel*: »Ich bin ganz ruhig.«
> *Schwere- und Wärmeformeln*: »Mein rechter Arm ist schwer. Mein rechter Arm ist warm. Mein linker Arm ist schwer. Mein linker Arm ist warm. Meine Arme sind ganz schwer und warm. Mein rechtes Bein ist schwer. Mein rechtes Bein ist warm. Mein linkes Bein ist schwer. Mein linkes Bein ist warm. Meine Beine sind ganz schwer und warm.«
> *Formel für die Atmung*: »Mein Atem strömt leicht und regelmäßig.«
> *Formel für den Herzschlag*: »Mein Herz schlägt ruhig und regelmäßig.«
> *Formel für den Bauch*: »Mein Bauch ist strömend warm.«
> *Formel für die Stirn*: »Meine Stirn ist angenehm kühl.«

Einzelne Formeln können wiederholt werden, bis sich das erwartete Gefühl einstellt. Auch für das AT gibt es Anleitungen im Internet, als CD oder App. AT wird am einfachsten im Liegen und mit geschlossenen Augen erlernt. Aber auch im Sitzen kann es später angewendet werden.

6.2.3 Imaginationsverfahren/Phantasiereisen

Imaginative Verfahren (abgeleitet von Imagination = Vorstellung, z. B. Phantasiereisen) werden heute in vielfältigen Zusammenhängen angewendet. So sind beispielsweise in Geburtsvorbereitungskursen Übungen mit entspannender Musik und der Anleitung, dazu eine angenehme Vorstellung zu entwickeln, gang und gäbe.

Wer denkt »Was soll das bringen?«, dem kann ein kleines Experiment helfen, die Wirkung nachzuvollziehen:

> Man stelle sich einmal so bildhaft wie möglich vor, wie man in eine leuchtend gelbe, aufgeschnittene Zitrone beißt. Was bemerkt man? Die meisten Menschen berichten bei dieser Übung von vermehrtem Speichelfluss, zu beobachten ist ein Zusammenziehen der Gesichtsmuskulatur. Zusätzlich wird das mit dem sauren Geschmack assoziierte Gefühl ausgelöst (ob angenehm oder unangenehm ist individuell verschieden). Verstärken kann man diese Effekte noch, wenn man sich den Geruch und den Geschmack der Zitrone aktiv vergegenwärtigt.

Bildliche Vorstellungen haben also unmittelbare Auswirkungen auf Körper und Gefühle.

Bei den imaginativen Verfahren wird die positive Macht der Vorstellung bzw. Phantasie gezielt zur Verminderung von Anspannung und auch Ängsten genutzt. Einfacher ist es, diese Übungen anzuwenden, wenn man sie zunächst unter fachlicher Leitung erlernt hat. Da das allerdings nicht immer sofort umzusetzen ist, lohnt sich die Suche nach entsprechenden Audio-Angeboten.

Sich in Gedanken an einen phantasierten Ort zu begeben oder an einen konkret erinnerbaren Wohlfühl-Ort, kann sich sehr beruhigend auf Körper und Geist auswirken. Erinnern wir uns an eine angenehme Situation, z. B. im Urlaub, erinnert sich auch unser Körper an die Umgebungsfaktoren, wie Wärme, Wind, Entspannung, ruhiges Atmen, und begibt sich zurück in diesen erinnerten Zustand. Es gibt viele Phantasiereisen, die Sie auf CD, im Internet oder als App finden.

Hier eine kleine Phantasiereise zum Ausprobieren. Sie können Sie sich auch vorlesen lassen und die Augen dabei schließen, dann ist die Verbindung zu den inneren Bildern noch intensiver.

> Stell dir vor, dass du an einem schönen Sandstrand in den Dünen sitzt. Es ist ein herrlicher Sommertag, du spürst den Sand unter deinen Füßen und zwischen deinen Zehen. Du lässt etwas Sand durch die Finger rieseln. Du spürst die Sonne im Gesicht und auf der Haut, ein leichter Windhauch streicht dir durch die Haare. Du lässt den Blick über den Strand und über das Meer gleiten und genießt die Weite sowie die strahlenden Farben. Du riechst diesen typischen leicht salzigen Geruch des Meeres. Du hörst das Anbranden der Wellen und in der Ferne ein paar Möwen. Lass dir einen Moment Zeit, alles auf dich wirken zu lassen: den Sand unter den Füßen, die Sonne auf der Haut, den Wind in den Haaren, den Blick weit über das Meer schweifend, den Salzgeruch in der Nase. Nimm wahr, wie ruhig und tief dein Atem geht, wenn du dir alle diese Eindrücke vergegenwärtigst – das Spüren des Sandes, die Wärme

der Sonne, das Wasser und den Wind, den Geruch und Geschmack der salzigen Luft, die Geräusche ringsherum, den weiten Blick in die Ferne. Genieße es! Nimm ein, zwei tiefe Atemzüge, bevor du dich langsam von den inneren Bildern und dem Strand verabschiedest und dich schrittweise wieder ganz zurück orientierst. Recke und strecke dich gründlich, um wieder ganz hier anzukommen.

Phantasiereisen können auch in die Berge, an einen See, in einen Garten oder zu einem Waldspaziergang einladen. Suchen Sie sich Ihren persönlichen Wohlfühl-Ort aus!

6.2.4 Meditation

Es gibt die unterschiedlichsten Meditationstechniken, die sich nach ihrer traditionellen, meist religiösen Herkunft unterscheiden. Auch gibt es innerhalb der Religionen wieder verschiedene Richtungen und Schulen bzw. nach einzelnen Lehrern ausgerichtete Methoden. Bei den *passiven Übungen* geht es darum, durch Achtsamkeit bzw. Konzentration den Geist zu beruhigen und sich zu sammeln (► Kap. 6.3). Die in den östlichen Kulturen fest verankerten Meditationsformen fanden in den 1970er Jahren ihren Weg in die westlichen Länder und bekamen hier mehr und mehr Zuspruch. Es gibt eine Vielzahl von Meditations-Seminaren und Kursen. Aber auch hierzu finden sich detaillierte Anleitungen im Internet und über Meditations-Apps. Probieren Sie doch mal eine aus!

6.2.5 Schwangeren-Yoga/aktive Entspannung

Manchen Menschen fällt es viel leichter, durch Bewegung »den Kopf frei zu kriegen« als mit den sogenannten »passiven Entspannungsmethoden« (Meditation), und somit während der Aktivität oder direkt danach ein Gefühl der Entspannung entstehen zu lassen. Der Entspannungs-Effekt im Sinne einer Beruhigung des gesamten autonomen Nervensystems findet jedoch nicht so intensiv statt wie bei ruhigen, passiven Methoden.

Yoga steht in der buddhistischen Tradition und vereint körperliche Fitness mit Meditation, gilt somit neben Zen-Buddhismus, Tantra, Kampfkunst, Gehmeditation und Tanz zu den aktiven Meditationsformen. Viele Frauen profitieren sehr von dieser Kombination. Inzwischen werden Yoga-Richtungen von sehr meditativer Ausrichtung bis hin zu extremer körperlicher Betätigung angeboten.

Entspannend wirkt beim Yoga neben der körperlichen Betätigung die achtsam-akzeptierende Grundhaltung. »Alles was ist« wird mit neugierig liebevollem Interesse wahrgenommen und dabei nicht bewertet. So wird z. B. bei der Atemmeditation achtsam wahrgenommen, wie der Atem einfließt und wieder ausströmt, ohne zu bewerten, ob das gut oder schlecht, schön oder schrecklich ist. Allein die Wahrnehmung, also das sinnliche Erleben, bringt Ruhe und Entspannung.

In der unkomplizierten Schwangerschaft wird in der Regel zu eher zurückhaltender körperlicher Aktivität geraten bzw. zu dem Sport, den die Schwangere auch vorher regelmäßig ausgeübt hat. Yoga in seiner ruhigen, achtsam-akzeptierenden Art ist für die Schwangerschaft auch dann gut geeignet, wenn die Schwangere damit keine Erfahrungen hat. *Spezielle Schwangerschafts-Yogakurse* werden von Krankenkassen, Volkshochschulen und privaten Yogainstituten vielerorts angeboten. Gerade geübte »Yogis« können diese Bewegungsabläufe auch zuhause für sich selbst ausüben oder finden eine Anleitung per Internet oder App ausreichend.

Die Kombination aus Dehnung, Kräftigung, Entspannung, Atemübungen und Meditation kann gegen viele körperliche Beschwerden während der Schwangerschaft helfen und psychisch zur Ruhe führen.

6.2.6 Wichtige Hinweise zu Entspannungsverfahren

Wenn man mit der Anwendung von Entspannungsverfahren beginnt, ist es absolut normal, dass die Konzentration währenddessen auf Abwege gerät. Dadurch soll man sich nicht entmutigen lassen! Wichtig ist, wie beispielsweise beim Yoga, neugierig und liebevoll (ohne sich selbst abzuwerten) darauf zu achten, wo die Aufmerksamkeit hinwandert; dann kann man sie wieder auf die Entspannungsübung richten. Das Gelingen von Entspannungsübungen ist einfach Trainingssache. Zu Beginn von Entspannungsübungen haben manche Teilnehmer den Anspruch, dass sofort eine nachhaltige Wirkung spürbar sein sollte, und wenn das nicht gelingt, denken sie, sie hätten etwas falsch gemacht. Dem ist nicht so.

Zunächst wirkt die Entspannungsübung in dem Moment der Durchführung. Es ist anzunehmen, dass zu Beginn des Trainings die Anspannung nach Beendigung der Entspannungsübung mehr oder weniger schnell wieder ansteigt, vor allem wenn bestehende Belastungen nicht grundsätzlich zu beseitigen sind. Aber der erneute Anstieg der Anspannung beginnt von einem niedrigeren Level als ohne Entspannungsübung, und die Seele hatte eine entspannte Pause.

Merke: Bei der Anwendung von Entspannungsübungen gilt: Möglichst häufiges Üben ohne Anspruch auf Perfektion. Dann tritt mit der Zeit auch ein nachhaltiger Effekt ein!

6.3 Strategien der Achtsamkeit

Im Grunde handelt es sich bei den Übungen zur Achtsamkeit ebenfalls um eine Entspannungsmethode. Da diese jedoch weite Verbreitung gefunden hat, das Wort »Achtsamkeit« in vieler Munde ist und wir diesem Thema gerade als Bewältigungsmechanismus während einer Schwangerschaft besondere Beachtung zukommen lassen wollen, heben wir die Achtsamkeit mit einem eigenen Kapitel hervor.

Ende der 1970er Jahre entwickelte der Medizinprofessor Jon Kabat-Zinn aus der Tradition buddhistischer Meditationen ein Programm zur Stressbewältigung, das sogenannte MBSR-Training (Mindfulness-Based Stress Reduction = Stressbewältigung durch Achtsamkeit) (Kabat-Zinn und Kappen 2011).

Dabei geht es um eine besondere Form der Aufmerksamkeit. Sehr bewusst erlaubt man sich dabei selbst, jede innere und äußere Erfahrung im gegenwärtigen Moment vorurteilsfrei zu registrieren und zuzulassen. Gewohnheitsmäßige, automatisch ablaufende und unbewusste Reaktionen können dadurch reduziert werden. Das Empfinden von Glück und Lebensfreude wird weniger von äußeren Bedingungen abhängig gemacht, die Verbindung zu eigenen inneren Ressourcen bewusst gemacht. Dadurch kommt es insgesamt zu einer Beruhigung und Stabilisierung. Menschen, die Achtsamkeit praktizieren, erleben sich als geduldiger mit höherer Selbstakzeptanz, fühlen sich Problemen besser gewachsen, fühlen sich weniger ängstlich oder deprimiert. Auch negative Impulse und aufbrausendes Verhalten können besser kontrolliert werden.

Jon Kabat-Zinn konnte die positiven Auswirkungen dieses Verfahrens vor allem an psychisch wie somatisch belasteten Patienten gut nachweisen. Deshalb eignet es sich unseres Erachtens besonders gut in den hier dargestellten Zusammenhängen mit Sorgen, Symptomen und Krankheiten rund um das Thema Schwangerschaft.

So wie Meditation kann Achtsamkeit nicht von einem auf den anderen Tag erlernt werden. Es gibt achtwöchige MBSR-Trainings, aber auch einzeln abrufbare Achtsamkeits-Meditationen, z. B. im Internet oder als App. Zur »Selbsthilfe« können schon einzelne Übungen beitragen; zwei davon sind in den folgenden Abschnitten dargestellt (▶ Kap. 6.3.1, ▶ Kap. 6.3.2).

6.3.1 Body-Scan

Zum Training gehören verschiedene Übungen wie der sogenannte Body-Scan, der sich sehr einfach erlernen lässt:

> Im Liegen oder Sitzen schließen Sie die Augen oder fixieren einen Punkt vor Ihnen auf dem Boden, damit sich die Konzentration mehr und mehr nach innen richten kann. Wandern Sie mit Ihrer Aufmerksamkeit zu Ihren Füßen. Nehmen Sie diese genau wahr. Wie fühlen sich die Zehen an, wie die Fußsohlen, welche Stellen berühren evtl. den Boden/die Schuhe, sind sie warm oder

> kalt? Gehen Sie mit Ihrem inneren »Scanner« im Körper Stück für Stück nach oben, nehmen Sie Ihre Unterschenkel, Knie, Oberschenkel wahr. Scannen Sie die Empfindungen im Becken-, Wirbelsäulen-, Bauch- und Brustbereich. Betrachten Sie vor dem inneren Auge Ihre Oberarme, Ellbogen, Unterarme, Hände und die einzelnen Finger sowie den Daumen. Wie fühlen sich der Schulterbereich und der Nacken an? Wie geht es dem Kopf, der Kopfhaut, dem Gesicht, den Ohren, den Augen, der Nase, der Mundhöhle, den Lippen?

Nach und nach lassen störende Gedanken nach, und die Konzentration wird immer mehr auf den entspannt daliegenden Körper gelenkt. Deshalb eignet sich diese Übung auch gut zum Einschlafen.

6.3.2 Atem-Meditation

Eine achtsame Atem-Meditation könnte folgendermaßen aussehen:

> Sie begeben sich in eine angenehme Sitz- oder Liegeposition und schließen die Augen. Sie versuchen, die Konzentration von außen immer mehr nach innen wandern zu lassen. Jeder störende Gedanke, der auftaucht, wird von Ihnen auf eine Wolke gesetzt und von einem leichten Wind davongetragen. So darf jeder Gedanke kommen, und er darf vorbeiziehen, unwichtig werden für den Augenblick. Sie beobachten Ihren Atem, ohne die Atemfrequenz zu beeinflussen. Achten Sie darauf, wie es sich anfühlt, wenn der Atem von Ihrer Nase durch die Luftröhre bis tief in Ihren Bauch gelangt. Sie spüren, wie sich Ihr Brustkorb langsam beim Einatmen hebt und beim Ausatmen wieder senkt. Sie merken, wie mit jedem Atemzug Ihr Körper bis in die Fuß- und Fingerspitzen gut mit Sauerstoff versorgt wird. Beobachten Sie das Ein- und Ausströmen des Atmens noch ca. 10 Mal. Alle störenden Gedanken ziehen auf Wolken vorbei, das Vorbeiziehen der Wolken passt sich vielleicht sogar der Atemfrequenz an. Dann orientieren Sie sich langsam zurück, indem Sie ein bis zwei tiefere, belebende Atemzüge nehmen.

Die Wahrnehmung wird bei dieser Übung immer wieder auf das Hier und Jetzt gelenkt (weg von den Gedanken an Vergangenheit oder Zukunft). Bei dieser vorbehaltlosen Wahrnehmung geht es darum, das, was akzeptierend ist, anzunehmen. Gefühle wie Traurigkeit, Angst, Wut, aber auch Schmerzen werden dagegen betrachtet, ohne sie aktiv loswerden zu müssen. Ein Beispiel, das in diesem Zusammenhang gerne genannt wird, ist der Versuch, einen Ball unter Wasser zu drücken – dieser kommt dann mit Wucht wieder hochgeschossen. Es kann also sinnvoll sein, ihn zu betrachten, wie er auf dem Wasser treibt, und ihn damit wegschwimmen zu lassen.

6.4 Strategien zur Angstregulation

Reale Ängste und leicht ausgeprägte Ängste müssen nicht therapiert werden, aber vielleicht ist die eine oder andere Strategie gegen aufkommende Angstsymptome hilfreich, um sie »selbst im Griff zu behalten«. Wir sprechen von »balancierter« Angst, weil es möglich ist, die Angst in ein Gleichgewicht zu bringen mit ihren »Gegenspielern« bzw. Gegenmaßnahmen. Stellen Sie sich zwei Waagschalen vor. Ist zu viel Angst in der einen, muss etwas in die andere Waagschale gelegt werden, um einen Ausgleich zu schaffen. Das kann alles sein, was gegen die Angst wirkt (▶ Kap. 6.5.1). In den folgenden Abschnitten gehen wir auf Anti-Angst-Strategien ein, die Sie leicht für sich selbst umsetzen können. Suchen Sie die hilfreichste für sich aus.

6.4.1 Den Teufelskreis der Angst verstehen

Ängste können sich einschleichen und sich immer weiter ausbreiten, immer stärker werden. Oder ein erster Angstanfall tritt plötzlich und unvorhersehbar auf. Gemeinsam ist allen Ängsten, dass sie meist mit furchtsamen Gedanken starten und häufig verbunden sind mit einer erhöhten Aufmerksamkeit für körperliche Befindlichkeiten. Durch aufkommende Angst verstärken sich die körperlichen Veränderungen (Herzklopfen, schnelleres Atmen). Deren Wahrnehmung führt aber erst durch die Bewertung, dass es sich um »gefährliche Symptome« handelt, zu einer noch stärkeren Angstreaktion. Dies kann sich gegenseitig immer weiter bis zu einer regelrechten Panikattacke (▶ Kap. 5.5) hochschaukeln, weshalb wir auch vom Teufelskreis der Angst sprechen, aus dem es keinen Ausweg zu geben scheint (▶ Abb. 6.1).

Der zunächst einfachste Ausweg aus der Angst scheint die Flucht aus der Situation zu sein bzw. die Vermeidung ähnlicher Situationen. Allerdings hilft das nur sehr kurzfristig. Langfristig viel sinnvoller ist eine echte *Bewältigung der Angstsymptome*. Dazu gehört zu lernen, dass der eigene Körper unter Angst bestimmte Signale sendet, die *keine* Krankheitszeichen sind, sondern normale Reaktionen auf unangenehme Situationen bzw. Gedanken. Diese können wahrgenommen und ausgehalten werden, um sie dadurch immer unbedeutender werden zu lassen. Auch wenn das besonders zu Beginn eine große Herausforderung sein kann, hilft es auf Dauer beim Umgang mit der Angst.

6.4.2 Vertrauen in den Körper zurückgewinnen

Wie wir beim Teufelskreis der Angst gesehen haben, sind Flucht und Vermeidung erst einmal natürliche Reaktionen, um weiteren körperlichen Symptomen und einer immer stärker werdenden Angst (Angstkaskade) zu entkommen. Allerdings kann durch Vermeidung eine Art »Schonhaltung« entstehen, indem der Körper immer weniger beansprucht und gefordert wird, da erhöhter Herzschlag und Atemfrequenz angstauslösend interpretiert werden.

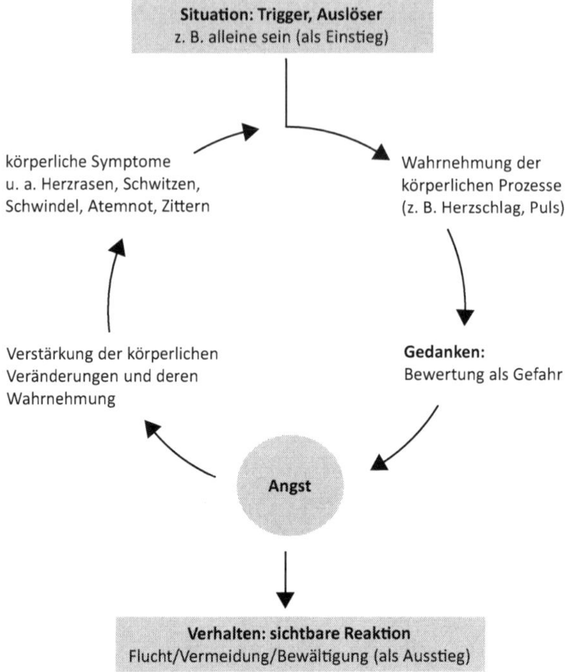

Abb. 6.1: Teufelskreis der Angst

Als besonders bedrohlich kann bei einer erhöhten Atemfrequenz die sogenannte *Hyperventilation* erlebt werden. Durch das schnelle Ein- und vor allem das zu schnelle Ausatmen nimmt die Kohlenstoffdioxid-Konzentration im Blut ab. Dadurch kann es zu Phänomenen wie Kribbeln in den Fingern und Füßen bis hin zu krampfartigen Haltungen (= Pfötchenstellung) derselben kommen. Eine einfache Sofortmaßnahme ist, *in eine Tüte zu atmen*, wodurch das ausgeatmete Kohlendioxid wieder eingeatmet wird und sich damit die Konzentration im Blut reguliert. Mit einer ruhigeren Atmung verschwinden die Symptome sofort.

Schonhaltung und Vermeidungsstrategien verhindern das Lernen und die Erfahrung, dass diese Symptome zu bewältigen sind. Als Gegenmaßnahme können gezielte körperliche Tätigkeiten und Beanspruchung heilsam sein, die automatisch mit einer Steigerung der Herzfrequenz einhergehen. So wird beispielsweise beim leichten Joggen der Puls ansteigen. Mit solchen bewusst herbeigeführten körperlichen Anstrengungen und der Wahrnehmung der begleitenden körperlichen Erscheinungen als normal (wie etwa Steigerung der Herzfrequenz bei Anstrengung) wird die Erfahrung möglich, was der Körper tatsächlich alles aushält und wie sich die körperlichen Veränderungen anfühlen, wenn sie nicht mit der Bewertung »Gefahr« verbunden sind. Abgesehen davon darf man sich bei solchen Aktivitäten selbst »auf die Schulter klopfen«, weil man etwas für seinen Körper und die Gesundheit getan hat.

Auch in der Schwangerschaft ist der Körper in der Regel leistungsfähig und belastbar. Sportarten, die man vorher regelmäßig ausgeführt hat, dürfen in der Schwangerschaft weiter betrieben werden, wenn keine anderweitigen Probleme und Komplikationen vorliegen.

Gerade in der Schwangerschaft verändert sich der Körper stark, was besonders für ängstliche Frauen zu einer Abfolge vieler »Warnsignale« führen kann. Ein ausführliches Gespräch mit der behandelnden Gynäkologin/dem Gynäkologen kann helfen, die Veränderungen besser zu verstehen und einzuordnen sowie die eigene Belastbarkeit abschätzen zu können.

6.4.3 »Die Angst hereinbitten«

Gerade ängstliche Menschen wünschen sich eine absolute Angstfreiheit. Sie sind häufig gedanklich damit beschäftigt, wie sie die Angst loswerden, wie sie aufhören können, sich Katastrophen auszumalen und Schlimmes zu denken.

Die Angst »außen vor« halten zu wollen, kann sehr viel Energie kosten, auch deshalb, weil es eine komplette Angstfreiheit in gesundem Maße nicht gibt. Ängste gehören zu unserem Leben und haben schützende Wirkung (▶ Kap. 1.6.1).

Anstatt die ganze Kraft darauf zu verwenden, »keine Angst haben zu wollen«, kann es entlastend sein, »die Angst hereinzubitten«.

Beispiel »Der Tiger«

Wenn die Angst ein Tiger wäre, möchte man diesen gerne im Blick behalten, man möchte ihn zähmen und bändigen. Dafür muss man sich ihm zuwenden, ihm in die Augen schauen, mit ihm kommunizieren. Man versucht, seine Sprache zu lernen, seinen Reaktionen zuvorzukommen. Man möchte ihm genug zu Fressen geben, damit er nicht böse wird. Vielleicht möchte man ihn auch an die Leine nehmen oder einen großen Käfig für ihn bereitstellen. Wenn man ihn (oder die Angst) aber ignoriert und so tut, als wäre er (sie) nicht vorhanden, springt er (sie) einen aus dem Hinterhalt an. Ein guter Merksatz für dieses Bild könnte sein: »Ich zähme meinen Tiger!«.

Beispiel »Der ungebetene Gast«

Eine weitere Möglichkeit besteht darin, die Angst wie einen ungebetenen, lästigen Gast zu betrachten, den man nun mal nicht gleich wieder loswird. Man kann den Gast hereinbitten, ihn in eine Ecke des Zimmers setzen und ihn bitten, sich ruhig zu verhalten. Zwischenzeitlich würde man sich schon um ihn kümmern, aber nur wenn es gerade passt. Ansonsten muss er sich unterordnen, essen was auf den Tisch kommt und nicht ständig rummeckern. Ja, der Gast (die Angst) ist jetzt da, aber ich selbst bestimme immer noch in meinem Haus/in meinem Körper/in meinem Kopf. Das ist besser, als krampfhaft die Tür zuzuhalten, um den ungebetenen Gast (die Angst) draußen zu halten oder sich im eigenen Haus zu verstecken. Hierfür ist ein guter Merksatz: »Die Angst ist nur zu Gast!«

Dies sind Gedankenspiele, die sehr gut dabei helfen können, die Perspektive und den Blick bezogen auf die eigenen, vielleicht schon lange bekannten Ängste zu verändern. Dadurch verändert sich auch das Angsterleben.

Möglicherweise sagen Sie sich jetzt: »Ja, das geht bestimmt mit vielen Ängsten, aber doch nicht mit meinen, z. B. der Angst, mein Kind zu verlieren.«. Doch, auch dieser Angst »schaut man besser ins Gesicht« als sie ständig »im Nacken zu spüren«. Die Vorstellung von dem, was da hinter einem vor sich gehen könnte, ist meist viel schlimmer als die Realität.

Vielleicht hilft Ihnen folgende Selbstinstruktion:

»Hallo Angst, ich kenne dich inzwischen sehr gut. Du kannst schreckliche Zukunftsbilder in meinem Kopf hervorrufen, so dass sie fast real wirken. Weil ich dich so gut kenne, darfst du dich ab und zu zeigen, aber ich möchte auch manchmal eine Pause von dir. Ich möchte bestimmen, wann ich mich mit dir beschäftige! Ich gönne mir und meinem Kind Zuversicht, ich schenke uns Hoffnung. Ich bleibe mit meinen Gedanken im Hier und Jetzt! Gerade im Augenblick ist alles in Ordnung. Ich kann die Gegenwart ganz bewusst wahrnehmen und spüren, und dieses positive Gefühl gebe ich weiter an mein Kind.«

6.4.4 Gedankenstopp (nicht nur bei Ängsten)

Diese Methode dient wie auch die folgenden (Grübelstuhl, Grübelzeit, Ort innerer Ruhe) der Gedankenlenkung und zur bewussten Abgrenzung von unliebsamen Gedanken und Spannungszuständen.

Der Gedankenstopp ist eine klassische verhaltenstherapeutische Methode. Wenn Sie merken, dass sich ängstliche Gedanken immer wieder in Ihrem Kopf drehen, können Sie diese bewusst stoppen. Sie können sich innerlich ein rotumrandetes Stopp-Schild vorstellen, Sie können aber auch laut »STOPP« sagen. Dieses bewusste Unterbrechen der wiederkehrenden Gedanken kann noch unterstützt werden durch lautes Händeklatschen. Manchen hilft auch ein Erinnerungs-Gummibändchen am Handgelenk, dass man kurz schnalzen lässt, um damit einen Unterbrechungsimpuls zu setzen.

Dieser Gedankenstopp ist ein guter Übergang zu weiteren Strategien, die z. B. gegen *Niedergeschlagenheit/Traurigkeit und Depressivität* (▶ Kap. 6.5) oder *Zwangssymptome* (▶ Kap. 6.6) eingesetzt werden können. Denn auch gegen negatives Grübeln und Problem-Spiralen kann der Gedankenstopp eingesetzt werden. Ängste und Niedergeschlagenheit können eng beieinander liegen. Sie haben z. B. Angst vor einem erneuten Verlust und werden direkt traurig darüber, dass Ihnen wieder etwas Schlimmes wiederfahren könnte. Mit dem Gedankenstopp können Sie sich *zurückholen in das Hier und Jetzt:* »Aktuell ist alles in Ordnung. Es gibt keine Symptome, es geht mir gut!«

6.4.5 Grübelstuhl und Grübelzeit

Zwanghaftes bzw. ständiges Grübeln ist deshalb so belastend, weil es einem keine freie Zeit gibt, um wirklich an andere Dinge zu denken. Gar nicht selten folgt ein negativer Problemgedanke dem nächsten, so dass man sich in einer abwärts führenden Grübelspirale wiederfindet. Die Techniken »Grübelstuhl« und »Grübelzeit« sollen dem entgegenwirken, indem dem Grübeln ein bestimmter Ort und eine begrenzte Zeit eingeräumt werden. Melden sich die Grübeleien zwischendurch, kann man sie immer wieder auf diesen Ort und die Zeit »vertrösten«.

Der *Grübelstuhl* ist also eine Möglichkeit, sich das Grübeln zeitweise zu erlauben, wenn nicht sogar zu verordnen.

Nehmen Sie sich einen Stuhl oder Sessel, aber bitte nicht Ihren Lieblingsplatz. Setzen Sie sich hin und denken Sie über die aktuellen Sorgen, Nöte, Ängste etc. nach. Es lohnt sich auch, einen Zettel zu nehmen und mögliche Lösungsstrategien aufzuschreiben. Wenn Sie von dem Stuhl aufstehen, hören Sie auf zu grübeln. Kommen zwischenzeitlich Grübelgedanken auf, verschieben Sie die auf später, wenn Sie sich wieder auf diesen Stuhl bzw. Platz setzen, der von Ihnen möglichst nur für diesen Zweck genutzt werden sollte.

Und, ganz wichtig. Begrenzen Sie die *Grübelzeiten* auf dem Stuhl! Überlegen Sie sich, wieviel Zeit Sie den Grübeleien pro Tag einräumen wollen. Eine viertel Stunde? Eine halbe Stunde? Sie werden feststellen, dass es manchmal gar nicht so leicht ist, sich »auf Kommando« tatsächlich 15 oder 30 Minuten mit den Grübeleien zu beschäftigen. Aber genau das ist der Trick, dass nämlich *Sie* bestimmen, wie lange es dauern darf.

Optimal wäre es, wenn Sie sich für das Grübeln an dem ausgesuchten Platz eine *feste Uhrzeit* am Tag aussuchen, wo Sie sonst nichts Wichtiges zu tun haben und nicht unter Zeitdruck stehen. Und auch, wenn Sie das Gefühl haben, jetzt kann/will ich gar nicht grübeln: Nehmen Sie die Zeit auf Ihrem Platz in Anspruch. Und wenn Ihre Gedanken dann zu etwas Angenehmem abdriften – umso besser.

6.4.6 Innerer Ort der Ruhe

Ähnlich wie bei den Phantasiereisen können Sie auch an einen sogenannten sicheren oder ruhigen »inneren Ort« reisen. Dies kann ein Ort sein, den Sie schon einmal aufgesucht haben, ein Urlaubsort oder eine besonders angenehme Situation, in der Sie sich entspannt, ruhig, kraftvoll und sicher gefühlt haben.

Um Ihren inneren Ort der Ruhe zu finden und zu festigen, nehmen Sie eine bequeme Stellung im Sitzen oder Liegen ein und schließen Sie die Augen. Dann rufen Sie sich diesen Ort vor Ihrem inneren Auge auf und betrachten ihn mit all Ihren Sinnen, wobei Ihnen Ihre Erinnerungen helfen. Wie sieht es dort aus? Was hören Sie? Was riechen Sie? Was schmecken Sie? Was fühlen

Sie? Je häufiger Sie sich diesen Ort vorstellen, umso leichter stellt sich bereits bei einem Wort (z. B. Strand oder Wasserfall oder Berge) dieser angenehme Zustand, den Sie damit verbinden, wieder ein.

6.5 Strategien zum Umgang mit Sorgen, Niedergeschlagenheit und Depressivität

Bei depressiver Stimmung neigen die Betroffenen dazu, sich in sich selbst zurückzuziehen, passiv zu sein und zu grübeln. Die Gedanken kreisen mehr um sich selbst, als dass der Blick nach außen gerichtet wird. Wenn Energie- und Interesselosigkeit dazukommen, kann sich diese Negativ-Spirale immer weiterdrehen.

6.5.1 Das Bild der Waage

Beim Thema Angst haben wir das Bild der Waage schon erwähnt. Hier wollen wir es noch etwas detaillierter ausführen, weil es vielen unserer Patientinnen als Vorstellung, was sie selbst in schwierigen Situationen tun können, geholfen hat (▶ Abb. 6.2).

Sie stellen sich vor, dass das, was Sie gefühlsmäßig gerade bewegt, in der einen Waagschale liegt. Das können Sorgen, negative Stimmungen, Ängste, aber auch körperliche Beschwerden oder belastende Themen sein.

Sie können bestimmt eine Idee dazu entwickeln, »wie schwer« diese Waagschale sich gerade anfühlt. Manches von dem, was Sie in dieser Waagschale spüren, kann sich möglicherweise nicht »einfach auflösen« lassen. Dann ist es wichtig, gute Gegengewichte zu finden, damit sich diese Schwere ein Stück weit ausgleichen lässt, ohne das Vorhandensein der Sorgen/Nöte an sich zu leugnen. Was also könnten Sie in die Positiv-Waagschale bringen, um sich etwas besser, leichter, fröhlicher, zuversichtlicher zu fühlen?

Es lohnt sich, die eigenen Ideen und Erfahrungen, was einem guttut, tatsächlich *aufzuschreiben*. Gerade wenn die Stimmung einmal sehr schlecht ist, hat man das Gefühl, sich an nichts Positives erinnern zu können. Man steckt in einem »Tunnelblick« fest. Dann kann es helfen, sich seine Positiv-Liste vorzunehmen und sich daran erinnern zu lassen, was man selbst darauf geschrieben hat.

Die nachfolgenden Strategien können Ihnen Anregungen geben, was bei Sorgen und Niedergeschlagenheit bis hin zu Depressivität hilfreich wirken und ein Gegengewicht zu der zweiten, negativ besetzten Waagschale darstellen könnte.

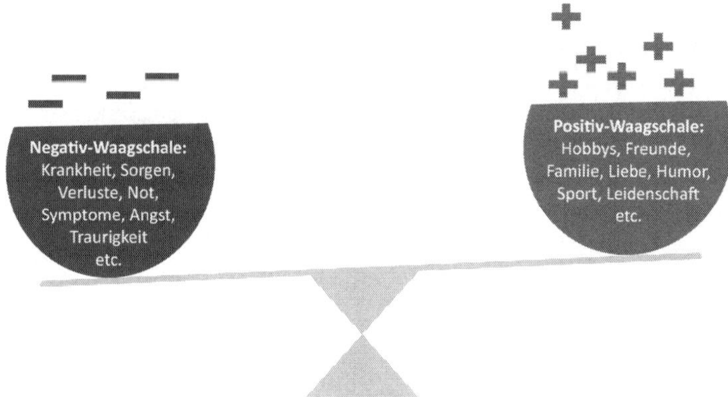

Abb. 6.2: Das Bild der Waage

6.5.2 Bewegung, Sport, Luft und Licht

Wissenschaftlich ist bewiesen, dass sich körperliche Bewegung positiv auf die Stimmung auswirkt. In großen Studien konnte gezeigt werden, dass sportliche Betätigung ähnlich wie ein Antidepressivum (also ein Medikament gegen Depressionen) wirkt (Wegner et al. 2014). Viel Bewegung wirkt sich positiv auf den Serotoninspiegel aus, der für gute Stimmung mit verantwortlich ist (Serotonin ist einer der Botenstoffe im Gehirn). Zudem fördern Sport und Bewegung das Wachstum neuer Nervenzellen im limbischen System – das ist ein Teil des Gehirns, der wesentlich zur Verarbeitung von Gefühlen beiträgt.

Frische Luft und Sonnenlicht wirken sich ebenfalls positiv auf die Stimmung aus. Menschen, die z. B. auf die dunkle Jahreszeit empfindlich mit der Stimmung reagieren, profitieren von sogenannten Tageslicht-Lampen (► Kap. 7.3.2). Aber schon ein Spaziergang bei trübem Wetter ist besser, als drinnen sitzen zu bleiben.

6.5.3 Kontakt und Berührung

Einsamkeit verstärkt den inneren Rückzug, weshalb der Kontakt zu anderen Menschen wichtig ist. Sie können sich mitteilen, austauschen oder einfach nur etwas gemeinsam unternehmen.

Vor allem Frauen tauschen sich gerne in Gesprächen aus. Eine gute Freundin, die Mutter, Schwester, Cousine oder die Nachbarin – wer auch immer Ihnen gerade guttut, könnte aktiviert werden, Sie mit einem Besuch oder Treffen zu unterstützen.

Zudem tut Körperkontakt vielen Menschen sehr gut und kann helfen, Anspannung zu reduzieren. Gerade in längeren Partnerschaften nehmen manchmal die »Alltagszärtlichkeiten«, wie sich kurz zu küssen, sich in den Arm zu nehmen, sich im Vorbeigehen zu berühren, ab. Wenn Sie niedergeschlagen sind, fällt es

Ihnen vielleicht besonders schwer, diese Zärtlichkeiten »zu geben«, gleichzeitig haben Sie aber möglicherweise ein großes Bedürfnis, sie »zu bekommen«. Wenn Sie wissen, dass Ihnen Nähe, Berührung und auch Intimität guttun, dann fordern Sie es ruhig von Ihrem Partner ein. Wenn Sie es schaffen, dies ohne vorwurfsvollen Ton als Wunsch zu äußern, gibt er es Ihnen bestimmt gerne. Bedenken Sie bitte immer, dass er vielleicht ganz unsicher ist, womit er Ihnen in der Situation helfen kann und dankbar für Ihren Hinweis ist. Auch von anderen nahestehenden, lieben Menschen in den Arm genommen werden, kann beruhigend wirken.

Manchmal tut zudem eine gezielte Massage gut. Das können beispielsweise Massagen der Hände und Füße sein oder auch des Nackens, wenn der Rumpf mit zunehmend schwangerem Bauch ausgespart werden soll. Auch das übernimmt vielleicht Ihr Partner gerne, wenn Sie ihm das mitteilen.

6.5.4 Aktivitäten und Pausen

Aktiv zu sein und die trüben Gedanken für kurze Zeit beiseite zu schieben, ist ein gutes Mittel gegen Niedergeschlagenheit. Sie kommen so aus dem »trüben Tunnelblick« wieder heraus, nehmen die Umgebung und auch andere Menschen wieder besser wahr. Manchmal muss man sich zunächst »aufraffen«, Dinge zu tun, von denen man eigentlich weiß, dass sie einem gut tun. Schafft man dies, stellt sich die bessere Stimmung meist schnell ein. Das können Ihre bekannten Hobbys und Aktivitäten sein, aber es lohnt sich ebenfalls, Neues auszuprobieren. (Fröhliche!) Musik hebt übrigens bei sehr vielen Menschen die Stimmung, egal ob sie diese hören, selbst musizieren oder ein Lied vor sich hinsingen.

Schlechte Stimmung kann auch bei einer Überarbeitung oder in einer Überforderungssituation auftreten. Dann ist es wichtig, sich bewusst Pausen einzuräumen und für Ruhe zu sorgen. Da könnten die oben beschriebenen Entspannungsmethoden zum Einsatz kommen – aber vielleicht wissen Sie auch selbst schon gut, was Sie entspannen und zur Ruhe kommen lässt.

6.5.5 Ablenkung/Zeitvertreib

Ablenkung ist bei Psychotherapeuten kein beliebtes »Mittel«. Bei psychischen Problemen, v. a. allem bei Ängsten, bringt Ablenkung im Sinne von »die Ängste dauerhaft verdrängen« keine Verbesserung. Vielmehr führt das eher zur Verfestigung der Ängste, da keine »korrigierenden Erfahrungen« gemacht werden können. Dem eigentlichen Gefühl wird kein Raum gelassen, und somit ist eine Bearbeitung nicht möglich.

Warum empfehlen wir dann bisweilen trotzdem die *konkrete Ablenkung*? Weil Ablenkungsstrategien etwas sind, was Sie, um im Bild der Waage zu bleiben (► Kap. 6.5.1), schwierigen Situationen entgegensetzen können. Sie können damit den Fokus weglenken von dem Problem, das möglicherweise nicht so schnell zu lösen ist (z. B. körperliche Symptome, Erkrankungen in der Schwangerschaft). Diese Ablenkung ist ja nicht als Dauerlösung gedacht, sondern soll Ihnen die Freiheit geben, selbst zu entscheiden, wann Sie sich mit Ihren Ängsten bzw. den negativen Gedanken befassen.

Übrigens gibt es Situationen, in denen Ablenkung gar nicht so einfach zu organisieren ist, z. B. wenn Sie einen längeren Klinikaufenthalt (wie etwa bei vorzeitigen Wehen) auf sich nehmen müssen. Dann ist manchmal echte Phantasie gefragt, um nicht in einen »Klinik-Koller« zu geraten.

Unsere Erfahrung zeigt, dass ein guter Wechsel von Strategien hilfreicher ist, als immer das Gleiche zu probieren. *Nur* Lesen, *nur* Fernsehen, *nur* Telefonieren bringt schnell Erschöpfung und Langeweile. Durch unsere Patientinnen ist eine kleine Liste entstanden, die Möglichkeiten des Zeitvertreibs und der Ablenkung aufzeigt:

- Lesen (Zeitschriften, Bücher, Comics, Einsatz sogenannter Reader oder Nachrichten vom Tablet)
- Hörbücher/Hörspiele
- Fernsehen/Serien
- Arbeiten mit Tablet/Laptop
- Meditation, Entspannungstechniken
- Stricken/Häkeln/Handarbeiten
- Spielkarten, Gesellschaftsspiele
- Tagebuch oder auch wieder einmal einen Brief schreiben
- Körperpflege, vielleicht mit einer besonderen Creme oder Körperöl
- Sich vom Partner massieren lassen/Nacken-, Hand- oder Fußmassage
- Zeichnen/Malen
- Fotobücher anschauen (z. B. mit Familienmitgliedern eigene Babyfotos), Fotobücher erstellen
- Sich besondere Lebensmittel mitbringen lassen (das Lieblingsobst, die Lieblingsschokolade), gemeinsam das Essen zelebrieren
- Netten Besuch organisieren

Möglicherweise finden Sie auf dieser Liste eine Reihe von Dingen, die »Sie immer einmal tun wollten«, zu denen Sie aber keine Zeit gefunden haben. Wenn Sie das nun in dieser schwierigen Zeit umsetzen, könnte das ein zusätzliches Erfolgserlebnis bringen.

Sind Sie nicht stationär aufgenommen und haben Sie nicht den Auftrag, sich zuhause möglichst stark zu schonen, dann können Sie sich natürlich mit deutlich mehr Aktivitäten ablenken, die Mobilität voraussetzen:

- Ihren Hobbies nachgehen
- Sportlich aktiv sein, soweit ärztlich erlaubt
- Museen und Kulturveranstaltungen besuchen
- Einen Einkaufsbummel machen
- Spaziergänge
- Treffen mit Freundinnen

Auch hierbei ist etwas Phantasie gefragt, vor allem wenn andere Menschen wegen ihrer Berufstätigkeit nicht als Begleitung zur Verfügung stehen. Aber auch wenn es manchmal etwas Überwindung kostet, Dinge alleine zu unternehmen: Sehen Sie es sportlich und gleichzeitig als Übung für mehr Selbstbewusstsein.

6.5.6 Akzeptanz

Neben allen Versuchen, unangenehme Gefühle »weg zu bekommen«, weil wir sie alle ungern erleben, gehört die Akzeptanz dazu, dass es sich »auch einmal schlecht anfühlen darf«. Vor allem wenn der Auslöser für die schlechte Stimmung, Niedergeschlagenheit oder Traurigkeit bekannt ist, geht es nicht immer nur darum, alles ganz schnell wieder fröhlich aussehen zu lassen. Zu akzeptieren, dass das Leben bisweilen schwierige Situationen und Herausforderungen bereithält, und das zugehörige Gefühl zuzulassen und zu zeigen, ist durchaus sehr gesund. Die Fachleute nennen das »affektive Schwingungsfähigkeit« – die Stimmung schwingt mit den Situationen mit. Etwas ist traurig – ich kann weinen; etwas ist ärgerlich – ich kann wütend sein; etwas ist lustig – ich kann lachen.

Akzeptanz kann den Druck senken, etwas ganz schnell zum Guten wenden zu müssen, und damit auch für eine gewisse Entspannung in der Situation sorgen. Dies fällt insgesamt optimistischer gestimmten Menschen leichter als pessimistischen und auch Menschen, die eher an »Schicksal« glauben und dieses akzeptieren. Aber auch wenn Sie nicht zu den optimistischen, schicksalsakzeptierenden Menschen gehören: Wenn Sie sich bewusst damit auseinandersetzen, wird es Ihnen zunehmend besser gelingen!

6.5.7 Eine Depression nicht übersehen

Strategien, die Sie gegen Niedergeschlagenheit und traurige Stimmung einsetzen können, haben bei einer ausgeprägten Depression meist keine oder nur minimale Wirkung. Wichtig ist es deshalb, eine genaue Diagnose zu stellen (▸ Kap. 5.2). Wenn die schlechte Stimmung, Traurigkeit, Niedergeschlagenheit trotz aller Gegenmaßnahmen und Strategien nicht abnimmt, gehen Sie bitte zum Hausarzt, Psychiater oder auch erst einmal zu Ihrer Gynäkologin/Ihrem Gynäkologen und lassen sich mit weiteren Maßnahmen helfen.

6.6 Strategien gegen Zwänge

Zwangssymptome sind im Prinzip harmlose, aber enorm störende Symptome (▸ Kap. 1.9, ▸ Kap. 5.6). Bei den Zwangshandlungen ist es die Beeinträchtigung im Alltag, wenn man z. B. wegen eines ständigen erneuten Kontrollierens von Schlössern und Elektrogeräten zu spät zur Arbeit kommt (extra früher aufstehen ist dabei übrigens keine Lösung, sondern verstärkt das Ganze noch). Gerade bei den Zwangshandlungen ist es die begleitende Angst, die dazu verführt, den Zwangsimpulsen nachzugeben. Insofern kommen auch Strategien zum Tragen, die zur Angstregulation beschrieben sind (▶ Kap. 6.4).

Bei den Zwangsgedanken können die Auswirkungen im Verhalten belastend sein, wenn man z. B. Kontakte vermeidet, aus Sorge, Zwangsgedanken eventuell umzusetzen, wie etwa jemanden zu beschimpfen. Viel quälender ist für Betroffene aber die innere Belastung durch die Gedanken, die sich ungewollt immer wieder aufdrängen (▶ Kap. 6.6.1).

Es gibt verschiedene Strategien, zwanghaftem Verhalten oder Denken selbst etwas entgegenzusetzen. Auch wenn man erfolgreich eine Psychotherapie gegen Zwangssymptome absolviert hat, wird man langfristig daran arbeiten müssen, dass die Zwangssymptome sich nicht langsam wieder einschleichen. Auch dabei helfen die folgenden Strategien.

6.6.1 Zwangsgedanken keine Macht geben

Das Hauptproblem von Zwangsgedanken ist, dass ihnen zu viel Bedeutung beigemessen wird. Das Erschrecken über schlechte, bedrohliche, aggressive Gedanken führt zunächst zum Versuch, solche Gedanken wegzudrängen. Das ist in der Regel erfolglos und führt eher dazu, dass sich die Gedanken immer stärker in den Vordergrund drängen. Die meisten Betroffenen machen im Übrigen die Erfahrung, dass sich solche Gedanken in belastenden und stressigen Situationen verstärken.

Die meist sehr negativ geprägten Gedanken werden leicht mit einer *Absicht verwechselt*. Der Gedanke beispielsweise, dem eigenen Kind etwas anzutun, führt zu der Sorge, dass man das tatsächlich tun könnte. Das Denken wird als tatsächliche Bedrohung erlebt, anstatt es im Bereich der Phantasien zu belassen. Dabei wissen wir aus der medizinischen und psychologischen Forschung und klinischen Erfahrung, dass genau das nicht der Fall ist. Zwangsgedanken werden nicht umgesetzt!

Zwangsgedanken sind häufig mit viel Scham verbunden, weil sie der eigenen Grundüberzeugung, der eigenen moralischen Einstellung und der sonst wahrgenommenen eigenen Persönlichkeit meist völlig entgegenstehen. Manche Betroffene fürchten, dass sie allein aufgrund dieser Gedanken höchst unmoralisch, verabscheuungswürdig, wenn nicht sogar kriminell sind. Das führt meist dazu, dass über diese Gedanken nicht gesprochen wird, nicht einmal mit engen Vertrauenspersonen.

Die erste Gegenmaßnahme gegen Zwangsgedanken ist daher, *den Gedanken ihre inhaltliche Bedeutung zu entziehen* und sie bewusst von den Handlungen zu trennen. Unser Verhalten wird von unserem Charakter geprägt und nicht davon, welche Gedanken uns ungewollt in den Kopf kommen! Nur weil man den schlimmen Gedanken hat, jemanden böse zu beschimpfen, tut man es nicht auch.

Achtsamkeit, z. B. mit Hilfe einer Atem-Meditation (▶ Kap. 6.3.2), kann dabei helfen, Gedanken weniger wichtig zu nehmen. Auch der beschriebene Gedankenstopp (▶ Kap. 6.4.4) kann einen Grübelzwang bzw. Zwangsgedanken aktiv unterbrechen.

Wie »die Angst hereinzubitten« kann man auch »Zwangsgedanken hereinbitten«:

> Sobald man versucht, sich gegen den Zwangsgedanken zu wehren, drängt er sich immer mehr auf – so als würde er die ganze Zeit gegen die Tür klopfen. Dann bittet man ihn doch lieber herein, setzt den unliebsamen Besucher auf einen Hocker in die Ecke und gibt ihm eine Zeitschrift zum durchblättern – und fährt mit den eigenen Tätigkeiten fort. Dem Gedanken wird bestimmt bald langweilig, und er verabschiedet sich.
>
> Anders als bei der Angst geht es aber nicht darum, diesem »Besucher« zu signalisieren: »Ich habe später Zeit für dich und schaue dich dann genau an.«. Vielmehr soll der ungebetene Besucher am eigenen Verhalten merken, dass man an ihm überhaupt nicht interessiert ist und dass es einem egal ist, ob er da ist oder nicht. Man beachtet ihn sowieso nicht. So wie Sie auch unangebrachtes Verhalten von Kindern, mit dem diese Sie provozieren wollen, nicht beachten, um es nicht noch zu verstärken.

Anders formuliert: Egal, welchen Inhalt die unangenehmen und ungewollten Gedanken haben: Man darf ihnen *keine Aufmerksamkeit schenken*, wenn man einmal für sich festgestellt hat, dass es den eigenen Werten und Absichten nicht entspricht. Manchmal kann es sehr schwer sein, diese Gedanken *»radikal zu akzeptieren«* und auszuhalten. Aber Akzeptanz braucht meist weniger Kraftanstrengung als sich ständig innerlich dagegen zu wehren. Zumal diese Gedanken bei Nichtbeachtung tatsächlich immer weniger wichtig werden und schließlich verschwinden oder nur noch ab und zu und ganz im Hintergrund auftauchen.

6.6.2 Zwangshandlungen verhindern

Wie schon in Kapitel 5.6 ausgeführt, haben Zwangshandlungen die Funktion, Angst und Anspannung zu vermindern (▶ Kap. 5.6). Waschzwänge und Kontrollzwänge kommen am häufigsten vor. Dabei ist der Übergang zwischen »normaler Sauberkeit« und Waschzwang fließend. Zu Beginn werden die Hände vielleicht zweimal statt einmal gewaschen, später wird es dann immer mehr, bis es vielleicht sogar Stunden dauert. Nur so lässt sich dann noch die Angst bekämpfen. Ähnlich bei den Kontrollzwängen.

Gerade in Situationen, in denen einem gefühlt wenig Kontrolle über eine Situation bleibt, wie z. B. in einer Schwangerschaft, bei der sich ein eigenständiges Leben im eigenen Körper immer weiterentwickelt, können sich Zwänge verstärken, weil sie vermeintlich Kontrolle zurückgeben.

Die praktische Erfahrung zeigt, dass Zwänge die unangenehme Eigenschaft haben, sich *immer mehr auszuweiten*, je mehr Raum man ihnen gewährt. Schließlich bestimmen sie den Alltag fast völlig und beziehen auch den Partner oder die Kinder mit ein, die immer mehr angehalten werden, bestimmte Reinlichkeitsrituale mitzumachen. Deshalb ist es ausgesprochen wichtig, bereits ersten Impulsen zu Zwangshandlungen etwas entgegenzusetzen.

Merke: Zwangsimpulsen darf man nicht nachgeben, weil sie sich dann immer mehr ausbreiten – bis sie das ganze Leben bestimmen.

Nur durch das Verhindern dieser wiederkehrenden Zwangshandlungen kann man den Kreislauf unterbrechen. Es geht somit darum, andere Methoden zu finden, mit denen die aufkeimende Angst und innere Anspannung wieder reguliert werden kann. Da bieten sich die verschiedenen Methoden zu Entspannung, aber auch Achtsamkeit an (▶ Kap. 6.2 und ▶ Kap. 6.3). Bei stark ausgeprägter Symptomatik ist eine Psychotherapie, teils in Kombination mit medikamentöser Unterstützung ratsam. Doch man kann auch selbst dagegenwirken:

Versuchen Sie für sich herauszufinden, was die Quelle der Angst ist (z. B. Angst vor Ansteckung) und überprüfen Sie, wie real diese Angst ist. Fragen Sie z. B. die Frauenärztin/den Frauenarzt, welche Art von Hygiene oder Ernährung sinnvoll ist, um eine Ansteckung des Ungeborenen zu vermeiden. Schreiben Sie sich diese Dinge auf und hängen Sie sich eine gut sichtbare Liste bzw. Anweisung über das Waschbecken oder an den Kühlschrank.

Halten Sie sich an Ihre selbst aufgestellten Regeln! Natürlich wird Angst auftauchen und Ihnen suggerieren, es wäre besser, wenn Sie die Hände ein zweites und drittes Mal waschen. Und vielleicht wird die Angst immer stärker werden, wenn Sie ihr nicht nachgeben. Halten Sie sie aus! Und machen Sie die Erfahrung, dass sie irgendwann weniger wird.

Denken Sie immer daran, dass Sie nur die Wahl zwischen zwei unangenehmen Varianten haben: Entweder jetzt die Angst aushalten und irgendwann loswerden. Oder der Angst nachgeben und ihr immer mehr Raum geben, so dass sie größer und größer wird. Ja, das ist sehr schwer. Aber vielleicht können Sie sich von Ihrem Partner unterstützen lassen. Also unbedingt über die Ängste sprechen!

6.7 Strategien gegen traumatische Erinnerungen

Ob ein Erlebnis als traumatisch erlebt wird, hängt von vielen Faktoren ab, die auch mit einem selbst viel zu tun haben (z. B. der eigenen Vorgeschichte oder der Persönlichkeit). Der Begriff »traumatisch« wird heute für Erlebnisse verwendet, die man früher vielleicht als furchtbar, schrecklich, lebensbedrohlich bezeichnet hätte. Wegen dieses weit verbreiteten Gebrauchs des Wortes traumatisch soll hier nur darauf hingewiesen werden, dass nicht jede dieser Erfahrungen zu einer posttraumatischen Belastungsstörung führt (▶ Kap. 5.7). Trotzdem ist es in Ordnung, den Begriff »traumatisch« zu verwenden, weil damit jeder gleich weiß, was gemeint ist – ein furchtbares, schreckliches Erlebnis.

Fast reflexhaft möchte man unangenehme, erst recht traumatische Ereignisse verdrängen, sie nicht ständig im Kopf haben und immer neu durchdenken müssen. Aber ähnlich wie bei den Zwangsgedanken drängen sich diese Gedanken und Bilder immer wieder von selbst auf. Häufig sind mit traumatischen Erinnerungen auch *Schuldgefühle* verbunden (»Warum habe ich mich nicht gewehrt?«, »Warum habe ich die Gefahr nicht erkannt?«, »Warum habe ich nicht besser reagiert?«), die zusätzlich dazu beitragen, nicht mehr über die Ereignisse sprechen oder nachdenken zu wollen.

Merke: Gibt es Hinweise auf eine posttraumatische Belastungsstörung bei Ihnen, dann sollten Sie nicht versuchen, die hier genannten Strategien alleine anzuwenden. In einer Psychotherapie werden Sie behutsam und unter guter Anleitung mit Ihrem ganz individuellen Tempo behandelt. Gerade in einer aktuellen Schwangerschaft wäre man mit dem Anschauen traumatischer Inhalte sehr vorsichtig.

6.7.1 Reden hilft

Das wiederholte Erzählen der Geschehnisse hilft den Informationsverarbeitungsprozessen im Gehirn. Jeder kennt das Phänomen, dass Erinnerungen und die damit verbundenen Gefühle mit der Zeit verblassen oder dass z. B. eine als peinlich erlebte Situation später mit Distanz sogar als lustig betrachtet und erzählt werden kann. Bleibt diese automatische Verarbeitung nach traumatischen Erlebnissen quasi »stecken«, können sich Symptome einer posttraumatischen Belastungsstörung entwickeln (▶ Kap. 5.7). Neue Erfahrungen können dieses Erleben dann nicht »relativieren« und »überschreiben«. Sind die Erinnerungen zu schmerzhaft und belastend, dann braucht es psychotherapeutische, manchmal sogar medikamentöse Hilfe, damit das Reden, Erzählen und damit die Verarbeitung wieder in Gang kommt. Mit entsprechenden Entspannungsverfahren bzw. speziellen Methoden zur Traumabehandlung wird dieser Prozess dann angeregt.

Heute weiß man auch, dass diese therapeutischen Hilfen nicht zu früh eingesetzt werden sollten, weil damit der normale Verarbeitungsprozess unterbrochen werden kann. Es ist nämlich so, dass es vielen Menschen gelingt, traumatische Geschehnisse selbst gut zu verarbeiten. Vor allem solche, die nicht lebensbedrohlich waren, die sich nicht wiederholt haben bzw. die nicht über einen langen Zeitraum angehalten haben.

Sich mitteilen, anderen von den Bildern, die sich eingeprägt haben, erzählen, die Geschehnisse wiederholt darlegen – das alles hilft, diese zu sortieren und immer weniger bedrohlich werden zu lassen. Das soll nicht die Bedrohlichkeit in der Situation leugnen oder relativieren, sondern das Gefühl stärken, dass die *Geschehnisse in der Vergangenheit liegen* und im Hier und Jetzt nicht mehr bedrohlich sind.

6.7.2 Tresortechnik

Sind die inneren Bilder des Traumas zu heftig, um sich diese anzuschauen, wird in der Psychotherapie die sogenannte Tresortechnik angewendet. Diese können Sie (solange keine ausgeprägte Störung vorliegt) auch im Sinne der Selbsthilfe nutzen. Es handelt sich um eine Art Phantasiereise bzw. Imaginationsübung, mit der Sie die belastenden Inhalte sicher wegschließen:

> Stellen Sie sich vor Ihrem inneren Auge vor, dass Sie einen Raum betreten, in dem ein großer Tresor installiert ist. Schauen Sie ihn sich genau an. Wie groß ist er? Welchen Schließmechanismus hat er? Nur Sie haben die Zahlenkombination oder den Schlüssel dazu. Sie öffnen die schwere sichere Tür und schauen ins Innere. Jetzt legen Sie alle Bilder, Worte, Geräusche, Gerüche und den Geschmack der unangenehmen Erinnerung dort hinein. Überlegen Sie, ob das schon alles war, oder ob noch etwas dazu kommen soll. Dann schließen Sie selbst die schützende Tür und den Schließmechanismus. Nun können Sie sich entspannen und innerlich zurücklehnen. Alles ist dort drinnen sicher aufgehoben, Sie müssen es sich nicht mehr anschauen. Sie entscheiden, wann Sie den Tresor wieder aufschließen.

Wie beim Reden oder dem später noch beschriebenen Schreiben handelt es sich hierbei um eine Distanzierungstechnik, die in der Hypnotherapie und speziellen Traumatherapie Anwendung findet. Analog zur Tresor-Übung kann auch ein *»sicherer innerer Ort«* geschaffen werden. Dies ist die gleiche Übung, die oben zur Angstregulation beschrieben ist, dem »inneren Ort der Ruhe« (▶ Kap. 6.4.6).

6.7.3 Innere Helfer

Bei einem traumatischen Ereignis waren eventuell nicht genügend reale »äußere« Helfer vorhanden. Oder die, die helfen sollten, haben es nicht ausreichend gut gemacht. Fühlen Sie sich hinterher alleine mit den schrecklichen Erlebnissen, kann die Vorstellung eines »inneren Helfers« – einer imaginären Figur, einer Person, eines besonderen Wesens – dabei helfen, sich innere Unterstützung zu holen. Diese Figur gibt Kraft, kluge Hinweise und Rat. Dies könnte eine weise alte Frau sein, so etwa das eigene »alte« Ich mit 80 Jahren und viel gelassener Lebensweisheit. Oder eine Person, die Sie kennen/kannten, wie etwa die Großmutter, die früher auch immer unterstützend und tröstend da war. Oder eine Phantasiefigur mit besonderen Eigenschaften und Kräften. Manchen hilft auch die Vorstellung eines Tieres, das mit bestimmten Merkmalen versehen ist, wie etwa Stärke, Abwehrkraft, Kampfgeist. Eventuell erdenken Sie sich auch unterschiedliche Helfer, die je nach Situation und Bedürfnis unterstützend sein können.

Auch für die bevorstehende Geburtssituation können diese Helfer imaginiert, d. h. in der Vorstellung aktiviert werden. In der folgenden Bildschirmtechnik wird zudem erläutert, wie solche Helfer im Nachhinein hilfreich in die belastenden Bilder eingeflochten werden können.

6.7.4 Bildschirmtechnik

Traumatische Erinnerungen drängen sich den Betroffenen häufig sehr bildhaft auf. Auch Geräusche, Gesprächsinhalte, Töne können hinzukommen. Manchmal läuft das Geschehen wie in einem immerwährenden Film vor dem inneren Auge ab. Das kann einhergehen mit körperlichen Reaktionen, wie Zittern, Schwitzen, Beklemmungen oder Atemnot. Die sogenannte Bildschirmtechnik hilft durch verschiedene Vorstellungen, diese Bilder zu kontrollieren und in eine gewisse Distanz zu bringen.

Versuchen Sie einmal, sich diesen inneren Film auf einem Fernseher vorzustellen. Sie haben dafür die Fernbedienung in der Hand. Sie können zunächst versuchen, den Fernseher auf schwarz-weiß umzustellen. Nehmen wir die Farbe aus der Handlung, entsteht meist eine erste innere Distanz. Sie kennen das aus dem Kino, je größer die Leinwand, je mehr 3-D, je mehr Dolby-Surround, desto mehr fühlen wir uns mitten im Geschehen. Sie können versuchen, den Ton in Ihrem inneren Film leise zu drehen oder sich den Ablauf sogar ohne Ton anzuschauen, wie einen Stummfilm. Auch das schnelle Vorspulen oder Rückspulen des inneren Films kann neue Sinneseindrücke verschaffen. Ist etwas in den Erinnerungen sehr hektisch abgelaufen, können Sie auf Zeitlupe umstellen. Vielleicht gelingt es Ihnen auch, das Bild ganz klein werden zu lassen und es nur noch in einer Ecke des Bildschirms wahrzunehmen, während ein anderer, schönerer Hauptfilm läuft?

Sie können mit Ihrer Fernbedienung aber auch jederzeit den Film stoppen und ausschalten! Das ist sogar die wichtigste Funktion: Sie können den Film stoppen! Sie bestimmen, wann und wie lange Sie sich diesen Film/die Bilder ansehen. Manchen hilft auch die Vorstellung, den Film auf eine Kassette/einen USB-Stick zu speichern und dieses Medium weglegen oder sogar wegschließen zu können. Die Erinnerungen sind nicht gelöscht, sie sind gespeichert. Aber Sie bestimmen darüber, wann, wie und wo Sie sich noch einmal damit beschäftigen.

Wenn Ihnen diese Vorstellung gut hilft, könnten Sie zudem versuchen, sich vorzustellen, an welcher Stelle in dem Film Ihnen etwas gefehlt hat, z. B. eine gute Begleitperson, ein liebes, verständnisvolles Wort oder ähnliches? Die oben erwähnten inneren Helfer könnten hier zum Einsatz kommen. Können Sie diese oder andere hilfreiche Vorstellungen in Ihren Film einbauen? Wie würde der Film dann aussehen? Wie fühlt es sich jetzt an, wenn Sie ihn vor Ihrem inneren Auge ablaufen lassen?

Diese Bildschirmtechnik lässt sich auch mit anderen Bildern in ähnlicher Weise anwenden. Analog zum Bildschirm kann man sich ebenso das Kino vorstellen, in dem Sie selbst den Film stoppen, den roten Vorhang zuziehen, das Licht anmachen und aus dem fensterlosen Raum ans Tageslicht treten.

Es gibt auch die Vorstellung, die Erinnerungen in einen Tresor zu packen und nur herauszuholen, wenn Sie es wollen und es sich zutrauen. Auch die Vorstellung einer Foto-Tapete oder eines Foto-Vorhangs mit selbstgewählten Motiven kann hilfreich sein. Schieben sich die belastenden Bilder in den Vordergrund, schieben Sie bewusst den Foto-Vorhang mit aktuellen schönen Bildern davor.

6.7.5 Schreiben hilft

Von dem Schriftsteller Max Frisch stammt das Zitat »Schreiben ist Kommunikation mit dem Unaussprechlichen«. Jeder, der schon einmal Tagebuch geschrieben oder seine Gefühle und Eindrücke in einem Brief verfasst hat, kennt vielleicht die Wirkung, dass man sich »etwas von der Seele schreiben kann«. Das Aufschreiben verschafft eine gewisse Distanz zum Erlebten.

Zudem kann das Aufschreiben den widerstrebenden Impulsen zwischen dem Wunsch zu vergessen und dem Gefühl, dass manche Details im Nachhinein immer deutlicher in Erinnerung kommen, entgegenwirken. Wenn man einmal alle Abläufe, Ereignisse, Gespräche, Gedanken und Gefühle aufgeschrieben hat, dann weiß man, dass diese Erinnerungen nicht verloren gehen (siehe auch ▶ Kap. 1.8.6, ▶ Kap. 3.1.8, ▶ Kap. 3.2.4 und ▶ Kap. 3.3.2 zum Thema Erinnerungstagebuch). Man kann aber das Heft/Buch oder ähnliches zuklappen, vielleicht sogar zubinden und in den Schrank stellen. Nur wenn man selbst es will, holt man es wieder hervor.

Auch in Psychotherapien wird das »Therapeutische Schreiben« übrigens gerne gezielt eingesetzt.

6.7.6 Selbstwirksamkeit stärken

Bei traumatischen Erinnerungen spielt häufig eine Rolle, dass sich die Betroffenen in der Situation sehr hilflos, machtlos und ohne Einfluss auf das Geschehen erlebt haben. Die Erwartung, eventuell in einer ähnlichen Situation wieder keine Handlungsfreiheit zu haben (z. B. bei einer Entbindung), bringt erfahrungsgemäß starke Ängste hervor. Deshalb ist es gut, sich zu überlegen, wie man in der auf einen zukommenden Situation »die Zügel in der Hand behält«.

- Welche Entscheidungen können Sie mit treffen?
- Wo können Sie für sich relevante Informationen einholen?
- Von wem fühlen Sie sich gut gehört, gesehen und begleitet?
- Welche Wünsche haben Sie in dieser Situation, und können Sie diese auch äußern?

- Welche Planungen würden Ihnen helfen? (z. B. Geburtsplan entwickeln; Hilfe nach der Geburt organisieren)

Vor allem nach traumatisch erlebter Entbindung in der Vorgeschichte gehört eine gute Geburtsplanung zur »Selbsttherapie«. Mitzuentscheiden, wie Sie entbinden werden (ob spontan oder mit einem geplanten Kaiserschnitt), und festzulegen, wer Sie begleiten soll (z. B. eine Beleghebamme, eine Doula oder eine nahestehende Frau, die sich zusätzlich zum Partner um Ihre Belange kümmert und über den gesamten Geburtsverlauf bei Ihnen ist) (▸ Kap. 1.8.6), stärkt das Gefühl, der Situation nicht einfach nur ausgeliefert zu sein.

Nicht selten besteht vielleicht der Wunsch nach sehr viel Schwangerschaftsüberwachung durch Ultraschalluntersuchungen, um ein gewisses Gefühl der »Kontrolle« zu haben. Dies ist aber nicht mit »Selbstwirksamkeit« gleichzusetzen, denn meist hält das Gefühl der Sicherheit nach der Untersuchung nicht lange an. Gerade in der Frühschwangerschaft, in der ein Eingreifen in den seltensten Fällen hilfreich wäre, geht es tatsächlich nur darum, das ungewisse Gefühl zu beruhigen. Sorgen Sie also lieber »selbstwirksam« dafür, dass die innere Anspannung gesenkt wird und dass das Angstniveau sinkt (ohne dass die Angst ganz verschwinden muss). Die Techniken dafür sind oben beschrieben (▸ Kap. 6.4).

6.8 Strategien in Trauersituationen

Verlusterfahrungen sind immer mit Trauerprozessen verbunden. Das Erleben von Trauer und der Umgang damit können natürlich je nach Ausgangssituation und Persönlichkeit variieren. Zu verstehen, wo man sich im Trauerprozess gerade befindet, kann eine erste Hilfe sein (▸ Kap. 6.8.1).

Im Moment der stärksten Trauer erleben die Betroffenen diese wie einen intensiven Trennungsschmerz, mit starker Traurigkeit und der Sehnsucht nach der verstorbenen Person. Es tauchen positive, aber auch schmerzvolle Erinnerungen an die Person und gemeinsam Erlebtes auf. Handelt es sich um den Verlust eines ungeborenen oder gerade geborenen Kindes, dann geht es mehr um die Phantasien, die man mit diesem Kind bereits verbunden hat, um Bilder, die man im Kopf hat, wie die Zeit zusammen ausgesehen hätte, um die Vorstellungen von der Zukunft, die sich nun nicht mehr verwirklichen lassen wird. Manche Menschen brauchen in dieser Zeit den engen Kontakt zu anderen, können nicht alleine sein; andere wiederum ziehen sich aus allen sozialen Kontakten zurück.

Typisch für Trauer ist, dass sie sich im Verlauf der Zeit verändert. Eine *allmähliche Anpassung an die veränderte Situation* findet statt, und langsam können auch wieder zukunftsgerichtete Gedanken zugelassen werden. Neue Aufgaben und Ziele können in den Blick genommen werden, gewohnte Aktivitäten werden wieder aufgenommen, und auch neue Beziehungen sind wieder möglich.

Der in den folgenden Abschnitten in Kürze aufgezeigte *Trauerverlauf* folgt keinem generellen Zeitplan. Stärke und Dauer der akuten Trauer sind immer individuell, und sie hängen von verschiedenen Faktoren ab, so etwa Länge und Intensität wie auch die Qualität der Beziehung zur verstorbenen Person. Auch die Umstände des Todes spielen eine Rolle. Nach langen Krankheitsphasen findet ein Teil des Abschieds und der Trauer schon vor dem Versterben der Person statt, man ist anders vorbereitet als bei einem plötzlich eintretenden Tod. Auch die Umstände des Todes (Krankheit, Unfall, Gewalteinwirkung) spielen eine Rolle bei der Verarbeitung des Verlustes. Der Verlust von Kindern, egal ob geboren oder ungeboren, wird immer als besonders schrecklich und als traumatisierend erlebt.

6.8.1 Trauerphasen verstehen

Es werden die sogenannten Phasen der Trauer beschrieben, die sich so wie die Länge der Trauer nicht an einen vorbestimmten Ablauf halten. Beispielhaft sollen hier die *Trauerphasen nach Verena Kast* (2015) dargestellt werden, wobei die dazugehörigen Gefühle auch in anderer Reihenfolge oder nebeneinander auftreten können.

Die Phase des Nicht-wahrhaben-Wollens

- Die Nachricht des Todes löst einen »Gefühlsschock« aus.
- Der Verlust wird geleugnet, kann nicht realisiert werden.
- Eigene Emotionen können nicht wahrgenommen werden.
- Die trauernde Person scheint empfindungslos und fühlt sich oft selbst »wie tot«.
- Die körperlichen Reaktionen können alle Symptome eines Schocks umfassen (schneller Pulsschlag, Schwitzen, Übelkeit, motorische Unruhe).
- Diese Phase des Trauerns kann von einigen Stunden bis zu etwa einer Woche andauern, im Falle eines plötzlichen Todes noch länger.

Die Phase der aufbrechenden Emotionen

- Phase des Gefühlschaos: Wut, Trauer, Angst, Zorn, Schmerz, Niedergeschlagenheit, Schuldgefühle etc.
- Welche Emotionen sich mischen oder überwiegen, hängt stark von der Persönlichkeit des Betroffenen ab. So reagieren z. B. Ängstliche mit Angst, Choleriker mit Zorn usw.
- Diese Stimmungslabilität kann im Kontakt mit den Betroffenen schwierig und herausfordernd sein. Hier werden viel Geduld und Fingerspitzengefühl sowie ein gewisses Maß an innerer Abgrenzung gefordert (»Das hat jetzt nichts mit mir zu tun.«).
- Häufig sind ein Gefühl der Ohnmacht und vor allem Schuldgefühle (Befürchtung, nicht alles getan, etwas versäumt oder unterlassen zu haben, das den Tod hätte verhindern können, oder es werden andere dessen beschuldigt).

Die Phase des Suchens und Sich-Trennens

- Suche nach dem verlorenen Menschen.
  (Aufsuchen von Orten, die der Verstorbene mochte; in den Gesichtern anderer Menschen nach Ähnlichkeiten mit dem Verstorbenen suchen; Übernehmen von Gewohnheiten des Verstorbenen)
- Suche nach Möglichkeiten, Teile der Beziehung aufrechtzuerhalten.
  (Erzählungen und Geschichten über den Verstorbenen; innere Zwiegespräche mit dem Verstorbenen)
- Eine innere Auseinandersetzung mit dem Verstorbenen findet statt.
  (Dieses Suchen bereitet den Trauernden darauf vor, ein Weiterleben ohne den Verstorbenen zu akzeptieren, keineswegs aber ihn zu vergessen.)

Die Phase des neuen Selbst- und Weltbezugs

- Im Verlauf der vorangegangenen Zeit wurden Wege gefunden, mit dem Verstorbenen positiv umzugehen.
- Er wird zu einer Art »inneren Figur«.
  (Der Verstorbene wird als innerer Begleiter erlebt; Lebensmöglichkeiten, die zuvor an die gemeinsame Beziehung gebunden waren, werden in das eigene Leben integriert.)
- Gedanken und Handlungen des Trauernden kreisen nicht mehr ausschließlich um den Verstorbenen. Es wird wieder möglich, das eigene Leben zu gestalten.
- Selbstvertrauen und Bezugsfähigkeit wachsen, so dass neue Beziehungen eingegangen und neue Lebensmuster entwickelt werden können, ohne dass der Verstorbene vergessen wird.

Diese Phasen der Trauer können sich mehrfach abwechseln und sind meist nicht klar voneinander abgegrenzt; vielmehr gehen sie fließend ineinander über. Gehen Sie also davon aus, dass Sie Ihre persönliche Trauer vielleicht ganz anders und abweichend von dem gerade Gelesenen erleben. Bei genauer Betrachtung werden Sie aber einige der erwähnten Elemente erkennen – wenn auch vielleicht in anderer Zusammensetzung oder Ausprägung.

Je nachdem, in welcher Situation ein Verlust auftritt, so etwa in einer Schwangerschaft, kann der Wunsch entstehen, die Trauer »nicht so stark« oder »nicht so lange« empfinden zu wollen. Nur leider kann man diesen Prozess nicht abkürzen oder beschleunigen. Es ist davon auszugehen, dass nicht gelebte, also verdrängte bzw. bewusst unterdrückte Trauergefühle deutlich mehr psychischen Stress verursachen, als Gefühle zu zeigen, die angemessen und nachvollziehbar sind (s. auch die verschiedenen Themen in ▶ Kap. 3).

Ein weiterer Einflussfaktor auf die Trauer ist die eigene psychische Stabilität. Diese setzt sich wiederum komplex zusammen. Gibt es eine eigene (oder auch familiäre) Vorgeschichte psychischer Erkrankungen? Welche Krisen wurden bisher im Leben bereits bewältigt? Wie sehen die *eigenen Ressourcen* aus, wie die Fähigkeiten und Fertigkeiten, den Widrigkeiten des Lebens etwas entgegenzusetzen, Ausgleich zu schaffen? Anders als in einer Depression sind Trauernde nach der starken akuten Trauer nämlich durchaus in der Lage, auch wieder Freude zuzulassen und sich somit zeitweise von negativen Gefühlen und Gedanken abzulenken.

Bezieht sich die Trauer auf einen *Verlust der Schwangerschaft* (▶ Kap. 3), können die Trauerphasen ähnlich erlebt werden, mit dem Unterschied, dass die Erinnerungen sich auf das Kind/die Kinder beziehen, die man nicht oder nur ganz kurz lebend kennenlernen durfte. Die inneren Bilder und der Schmerz beziehen sich zum einen auf das Schwangerschaftserleben, da können sich viele Situationen, Gefühle und Bilder stark eingeprägt haben. Und zum anderen beziehen sie sich auf die Phantasien, die zu diesem Kind/diesen Kindern entstanden sind, und auf die Situationen und Dinge, die man nun nicht mehr zusammen erleben kann.

6.8.2 Eine »anhaltende Trauerreaktion« erkennen

Trauer ist mit sehr intensiven Gefühlen verbunden, die sowohl psychisch wie auch körperlich empfunden werden können. Diese Intensität ist nicht immer leicht auszuhalten, und häufig fragen sich Betroffene, ob »das noch normal ist« und »wann das endlich weniger wird oder aufhört«. Tatsächlich gehen die aktuellen Leitlinien davon aus, dass man unter einem halben Jahr nach dem Trauerfall keine Psychotherapie machen sollte bzw. dass die Trauer im ersten halben Jahr niemals als »pathologisch«, also krankhaft gelten kann. Erst frühestens sechs Monate nach dem Verlusterleben könne von einer *»anhaltenden Trauerreaktion«* gesprochen werden, wenn sich gar keine Veränderung in der Trauer abzeichnet (▶ Kap. 5.7) (Rosner et al. 2015).

Gängig sind Begriffe wie »anhaltende Trauer«, »komplexe Trauer« oder »komplizierte Trauer«, um Symptome zu beschreiben, die bei einer »normalen« Trauerreaktion nicht zu erwarten oder geringer ausgeprägt wären. Im aktuell geltenden Klassifikationssystem für psychische Störungen (ICD-10) gibt es keine spezielle Diagnosekategorie für die anhaltende Trauerreaktion, für die nächste Auflage gibt es aber entsprechende Vorschläge.

Wie schon erwähnt, gibt es keine wirklich messbare Länge einer Trauer, es geht vielmehr darum, wie stark sich die Trauer auf alle Lebensbereiche und Zukunftsperspektiven der Betroffenen auswirkt und dabei »störend« wirkt. Es können zusätzliche Symptome entstehen (Prigerson et al. 2013) wie:

- Starke Unsicherheit bezüglich der eigenen Gefühle oder der Rolle im Leben
- Schwierigkeiten, den Verlust zu akzeptieren
- Vermeidung von Erinnerungen an den Verlust
- Unfähigkeit, seit dem Verlust anderen Menschen zu vertrauen
- Gefühl von Verbitterung und Wut in Bezug auf den Verlust
- Schwierigkeit, das eigene Leben fortzuführen bzw. es aktiv zu gestalten
- Emotionale Taubheit
- Einsamkeitsgefühle und Sinnlosigkeit seit dem Tod
- Gefühl von Schock und Erstarrung seit dem Verlust

Erst wenn fünf oder mehr dieser Symptome auftreten, würde die Diagnose einer »anhaltenden Trauerreaktion« in Erwägung gezogen. Wie ist das bei Ihnen? Kennen Sie diese Symptome?

Neben Trauerreaktionen können sich auch Symptome einer Depression (▶ Kap. 1.7, ▶ Kap. 5.2), einer Angststörung (▶ Kap. 1.6, ▶ Kap. 5.5) oder einer posttraumatischen Belastungsstörung (▶ Kap. 1.8, ▶ Kap. 5.7) entwickeln. Zudem ist die Suchtgefahr nach einschneidenden Lebensereignissen erhöht, vor allem dann, wenn Alkohol, Schmerz- oder Schlafmittel zur »Selbstmedikation« genommen werden, anstatt zum Arzt oder zur Psychotherapeutin zu gehen (▶ Kap. 1.12, ▶ Kap. 5.10). Die Symptome dieser Störungen sind in den jeweiligen Kapiteln ausführlich dargestellt. Erkennen Sie einige davon bei sich selbst?

Merke: Sollten Sie Zweifel haben, ob Ihre Trauerreaktion »normal« ist, oder bemerken Sie an sich länger anhaltende andere Symptome, dann gehen Sie bitte zum Arzt (Hausarzt oder Psychiater) oder nehmen Kontakt mit einer Psychotherapeutin auf. Durch eine Fachfrau/einen Fachmann kann die Einschätzung der Problematik erfolgen und entsprechende Hilfe angeboten werden.

6.8.3 Den eigenen Umgang mit der Trauer finden

Was hilft ganz konkret? Was können Sie den Trauergefühlen entgegensetzen? Mit Sicherheit gibt diese Übersicht nicht alle Strategien wieder, die Sie vielleicht einsetzen. Das ist nicht ungewöhnlich, denn alle Menschen sind unterschiedlich und machen eigene Erfahrungen, was ihnen ganz persönlich in so einer Situation hilft. Wichtig ist allerdings, dass Ihre persönlichen Strategien tatsächlich helfen und nicht in den sozialen Rückzug führen. Auch die Zuhilfenahme von Schlaf- und Beruhigungsmitteln oder Alkohol gehört zu den Maßnahmen, die man vermeiden sollte (in der Psychologie auch als *»negative Bewältigungsstrategien«* bezeichnet).

- *Reden* Sie mit Ihrem Partner, Ihren Familienangehörigen und Freunden offen über Ihre Trauer. Das Durchsprechen, das immer neue Finden von Worten für das Erlebte und Geschehene hilft dabei, dass unser Kopf/Verstand es immer besser verarbeitet und versteht. Gerade Frauen profitieren von vielen Gesprächen, während Männer sich eher zurückziehen und »Gefühle mit sich selbst ausmachen«.
- Wenn der *Partner anders trauert* (z. B. um den gemeinsamen Schwangerschaftsverlust), kann das schnell zu Missverständnissen führen. Männer stürzen sich vielleicht eher wieder in die Arbeit als Frauen, zudem haben sie in Schwangerschaften nicht das gleiche körperliche Erleben und keine Hormonschwankungen auszuhalten. Auch die Bindung zum Ungeborenen ist in der Schwangerschaft bei Frauen durch das körperliche Erleben meist stärker.

- Manche Paare verbinden sich stark in der Trauer, andere haben Verständigungsschwierigkeiten. Wenn *jeder eigene Ansprechpartner findet* und eventuell das eine oder andere gemeinsame Gespräch mit professionellen Beraterinnen/Therapeuten geführt werden kann, kann auch unterschiedliches Trauern miteinander gelingen.
- Wenn Sie den Eindruck haben, dass es den anderen »zu viel« wird, empfiehlt sich das Gespräch mit einer *professionellen Beraterin* (z. B. einer Schwangerenberatungsstelle), einem *Psychotherapeuten* oder anderen Betroffenen. Nur weil andere Menschen Ihre Trauer nicht gut aushalten, heißt das übrigens nicht, dass Sie schon »weiter« sein müssten.
- Der *Kontakt mit ebenfalls Betroffenen* ist für viele in einer Trauersituation enorm hilfreich. Man fühlt sich manchmal von den Menschen, die nicht trauern, sehr weit entfernt. Es entsteht vielleicht der Eindruck, dass niemand den eigenen Zustand nachvollziehen kann. *Trauergruppen* (die meist thematisch angeboten werden, z. B. nach Verlust rund um die Schwangerschaft, Verlust von Kindern, Verlust von Partnern) bilden dann eine Art Schicksalsgemeinschaft, in der nicht nur getrauert wird. Aber wenn gelacht wird, wissen alle, dass dabei der Verlust nicht geleugnet werden muss, was stark verbindet und entlastet.
- Sammeln Sie *Erinnerungsstücke* und entscheiden Sie, ob Sie sie an einen Ort packen, von dem Sie diese bisweilen hervorholen, um Trauermomente intensiv zu erleben, oder ob Sie diese sichtbar haben möchten, um die »Anwesenheit« zu spüren. Bei Schwangerschaftsverlusten können dies Ultraschallbilder sein, nach Spätaborten/Totgeburten auch Fußabdrücke und Fotos des Kindes.
- Nehmen Sie sich gezielte Trauerzeiten *(»gelenkte Trauer«)*, z. B. anfangs täglich, später ein- bis zweimal in der Woche. Das verhindert, dass die Trauer Sie in ungewünschten Situationen »überfällt«, weil Sie sie eigentlich nie zulassen.
- Nehmen Sie sich genauso gezielt *Auszeiten von der Trauer*, in denen Sie wieder ein Stück weit in die Normalität eintauchen, sei es durch einen Einkauf, Erledigungen, mit dem Partner essen gehen, Treffen mit Freundinnen o. ä.
- Falls sich neben der Trauer weitere *Symptome* entwickeln, dann lassen Sie diese *abklären und behandeln.* Alkohol, Beruhigungsmittel und selbst verordnete Medikamente haben noch nie dauerhaft Probleme lösen können.

Trauer ist also etwas sehr individuelles, und es gibt kein richtig und kein falsch. Haben Sie den Mut, *Ihren eigenen Weg des Abschieds* und der Trauer zu finden! Damit machen Sie bereits den ersten wichtigen Schritt hin zu einer »guten« Bewältigung Ihres Verlustes.

6.9 Selbsthypnose statt Medikamente

In den vorigen Abschnitten haben wir eine Reihe von Selbsthilfestrategien beschrieben, die »Selbsthypnose«, auch *Autosuggestion* genannt, benutzen. So etwa die Imaginationsverfahren und Phantasiereisen (▶ Kap. 6.2.3), die zur Entspannung und auch zur Ablenkung dienen. Die Hypnotherapie (▶ Kap. 7.1.6) bedient sich gerne dieser Verfahren, nicht nur bei psychischen, sondern auch bei körperlichen Beschwerden.

Für sich selbst nutzen gut geübte Hypnotherapeuten das bildhafte Denken beispielsweise zur Eigen-Anästhesie und lassen dann z. B. Zahnbehandlungen (selbst Wurzelbehandlungen) ohne Betäubung an sich vornehmen.

Jeder kennt von sich selbst die Vorstellungskraft, die bei bestimmten Bildern – beispielsweise in eine Zitrone zu beißen oder dass jemand mit seinen Fingernägeln über eine Kreidetafel kratzt – sofortige körperliche Reaktionen hervorruft.

In ähnlicher Weise kommt auch der sogenannte Placebo-Effekt zustande, den man vor allem aus Medikamentenstudien kennt, bei denen ein neuer Wirkstoff gegen ein Placebo getestet wird. Bei diesen als Doppelblindstudien bezeichneten Studien wissen weder Ärzte noch Studienteilnehmer, was der Einzelne einnimmt. Selbst wenn ein Patient das Placebo ohne Wirkstoff bekommt, verspürt er möglicherweise die erwarteten positiven Wirkungen. Das wird als Placebo-Effekt eines Medikamentes bezeichnet, und es entwickelt sich mittlerweile in der medizinischen Wissenschaft immer mehr Interesse an dieser Wirkweise. Sind übrigens Nebenwirkungen eines Medikamentes bekannt und ein Studienteilnehmer entwickelt diese »Nebenwirkungen« bei der Einnahme des Placebos (er selbst weiß ja nicht, ob es der Wirkstoff oder das Placebo ist), bezeichnet man das als Nocebo-Effekt.

Weiterführende Forschungsprojekte konnten in den letzten Jahren zeigen, dass manche Patienten selbst dann positive Wirkungen verspüren, wenn sie wissen, dass sie ein Placebo einnehmen. Und dass sogar die »Vorstellung, ein Medikament zu nehmen«, zu einer Linderung der Beschwerden, wie etwa Schmerzen, führen kann (Jütte 2019).

Das klingt vielleicht alles nicht sehr wahrscheinlich, ist aber letzten Endes genau das, was sich in der Psychotherapie schon in vielfältiger Weise als wirksam erwiesen hat. So etwa bei den verschiedenen schon beschriebenen Methoden, wie etwa »Tresortechnik« (▶ Kap. 6.7.2), »Innerer Ort der Ruhe« (▶ Kap. 6.4.6), »Innere Helfer« (▶ Kap. 6.7.3) oder »Bildschirmtechnik« (▶ Kap. 6.7.4).

Aus vielfältigen Erfahrungen wissen wir andererseits, wie schwer sich Frauen tun, in der Schwangerschaft Medikamente einzunehmen, und letzten Endes sollen sie es ja auch nicht (abgesehen von der notwendigen Dauermedikation für eine chronische Erkrankung, wie etwa eine Epilepsie oder eine psychische Erkrankung oder bei schweren, sonst nicht behandelbaren Krankheitszuständen). Natürlich wissen wir auch, dass unter diesen Umständen schon ein einfacher Schnupfen mit verstopfter Nase oder ein Kopfschmerz eine große Quälerei sein kann.

Wir machen uns deshalb die erwähnten Forschungsansätze zu Nutze und bieten Ihnen im Folgenden eine Selbsthilfestrategie unter Einsatz von Autosuggestion als Alternative zur Einnahme eines Medikamentes an. Die Übung geht folgendermaßen:

> Suchen Sie sich einen ruhigen Ort und nehmen Sie eine bequeme Position ein, z. B. in einem Lehnstuhl oder auf einem Sofa. Nehmen Sie zuerst Ihren gesamten Körper gut wahr. Seien Sie dankbar für alles, was sich gut anfühlt. Seien Sie dankbar für das Kind, das in Ihnen wächst. Seien Sie dankbar für alle Vorgänge im Körper, die kein Eingreifen nötig haben.
>
> Konzentrieren Sie sich nun darauf, wo in Ihrem Körper ein Schmerz oder ein Symptom wahrzunehmen ist. Stellen Sie sich vor, dass Sie ein hochwirksames Medikament einnehmen, das gezielt an dieser Stelle wirkt (z. B. eine schnell wirksame Kopfschmerztablette oder ein abschwellendes Nasenspray). Jede Art von »Medikament« können Sie in Ihrer Vorstellung einsetzen (einen stark hustenhemmenden Hustensaft, eine Cortisonsalbe, die den Juckreiz lindert, ein Magenmittel gegen Sodbrennen oder auch ein starkes Beruhigungsmittel). Nutzen Sie Ihre Erfahrungen mit solchen Mitteln und lassen Sie Ihre Phantasie spielen. Und beobachten Sie die Veränderungen an der störenden/schmerzenden Stelle.
>
> Lassen Sie sich Zeit bei der Übung – auch wenn Sie sonst ein Schmerzmittel oder ein Nasenspray nehmen, braucht es Zeit, bis die Wirkung richtig spürbar ist. Also nicht ungeduldig werden.
>
> Vielleicht brauchen Sie noch kleine innere Helfer, die mit den entsprechenden Mitteln oder Werkzeugen zugegen sind und sich an ihr heilendes Werk machen (ähnlich wie in ▶ Kap. 6.7.3 beschrieben). Lassen Sie z. B. den langsam auseinanderbröckelnden Schmerz abtransportieren, so dass er sich verkleinert bzw. abschwächt und vielleicht sogar ganz verschwindet. Lassen Sie die Helfer die Nasenschleimhaut mit einer kühlenden Lösung spülen, so dass sie langsam abschwillt. Finden Sie Ihre eigenen Bilder, die zum Problem passen.
>
> Wiederholen Sie diese Übung entsprechend, wie Sie sonst das Medikament einnehmen würden (vielleicht zweimal am Tag eine Schmerztablette oder drei bis viermal am Tag das abschwellende Nasenspray).
>
> Verbinden Sie im optimalen Fall diese Selbstinstruktion mit einer Entspannungsmethode (▶ Kap. 6.2) und nutzen Sie dabei Ihre Erfahrung, dass sowohl körperliche als auch psychische Beschwerden mit zunehmender Entspannung weniger werden.

Auch das sei zum Abschluss noch gesagt: Wir nutzen bei solchen Selbstinstruktionen nicht »einfach die Einbildungskraft«. Vielmehr gibt es vielfältige Hinweise darauf, dass unser Gehirn nicht nur einfach die Wirkstoffe von Medikamenten verarbeitet, sondern dass sehr viel kompliziertere Mechanismen daran beteiligt sind (Jütte 2019).

7 Behandlungsmöglichkeiten im Überblick

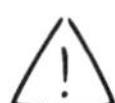

Typische Probleme

- Nicht selten erhält man bei Konfliktsituationen oder psychischen Problemen die Empfehlung, eine Psychotherapie zu machen.
- Doch woher weiß man, welche Art von Psychotherapie geeignet ist und wie man einen Therapieplatz findet?
- Besonders schwierig ist es auch, wenn in der Schwangerschaft Medikamente empfohlen werden oder wenn bis dahin regelmäßig eingenommene und notwendige Medikamente abgesetzt werden sollen.

»Geh doch mal zu einer Therapeutin« ist eine recht typische Reaktion im sozialen Umfeld, wenn ein Mensch offensichtlich psychische Probleme hat oder in einer tiefen Konfliktsituation steckt und daraus nicht selbst herausfindet. Gemeint ist damit in der Regel eine Psychotherapie, manchmal auch ein Psychiater.

Einfacher gesagt als getan! Würde einem eine Psychotherapie tatsächlich helfen? Braucht man sie wirklich? Muss man das nicht alles selbst schaffen? Und wie geht denn Psychotherapie überhaupt? Selbst wenn all diese Aspekte schon geklärt sind und auch klar ist, welche Art von Psychotherapie sinnvoll ist, bleibt die Frage: »Wie finde ich eine Psychotherapeutin/einen Psychotherapeuten und einen Therapieplatz?«.

Auf den folgenden Seiten sind die *gängigen Psychotherapieverfahren* kurz dargestellt, ebenso wie Entspannungsverfahren, die im weiteren Sinne auch zur Psychotherapie gehören bzw. diese ergänzen. Zum Abschluss wird dann noch auf die medikamentösen Unterstützungsmöglichkeiten hingewiesen und kurz auf das Thema »Behandlung mit Medikamenten in der Schwangerschaft« eingegangen.

7.1 Psychotherapeutische Verfahren

Bislang gibt es drei Psychotherapieverfahren, die von den gesetzlichen und privaten Krankenkassen anerkannt sind und bezahlt werden: die analytische Psychotherapie (Psychoanalyse), die tiefenpsychologisch fundierte Psychotherapie und die Verhaltenstherapie. Immer wieder gibt es bei den Kostenträgern Diskussionen, ob nicht auch andere Verfahren anerkannt werden sollen; diesbezüglich kann sich also jederzeit etwas ändern. Erst kürzlich wurde beispielsweise die Systemische Therapie als viertes sogenanntes Richtlinien-Verfahren in der Vertragspsychotherapie eingeführt, was bedeutet, dass die gesetzlichen Krankenkassen die Kosten übernehmen (KBV 2020).

Zwischen den Verfahren gibt es Unterschiede hinsichtlich der *Gestaltung der Gespräche*, des *Verhaltens der Psychotherapeutin* im Therapiegespräch sowie der *Grundannahmen über die Entstehung psychischer Störungen*. Welches Therapieverfahren sinnvoll ist, hängt zum einen von der Art der Problematik bzw. Erkrankung ab, zum anderen aber auch von der jeweiligen Vorliebe einer Patientin. Möchte sie ihre Vergangenheit und ihre familiäre Vorgeschichte »aufarbeiten«, dann bietet sich eher eine tiefenpsychologische Psychotherapie an oder auch eine mit systemischem Schwerpunkt. Leidet sie dagegen unter Angstattacken oder Zwangsgedanken, wird sie wahrscheinlich am besten von einer Verhaltenstherapie bzw. einer kognitiven Therapie profitieren.

Ein weiterer wichtiger Unterschied ist die *Länge der Psychotherapie*: Während eine Psychoanalyse bis zu 300 Behandlungsstunden umfassen kann, sind die anderen hier vorgestellten Verfahren wesentlich kürzer: In 80, 40 oder bei Kurzzeittherapie sogar nur 20 Behandlungsstunden, die je 50 Minuten dauern, werden die Probleme teils sehr fokussiert und gezielt bearbeitet.

Mittlerweile hat sich die strenge Trennung zwischen den Verfahren gelockert, was bereits in die Ausbildung der Psychotherapeuten einfließt. In der Praxis werden oft Behandlungselemente aus verschiedenen Psychotherapieformen eingesetzt, vor allem von erfahrenen Psychotherapeuten. Manche Psychotherapeutinnen arbeiten auch »*eklektisch*«, d. h., dass sie sich aus den verfügbaren Psychotherapieformen jeweils die Behandlungselemente herausgreifen, die in der Situation für die Patientin am hilfreichsten sind. Im Übrigen gibt es mittlerweile auch eine Vielzahl von zusätzlichen Ausbildungen in weiteren Therapierichtungen (wie etwa Hypnosetherapie, Traumatherapie, Körpertherapie), die die Grundtherapieform sinnvoll ergänzen und manchmal ganz zentrales Element der Behandlung sind.

Ähnlich wie bei den Medikamenten gibt es auch *Kontraindikationen* gegen psychotherapeutische Verfahren. So ist beispielsweise nicht jedes Psychotherapieverfahren für jede Erkrankung oder für jede Patientin geeignet, und man weiß, dass manche Erkrankungen sich verschlimmern können, wenn bestimmte Verfahren eingesetzt werden. Deshalb ist es immer wichtig, vorher mit der Psychotherapeutin zu besprechen, ob die von ihr angebotene Psychotherapie für das spezielle Problem geeignet ist. Auch allgemeine Informationsdienste, die Psychotherapeuten mit bestimmten Qualifikationen nennen können, geben Antwort auf diese Fragen. Wenn man in der Wahl der Psychotherapieform nicht sicher ist, gilt dasselbe wie immer in solchen Fällen: Man sollte eine *zweite Meinung* einholen.

Ein weiterer wichtiger Aspekt ist, ob Patientin und Psychotherapeutin »zusammenpassen«. Findet man die Psychotherapeutin unsympathisch oder spürt man in irgendeiner Richtung eine Abneigung, dann sollte man keine längerfristige

Psychotherapie bei ihr beginnen, die dann über 40, 80 oder 300 Stunden geht. Anders als bei anderen Ärzten kommt es sehr auf eine *positive Beziehung* zwischen Patientin und Psychotherapeutin/Psychotherapeut an und nicht nur auf die fachlichen Fähigkeiten. Diese positive Beziehung kann sich nur bei einer positiven Grundstimmung zwischen beiden entwickeln. Um das herauszufinden, gibt es die sogenannten *Probesitzungen* zu Beginn, in denen auch der »Arbeitsauftrag« für Patientin und Psychotherapeutin herausgearbeitet und formuliert wird und ein Arbeitsbündnis gebildet wird. Und diese Probestunden darf man als Patientin ernstnehmen, danach also auch die Entscheidung treffen, die Psychotherapie nicht bei dieser Therapeutin fortzusetzen. Denn eine Psychotherapie wäre nicht wirksam, wenn sich kein Vertrauensverhältnis entwickelt und man von den Gesprächen nicht profitieren kann.

7.1.1 Analytische Psychotherapie (Psychoanalyse)

Die analytische Psychotherapie steht in der Tradition der klassischen Psychoanalyse, der ältesten Form der Psychotherapie, die fast immer mit Namen wie Sigmund Freud oder C.G. Jung in Verbindung gebracht wird. Und fast automatisch taucht beim Gespräch über die Psychoanalyse »die Couch« vor Augen auf.

Die Psychoanalyse geht von der Grundannahme aus, dass psychische Krankheiten aufgrund ungelöster frühkindlicher Konflikte entstehen, die verinnerlicht und ins Unbewusste verschoben worden sind und somit unserer bewussten Reflexion (Nachdenken) nicht mehr zugänglich sind. Die analytische Behandlung zielt auf die Bewusstmachung dieser ungelösten Konflikte ab (Mertens 2000).

Die Patientin liegt dabei auf der Couch und berichtet frei von ihren Gedanken und Gefühlen. Die Analytikerin, am Kopfende der Couch sitzend, verhält sich absolut abstinent (also zurückhaltend, sie gibt keine Gesprächsstruktur vor, lenkt nicht das Gespräch). Sie nimmt alles Gesagte wert- und urteilsfrei auf und reflektiert den Umgang der Patientin mit sich selbst und der Analytikerin. Dadurch zeigen sich nach und nach bestimmte Muster, welche die unbewussten Konflikte erlebbar machen sollen.

Die analytischen Psychotherapiesitzungen finden in der Regel drei- bis viermal wöchentlich statt. Eine Psychoanalyse wird am ehesten Patientinnen mit einem intensiven und lang anhaltenden Behandlungsbedarf (z. B. bei schweren Persönlichkeitsstörungen, chronischer Depression) empfohlen.

7.1.2 Tiefenpsychologisch fundierte Psychotherapie

Die tiefenpsychologisch fundierte Psychotherapie ist aus der analytischen Psychotherapie entstanden und hat dasselbe Verursachungsmodell als Grundlage. Im Gegensatz zur analytischen Therapie sitzen sich hier aber Patientin und Psychotherapeutin bei den meist wöchentlich stattfindenden Gesprächen gegenüber. Zusätzlich zum Ziel des Erlebbar-Machens unbewusster Konflikte unterstützt die Psychotherapeutin die Patientin auch bei der Suche nach besseren Konfliktlösungen. Auch bei dieser Therapieform liegt der Fokus der Behandlung in der Vergangenheit. Die Rolle der Psychotherapeutin ist eher zurückhaltend und wenig direktiv, wie das genannt wird.

7.1.3 Verhaltenstherapie/Kognitive Therapie

In der Verhaltenstherapie wird davon ausgegangen, dass Menschen aufgrund einer Kombination aus lebensgeschichtlicher Prägung, genetischer Veranlagung und körperlichen Faktoren unterschiedlich anfällig für psychische Störungen sind und dass deshalb belastende Erfahrungen oder Stress bei manchen Menschen eine psychische Störung auslösen können.

In der Verhaltenstherapie werden zunächst *die aktuellen Probleme* (z. B. Ängste in bestimmten Lebenssituationen) sehr konkret herausgearbeitet. Dann wird gezielt an Lösungen bzw. Verhaltensänderungen im Hier und Jetzt gearbeitet, um zunächst in der akuten Problemlage Entlastung zu schaffen. Erst auf dieser Grundlage werden – falls nötig – grundlegendere Probleme aus der Vergangenheit bearbeitet. Dabei verhält sich die Verhaltenstherapeutin gegenüber der Patientin strukturierend und konkretisierend. Das bedeutet, dass Möglichkeiten der Verhaltensänderung konkret herausgearbeitet werden und dass zum Erlernen dieser alternativen Verhaltensweisen ganz konkrete Übungen besprochen und vorbereitet werden, sodass die Patientin diese bis zur nächsten Therapiestunde »üben« kann.

Zur Verhaltensänderung kommen unterschiedliche Verfahren zum Einsatz. Die *Konfrontationstherapie* basiert auf dem Modell der klassischen Konditionierung (wenn etwas angewöhnt werden kann, kann es auch wieder abgewöhnt werden). Die Übungen können abgestuft stattfinden *(Stufenweise Desensibilisierung)*, also zur immer stärkeren Konfrontation mit dem angstauslösenden Moment führen, oder von Beginn an maximal eingesetzt werden (mit der stärksten Angst beginnend). Die Konfrontation kann zunächst in der Vorstellung und dann in der Realität oder direkt »in vivo« (in der realen Situation) erfolgen. Die Methode der Konfrontationstherapie wird in erster Linie bei Phobien, Panik- und Zwangsstörungen eingesetzt.

In der kognitiven Verhaltenstherapie wird vor allem der Zusammenhang zwischen Gedanken, den daraus resultierenden Gefühlen und den wiederum daraus entstehenden Verhaltensweisen analysiert. Falsche Grundannahmen, ungünstige Schlüsse und negative Selbstinstruktionen, die sich im Laufe des Lebens verfestigt haben, sollen aufgelöst werden. Auch das Einüben neuer Problemlösestrategien wird gefördert.

Die Verhaltenstherapeutin unterstützt das Erlernen dieser wissenschaftlich fundierten Techniken zur Symptombewältigung und gibt somit langfristig Hilfe zur Selbsthilfe. Verhaltenstherapeutische Sitzungen finden in der Regel wöchentlich statt.

7.1.4 Systemische Therapie/Familientherapie

Die Einbeziehung der Familie in die Therapie des eigentlichen Patienten ist die Grundlage der Systemischen Therapie. Die Familie wird als ein System angesehen, in dem sich die einzelnen Mitglieder durch dessen Regeln, Normen, Verhaltensweisen und Kommunikationsformen gegenseitig beeinflussen. Psychische Störungen werden vor allem auf die Interaktionen zwischen den Familienmitgliedern und deren sozialer Umwelt zurückgeführt. Entstanden ist diese Therapieform, die auch als systemische Familientherapie bezeichnet wird, in der Behandlung von Kindern, bei der erstmals in den 1950er Jahren die Eltern und Geschwister mit in die Therapie eingeladen wurden (von Sydow und Borst 2018).

Diese systemischen Aspekte werden heute auch in anderen Therapieformen, z. B. der Verhaltenstherapie, mitberücksichtigt. Zudem haben sich verschiedene Richtungen in der Systemischen Therapie etabliert, die etwas unterschiedliche Schwerpunkte im Vorgehen setzen. So gehören auch Systemaufstellungen/Familienaufstellungen im weiteren Sinne in die Systemische Therapie.

Unter einer Systemaufstellung/Familienaufstellung versteht man, dass in der Therapiesitzung die einzelnen Mitglieder des Systems (also die Familienmitglieder, Partner etc.) szenisch aufgestellt werden, z. B. in Form kleiner Puppen. Es gibt auch Gruppenangebote, in denen das System durch andere Personen der Gruppe repräsentiert wird. Durch die Beziehung (z. B. Nähe/Ferne), mit der man Repräsentanten in den Raum/in der Szene aufgestellt hat, kann man mit Hilfe der anleitenden Familientherapeutin einiges über sich selbst und die Beziehung zu den Anderen erkennen und Korrekturmöglichkeiten herausarbeiten. Da solche Familienaufstellungen auch verborgene Gefühle ans Tageslicht befördern und durchaus zu emotionalen Belastungen führen können, sollte man das *nur* angeleitet durch eine seriöse systemische Therapeutin machen.

Die Systemische Therapie ist inzwischen ein anerkanntes Verfahren, das offiziell zugelassen ist und dessen Kosten von den gesetzlichen Versicherungen übernommen werden (KBV 2020).

7.1.5 Traumatherapie

Eine zunehmend häufig nachgefragte und angebotene Psychotherapie ist die Traumatherapie, die bei posttraumatischen Belastungsstörungen, wie sie sich auch nach einer Entbindung oder medizinischen Eingriffen entwickeln können, zur Anwendung kommt. Jede große psychotherapeutische Schule hat mittlerweile traumaspezifische Therapieansätze entwickelt. Spezielle traumatherapeutische Verfahren werden demnach sowohl von tiefenpsychologisch arbeitenden Psychotherapeutinnen als auch von Verhaltenstherapeutinnen angeboten.

Zudem wurden Methoden entwickelt, die auf der Annahme beruhen, dass traumatische Erfahrungen neurophysiologische Veränderungen bewirken, auf die Einfluss genommen werden kann. So gibt es Therapien, die die Aktivität zwischen den beiden Gehirnhälften anregen bzw. ansprechen (z. B. durch schnelle Augenbewegungen oder wechselseitiges Antippen der Beine). Durch diese auch als EMDR (abgeleitet von Eye Movement Desensitization and Reprocessing, was auf Deutsch Desensibilisierung und Verarbeitung durch Augenbewegung bedeutet) bezeichnete Therapieform kann der Informationsverarbeitungsprozess der traumatischen Bilder und Inhalte besser voranschreiten. Diesbezüglich ausgebildete Psychotherapeutinnen weisen diese Angebote speziell aus.

7.1.6 Hypnotherapie

Der Psychiater Milton H. Erickson gilt als Begründer der modernen Hypnotherapie. Die Hypnotherapeutin/der Hypnotherapeut kann mit verschiedenen Methoden dem Patienten helfen, in einen sehr tiefen Entspannungszustand zu gelangen, der auch Trance genannt wird. Alltagstrancen kennt eigentlich jeder: Man konzentriert sich so stark auf eine Sache, z. B. auf ein Buch, dass man andere Dinge gar nicht wahrnimmt, so etwa, dass man nicht bemerkt, wie die Zeit vergeht, dass man Hunger hat, dass man gerufen wird. Dieses Phänomen nutzt die Hypnotherapie, um tiefere Bewusstseinsebenen anzusprechen. Häufig werden Metaphern, Bilder, Analogien und Wortspiele genutzt, um kreative Prozesse für die Problemlösung anzuregen.

Anders als es in der Show-Hypnose oder in Krimis dargestellt wird, hat der Patient jederzeit die Kontrolle über sich und sein Verhalten.

Die Hypnotherapie wird auch als Selbsthypnosetraining gelehrt und kann dann als vertieftes Entspannungsverfahren genutzt werden.

7.1.7 Körperorientierte Psychotherapie

Die Grundannahme dieser Therapieform ist, dass Körper und Psyche eine untrennbare Einheit darstellen und deshalb körperliches wie psychisches Empfinden gleichwertig behandelt und therapiert werden müssen. Die intensive Wahrnehmung des Körpers dient vor allem in den tiefenpsychologisch orientierten Verfahren dazu, unbewusste psychische Prozesse spürbar zu machen und damit auf eine bewusste Ebene zu bringen. Körpertherapeuten gehen davon aus, dass frühe Erfahrungen auf einer körperlichen Dimension gespeichert sind, die durch das erneute Spüren aufgedeckt und durch eine neue körperliche Erfahrung psychisch bearbeitet werden können.

Es gibt eine Fülle an Methoden und unterschiedlichen Schulen, die sich entwickelt haben. Dabei gibt es drei grobe Ausrichtungen: Therapien, in denen *körperliche Berührungen* eine Rolle spielen, Therapien, in denen *körperliche Übungen* im Mittelpunkt stehen, und Therapien, die die *körperliche Wahrnehmung* für Achtsamkeitsübungen nutzen. Einige Verfahren versuchen, »Energieblockaden« zu lösen, andere wiederum den »Energiefluss« zu aktivieren.

Zu den bekannteren Verfahren gehören:

- *Biofeedback:* Mit physiologischen Messungen werden Körperfunktion (z. B. Puls, Hautleitwert) sichtbar und damit bewusst gemacht. Die Patientin lernt, dass sie einen Einfluss auf diese meist schwer zugänglichen Mechanismen hat.

- *Qigong:* Chinesische Meditations-, Konzentrations- und Bewegungsform.
- *TaiChi:* Wird häufig in Kombination mit Qigong angeboten und gilt als die aktivere Methode, zählt zu den Kampfkünsten.
- *Alexander-Technik:* Durch Korrektur von körperlichen Fehlhaltungen soll die Selbstwahrnehmung sensibilisiert werden, um sich alter Gewohnheitsmuster bewusst zu werden und diese verändern zu können.
- *Feldenkrais:* Basiert auf Judo und manueller Therapie. Natürliche Bewegungsabläufe sollen sehr bewusst individuell wieder erlernt werden und somit für eine größere körperliche wie geistige Beweglichkeit sorgen.
- *Konzentrative Bewegungstherapie:* Wahrnehmung des Körpers in der Bewegung sowie das Besprechen des Erlebten sind wesentliche Elemente. Gespeicherte Beziehungserfahrungen im sogenannten Leibgedächtnis sollen zugänglich gemacht werden.
- *Atemtherapie:* Grundlage ist die Annahme, dass der Atem auf jeden kleinsten Reiz von außen oder innen reagiert und intensivst mit allen Ebenen des Menschen verknüpft ist. Durch ein bewusstes Atmen soll so das körperliche wie psychische Empfinden erreicht, reguliert und harmonisiert werden.

Vor allem Patientinnen, denen es schwerer fällt, über sich und ihre Gefühle zu sprechen, profitieren von dieser Herangehensweise in der körperorientierten Therapie. Es ist eine ganzheitliche Methode, um sich komplexere Prozesse bewusst zu machen. Leider übernehmen die gesetzlichen Versicherungen die Kosten für diese Therapien nicht.

7.1.8 Ärztliche oder psychologische Psychotherapeutin?

Bei der Suche nach einer Psychotherapie hat man die Wahl zwischen ärztlichen und psychologischen Psychotherapeutinnen. *Ärztliche Psychotherapeutinnen* haben ein Medizinstudium und anschließend eine entsprechende Facharztausbildung (z. B. für Psychiatrie und Psychotherapie oder für Psychotherapeutische Medizin) abgeschlossen. *Psychologische Psychotherapeutinnen* haben ein Psychologiestudium absolviert. Die Psychotherapieausbildung und Spezialisierung auf ein Verfahren folgt danach und führt zur Erteilung der Approbation als Psychologische Psychotherapeutin.

Prinzipiell gibt es keinen Grund, ärztliche oder psychologische Psychotherapeutinnen zu bevorzugen. Wie bereits erwähnt, ist die persönliche Beziehung für das psychotherapeutische Arbeitsbündnis von viel größerer Bedeutung. Eine Ausnahme stellen die *schweren psychischen Erkrankungen* dar (wie etwa Psychosen oder bipolare Störungen), bei denen es hilfreich ist, wenn die Psychotherapeutin eine psychiatrische Ausbildung hat, um gegebenenfalls Symptome richtig einzuordnen und darauf kurzfristig reagieren zu können.

Merke: Sofern man nicht vom Psychiater, von der Frauenärztin oder dem Hausarzt an eine Psychotherapeutin vermittelt wird, kann man bei der Krankenkasse nach Adressen fragen. Im Internet gibt es entsprechende Seiten, z. B. www.psychotherapiesuche.de, sowie Verzeichnisse der Landesärztekammern und der Landespsychotherapeutenkammern. Detaillierte Informationen zur Psychotherapie allgemein, zu den Psychotherapieverfahren sowie zur Kostenübernahme finden sich auf der Homepage der Bundespsychotherapeutenkammer (www.bptk.de). Dort gibt es auch Hinweise auf verschiedene Suchseiten der Bundesländer.

7.1.9 Die Kostenübernahme für die Psychotherapie

Wenn man eine Psychotherapie beginnen möchte und eine Kostenübernahme durch die gesetzliche Krankenkasse anstrebt, ist es wichtig, vor dem Erstgespräch telefonisch zu erfragen, ob die Psychotherapeutin eine *Kassenzulassung* besitzt. Nur dann kann man sicher sein, dass die gesetzliche Krankenkasse die Kosten übernimmt.

Kann man belegen, dass man schon bei mehreren Psychotherapeutinnen angerufen und keinen Termin für ein Erstgespräch bekommen hat und dass man dringend einer psychotherapeutischen Behandlung bedarf, können im Einzelfall auf Antrag die gesetzlichen Krankenkassen auch die Kosten bei Psychotherapeutinnen ohne Kassensitz (Privatpraxen) im Verfahren der *Kostenerstattung* übernehmen. Am besten fragt man bei der Terminvereinbarung mit der Psychotherapeutin nach entsprechenden Möglichkeiten. Die mit Kostenerstattung arbeitende Psychotherapeutin kann die entsprechenden Informationen dazu geben und das Antragsverfahren bei der Krankenkasse unterstützen.

Bei *privat krankenversicherten* Patientinnen kommt es darauf an, ob im Vertrag psychotherapeutische Leistungen eingeschlossen sind und wenn ja, zu welchen Bedingungen. Die *Beihilfe* übernimmt bei Beamten in der Regel 50 % der Psychotherapiekosten.

7.1.10 Ablauf der Psychotherapie

Einer Psychotherapie geht immer mindestens *eine* sogenannte *Psychotherapeutische Sprechstunde* voraus, in der festgestellt werden soll, ob eine behandlungsbedürftige Störung vorliegt und somit die Indikation für eine Psychotherapie gestellt werden kann. Man kann einen Termin dafür direkt mit der Psychotherapeutin/dem Psychotherapeuten vereinbaren. Aber auch die *Terminservicestelle* (TSS) der Kassenärztlichen Vereinigung (KV) kann diese Sprechstunde vermitteln, in der Regel innerhalb der nächsten vier Wochen nach Anfrage. Allerdings ist nicht sichergestellt, dass die Psychotherapeutin, bei der dieser Erstkontakt stattfindet, in absehbarer Zeit überhaupt einen Therapieplatz frei hat. Ggf. muss die Psychotherapie bei einer anderen Therapeutin durchgeführt werden. Evtl. hat die Psychotherapeutin eine Empfehlung, sonst muss man sich doch selbst weiter danach umsehen.

Der Psychotherapeutischen Sprechstunde folgen vier *Probesitzungen* (probatorische Sitzungen), die zum Zwecke der Diagnostik und biographischen Anamnese ohne spezielle Antragstellung von der Psychotherapeutin mit der Krankenkasse abgerechnet werden können. Danach wird die Psychotherapeutin einen *Antrag auf Kostenübernahme* stellen, und nach Bewilligung (die bei Vorliegen einer entsprechenden Störung in der Regel auch erteilt wird) kann die eigentliche Psychotherapie beginnen.

Psychotherapeutinnen arbeiten in der Regel ohne Sprechstundenhilfe, so dass man es mit hoher Wahrscheinlichkeit zunächst mit einem *Anrufbeantworter* zu tun hat. Entweder ruft man zu den angegebenen Telefonzeiten an, oder man spricht sein Anliegen auf Band und wird zurückgerufen.

Die *Dauer* der Psychotherapie richtet sich auch nach dem Verfahren. Erkundigen Sie sich am besten bei der Psychotherapeutin/dem Psychotherapeuten bzw. bei Ihrer Krankenversicherung. Grob kann man sagen, dass Verhaltenstherapien meist am kürzesten sind (i. d. R. 20–40 Stunden), dass die tiefenpsychologischen Psychotherapien etwas länger dauern (i. d. R. 40–80 Stunden) und die Psychoanalyse bis zu 300 Stunden umfasst. Das bedeutet allerdings nicht, dass man eine Psychotherapie nicht vorher beenden kann, z. B. weil es einem besser geht oder weil man mit der Therapieform oder der Psychotherapeutin nicht zurechtkommt.

Sollte man sich bei der Psychotherapeutin/dem Psychotherapeuten nicht wohl fühlen, hat man ein Recht auf weitere Probesitzungen bei anderen Therapeuten.

Es ist gar nicht so einfach, diese Abläufe und Regeln zu durchschauen. Gerade wenn es einem psychisch sehr schlecht geht, ist es nicht immer einfach, die Kraft und Geduld aufzubringen, sich um einen solchen Therapieplatz zu bemühen. Deshalb gehen wir im nächsten Abschnitt auf niederschwelligere (also ohne große Hürden erreichbare), schneller verfügbare professionelle Hilfsangebote ein.

7.2 Beratungsstellen

Nicht immer ist sicher, dass eine Frau mit psychischen Problemen in der Schwangerschaft eine längerfristige Psychotherapie benötigt. Schwangerenberatungsstellen, Frauenberatungsstellen, aber auch Familienplanungszentren und Familienberatungsstellen können oftmals zeitnah ein paar klärende, unterstützende und entlastende Gespräche anbieten. Vielleicht reichen diese schon aus. Zumindest können die meist sehr gut und oft auch psychotherapeutisch ausgebildeten Beraterinnen einschätzen, ob doch eine längerfristige Psychotherapie oder die Vorstellung bei einer Psychiaterin/einem Psychiater sinnvoll wäre.

Die Beratungsstellen haben häufig ein gutes *Netzwerk*, in das sie Patientinnen weiter empfehlen können. Themen wie unerfüllter Kinderwunsch, Beratung zu Pränataldiagnostik, Schwangerschaftsverluste, finanzielle Unterstützung nach Entbindung (Elterngeld, Unterstützung für Alleinerziehende, Unterstützung bei behinderten Kindern), Schwangerschaftsabbrüche, Partnerschaftsprobleme und Sexualität können in Beratungsstellen gut besprochen werden.

Zudem gibt es noch spezialisierte Beratungsstellen, die zu verschiedenen Themen Hilfe bereitstellen und die auch in der Schwangerschaft Hilfestellung bieten. Zu nennen sind hier beispielsweise die Beratungsstellen für Essstörungen und Suchtberatungsstellen.

Viele dieser Beratungen sind *kostenfrei,* weil sie öffentlich, von kirchlichen Einrichtungen oder auch durch Spenden finanziert werden. Bei längerfristigen Beratungen wird meist ein kleiner Beitrag erhoben, der sich auch nach dem Einkommen der Hilfesuchenden richtet.

Problemlösung kurzgefasst

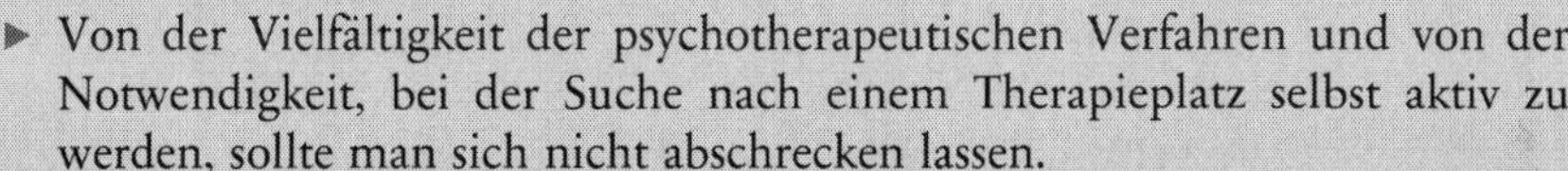

- Von der Vielfältigkeit der psychotherapeutischen Verfahren und von der Notwendigkeit, bei der Suche nach einem Therapieplatz selbst aktiv zu werden, sollte man sich nicht abschrecken lassen.
- Wenn man eine erste Probesitzung absolviert hat, kann man schon ganz gut einschätzen, ob »die Chemie« mit der Psychotherapeutin/dem Psychotherapeuten stimmt.
- Es spricht nichts dagegen, eine oder mehrere weitere Probesitzungen, auch bei anderen Psychotherapeuten, in Anspruch zu nehmen.
- Ein einfacher Weg führt über die Terminservicestelle der Kassenärztlichen Vereinigung, die einen ersten Termin vermittelt.
- Beratungsstellen jeder Art sind zunächst einmal eine unkomplizierte Anlaufstelle und helfen weiter.

7.3 Medikamente und mehr

Typische Probleme

- Wegen möglicher schädlicher Einflüsse auf das ungeborene Kind werden Medikamente in der Schwangerschaft äußerst zurückhaltend verordnet.
- Trotzdem gibt es immer wieder medizinische Situationen, die eine Medikation erfordern und in der diese nach Nutzen-Risiko-Abwägung auch möglich ist.
- Probleme treten oftmals auf, weil längerfristig eingenommene Medikamente wegen der Schwangerschaft einfach abgesetzt werden.

7.3.1 Psychopharmaka in der Schwangerschaft?

Für werdende Eltern und auch behandelnde Ärzte/Ärztinnen ist es immer ein wichtiges Anliegen, das Ungeborene möglichst keiner Gefahr auszusetzen. Deshalb ist der Umgang mit Medikamenten in der Schwangerschaft in der Regel sehr zurückhaltend. Besondere Ängste bestehen oftmals bei der Gabe von Psychopharmaka, also den Medikamenten, die bei psychischen Störungen eingesetzt werden. Das sind beispielsweise Antidepressiva (z. B. bei Depressionen, Ängsten und Zwängen), Antipsychotika (auch Neuroleptika genannt, z. B. bei Psychosen und Manie) sowie Schlafmittel und Beruhigungsmittel (auch als Tranquilizer bezeichnet).

Wenn die Schwangerschaft bekannt wird, werden deshalb nicht selten selbst Medikamente sofort abgesetzt, die wegen einer chronischen Erkrankung seit längerem regelmäßig eingenommen werden. Dies kann durchaus Gefahren in sich bergen (wie etwa bei Epilepsie). Auch bei bestimmten psychischen Störungen (wie etwa bipolaren Störungen oder Psychosen) (▶ Kap. 1.7.4, ▶ Kap. 1.14) kann dies zu einem Rückfall führen, der im schlimmsten Fall zu einem stationären Aufenthalt führt.

Bei der Gabe von Medikamenten in der Schwangerschaft gilt wie sonst auch das *Prinzip der Nutzen-Risiko-Abwägung:* die erwarteten Wirkungen werden gegen mögliche Nebenwirkungen, hier Auswirkungen auf das Kind, abgewogen.

Bei regelmäßiger Medikamenteneinnahme, z. B. wegen Bluthochdrucks, Diabetes, Epilepsie, Multipler Sklerose oder wiederkehrenden psychischen Störungen, wird man sich bei einer geplanten Schwangerschaft schon im Vorfeld Gedanken darüber machen, ob die Medikation geeignet ist. Eventuell empfiehlt sich eine Umstellung auf ein Medikament, mit dem mehr Erfahrungen vorliegen, vielleicht können auch mehrere Präparate auf ein oder zwei reduziert werden. Allerdings muss dies immer sorgfältig mit dem behandelnden Arzt/der Ärztin besprochen werden, da auch ein verwandtes Medikament nicht immer die gleiche Wirksamkeit entfaltet.

Ein besonderes Problem stellen die wiederkehrenden psychischen Störungen dar, wie etwa Depressionen oder bipolare Störungen und Psychosen (▶ Kap. 1.7.4, ▶ Kap. 1.14). Bei diesen Erkrankungen gilt die Regel, dass nach mindestens drei Krankheitsepisoden eine *dauerhafte vorbeugende Behandlung* (= Prophylaxe) zu empfehlen ist.

Besonders bei bipolaren Störungen und Psychosen muss man mit dem Absetzen sehr vorsichtig sein, weil eine erneute Erkrankung wegen ihrer Schwere auch rasch einmal einen stationären Aufenthalt nach sich ziehen kann. Bei der Nutzen-Risiko-Abwägung überwiegt dann also eindeutig der Erhalt der psychischen Gesundheit. Keine Schwangere möchte einige Wochen in einer psychiatrischen Klinik verbringen.

Übrigens sind *pflanzliche Präparate* nicht immer eine sinnvolle Alternative, weil über sie oftmals viel weniger Informationen vorliegen als für andere Medikamente. Und auch für pflanzliche Medikamente gilt das Prinzip der Nutzen-Risiko-Abwägung!

Merke: Kein Medikament, das wegen einer chronischen Erkrankung genommen wird, darf einfach abgesetzt werden, wenn der Schwangerschaftstest positiv ist! Unbedingt mit dem Arzt/der Ärztin besprechen, ob das möglich und sinnvoll ist. Zusätzlich kann man sich unter www.embryotox.de informieren bzw. beraten lassen. Gleiches gilt auch für die Stillzeit.

Das *Absetzen einer Dauermedikation*, die wegen einer psychischen Erkrankung eingenommen wird, kann besonders problematisch sein, weil es durch die hormonellen Einflüsse und Stoffwechselveränderungen in der Schwangerschaft und noch stärker nach der Entbindung auch bei bis dahin gut eingestellten und stabilen Erkrankungen zu Verschlechterungen oder sogar neuen Krankheitsepisoden kommen kann. Besonders eine *Veränderung im Schlafrhythmus* bzw. ein Schlafentzug kann zur psychischen Instabilität führen. Die Schwangerschaft ist also sowieso eine Zeit, in der die psychische Stabilität nicht garantiert ist.

Leider fühlen sich nicht alle Ärzte in der Lage, eine fundierte Entscheidung über die Medikation in der Schwangerschaft zu treffen, obwohl die meisten Medikamente für psychische Störungen in der Schwangerschaft als eher unproblematisch gelten können und es klare Leitlinien gibt (www.awmf.org).

Wichtig ist deshalb eine zusätzliche *seriöse und verlässliche Informationsquelle*, die im Hinblick auf die Gabe von Medikamenten in der Schwangerschaft eindeutig EMBRYOTOX ist, das »Institut für Embryonaltoxikologie« an der Charité in Berlin. Bei diesem Institut werden seit vielen Jahren Informationen über Schwangerschaften unter Medikation gesammelt und ausgewertet. Dort werden außerdem ständig aktuelle Forschungsergebnisse ausgewertet und internationale Veröffentlichungen gesichtet. Man kann also von »tagesaktueller« Beratung ausgehen.

In einem ersten Schritt kann man sich selbst über die Internetseite www.embryotox.de informieren und sich dann gegebenenfalls auch telefonisch beraten lassen. Vom Institut aus wird es auch gerne gesehen, wenn man gemeinsam mit dem behandelnden Arzt/der Ärztin anruft.

Merke: Bezüglich einer Medikation in der Schwangerschaft empfiehlt es sich, Informationen über www.embryotox.de einzuholen. Fragen rund um psychische Erkrankungen und Schwangerschaft werden im Ratgeber »Psychisch krank und schwanger – geht das?« beantwortet (Rohde et al. 2015).

7.3.2 Lichttherapie

Die in den 1980er Jahren gemachte Feststellung, dass in nördlichen Ländern in den lichtarmen Monaten bestimmte Formen von Depressionen häufiger sind (umgangssprachlich »Winterdepressionen«), führte zur Entwicklung der Lichttherapie. Mittlerweile gehört in manchen skandinavischen Ländern der Einsatz von speziellen Lichtlampen in den Wintermonaten schon zum Alltag, z. B. in Cafés oder an Bushaltestellen. Die Wirksamkeit wurde anhand mehrerer Studien nachgewiesen (Golden et al. 2005), so dass die Therapie auch in den Leitlinien zur Depressionsbehandlung empfohlen wird (DGPPN 2015; www.awmf.org).

Inzwischen sind kleine tragbare Geräte zur Lichttherapie im (Internet)Handel verfügbar, die die Behandlung zuhause unkompliziert möglich machen. Bei ärztlicher Verordnung kann die Kostenübernahme durch die Krankenkasse beantragt werden.

Um antidepressive Medikamente bei schwangeren oder stillenden Frauen einzusparen, gibt es Versuche mit Lichttherapie bei Depressionen in der Schwangerschaft und nach der Entbindung. Die bisher vorhandenen Studien zeigen erste positive Effekte (Wirz-Justice et al. 2011), so dass vor allem bei bekannter »Winterdepression« eine Lichttherapie in Erwägung gezogen werden sollte.

7.3.3 Homöopathie und mehr – alternative Heilmethoden

Die Frage, ob nicht alternative Heilmethoden in der Schwangerschaft eingesetzt werden können, um »klassische Medikamente« einzusparen, kann nicht generell beantwortet werden. Insgesamt ist nichts gegen alternative Behandlungsformen wie etwa Akupunktur oder Homöopathie einzuwenden. Allerdings sind solche Methoden nur bei leichten Formen von Depressionen, Angststörungen oder Spannungszuständen eine Alternative zur psychotherapeutischen bzw. medikamentösen Behandlung.

Aufmerksam sollte man immer werden, wenn die Krankenkasse eine solche Behandlung nicht bezahlt. Von den Kassen werden in der Regel nur Kosten für Behandlungen übernommen, für die in speziellen Untersuchungen die Wirksamkeit nachgewiesen wurde. Das trifft beispielsweise für zugelassene Medikamente zu und für bestimmte Psychotherapieverfahren. Viele gesetzliche Kassen erstatten auch die Kosten für homöopathische Behandlungen.

Damit ist natürlich nicht gesagt, dass alternative Heilmethoden nicht helfen – das kann trotzdem durchaus so sein. Aber auf jeden Fall fehlt der Wirksamkeitsnachweis bei größeren Gruppen von Patienten, und deshalb sind sie auch unter Kostenaspekten nicht die erste Wahl.

Große Zurückhaltung sollte man walten lassen bei Methoden, die auch im weiteren Sinne nicht mehr im medizinischen oder psychotherapeutischen Bereich angesiedelt sind. Zu nennen sind hier beispielsweise der Einsatz von magischen Steinen, Handauflegen oder ähnliche, teils obskure, aber teure Methoden, um die man – nicht nur in der Schwangerschaft – einen großen Bogen machen sollte.

7.4 Selbsthypnose statt Medikamente

Kapitel 7.3.1 befasst sich unter anderem mit dem Prinzip der Nutzen-Risiko-Abwägung bei der Einnahme von Medikamenten in der Schwangerschaft (▸ Kap. 7.3.1). Diese Abwägung wird bei chronischen Erkrankungen oder auch akuten schweren Krankheitszuständen fast immer zugunsten der Medikation ausfallen, da man keine Verschlechterung der schon lange bestehenden Erkrankung und auch keine Komplikationen bei der akuten Problematik riskieren möchte und sollte. Anders sieht es allerdings aus bei den »Alltagswehwehchen«, bei denen wir sonst vielleicht auch ein Medikament benutzen – bei der Erkältung, bei einfachen Kopfschmerzen oder dem »Hexenschuss«. Da wird um jede Schmerztablette innerlich gerungen, weil man dem ungeborenen Kind nicht schaden will, das wahrscheinlich etwas von diesem Medikament über die Plazenta zugeführt bekommt.

Gut, dass wir über so vielfältige Methoden verfügen, unsere Vorstellungskraft bei der Bekämpfung solcher Beschwerden einzusetzen – in diesem Falle die »Autosuggestion, ein Medikament einzunehmen«, die aus der aktuellen Forschung zum Thema abgeleitet ist. Ausführlich sind die Grundlagen dieser Technik und eine Anleitung zur Selbsthypnose bzw. Autosuggestion in Kapitel 6.9 beschrieben (▸ Kap. 6.9).

Problemlösung kurzgefasst

- Seriöse Informationen zur Medikation in der Schwangerschaft einholen (www.embryotox.de) und nicht »überall« im Internet recherchieren. Das führt nur zu Unsicherheiten.
- Keine übereilten Entscheidungen treffen, nur weil eine Schwangerschaft festgestellt wurde.
- Im Interesse von Mutter und Kind immer eine fundierte Nutzen-Risiko-Abwägung vornehmen!
- Alternativen zur Medikation prüfen, so etwa die Selbsthypnose/Autosuggestion.

Literatur

Ayers S, Bond R, Bertullies S, Wijma K (2016) The aetiology of post-traumatic stress following childbirth: a meta-analysis and theoretical framework. Psychol Med 46(6): 1121–1134.

Beemsterboer SN, Homburg R, Gorter NA, Schats R, Hompes PGA, Lambalk CB (2006) The paradox of declining fertility but increasing twinning rates with advancing maternal age. Human Reproduction 21(6): 1531–1532.

Bergant A, Nguyen T, Heim K, Ulmer H, Dapunt O (1998) Deutschsprachige Fassung und Validierung der »Edinburgh postnatal depression scale«. Dtsch Med Wochenschr 123: 35–40.

Destatis (2019) Statistisches Bundesamt, Stand 03. September 2019. https://www.destatis.de/DE/Themen/Gesellschaft-Umwelt/Bevoelkerung/Geburten/Tabellen/geburtenziffer.html (Zugriff am 17.07.2020).

Dilling H, Martin W, Schmidt H (2015) Internationale Klassifikation psychischer Störungen. ICD-10 Kapitel V (F) – Klinisch-diagnostische Leitlinien. 10. Auflage. Bern: Huber.

DIMDI (2020) Deutsches Institut für Medizinische Dokumentation und Information: https://www.dimdi.de/dynamic/de/klassifikationen/icd/icd-11/ (Zugriff am 17.07.2020).

DGPPN (2015) AWMF-Leitlinie nvl-005; S3-Leitlinie/Nationale VersorgungsLeitlinie Unipolare Depression. Stand 2015. https://www.awmf.org/leitlinien/detail/ll/nvl-005.html (Zugriff am 17.07.2020).

Eichenberg C, Abitz K (2008) Recherche zu Entspannungstechniken und hypnotherapeutischen Verfahren: Konzentration schulen, beruhigen und Wohlbefinden steigern. Deutsches Ärzteblatt PP 7(9): 410.

Feige A, Rempen A, Würfel W, Jawny J, Rohde A (2006) Frauenheilkunde. 3. Auflage. München, Jena: Urban & Fischer.

Geipel A, Gemburch U, Berg C (2020) Mehrlingsreduktion. In: Diedrich K, Ludwig M, Griesinger G (Hrsg.) Reproduktionsmedizin. 2. Auflage. Berlin: Springer. S. 339–349.

G-BA (2020) Richtlinien des Gemeinsamen Bundesausschusses über die ärztliche Betreuung während der Schwangerschaft und nach der Entbindung (»Mutterschafts-Richtlinien«). Stand 28.04.2020. https://www.g-ba.de/richtlinien/19/ (Zugriff am 17.07.2020).

Golden RN, Gaynes BN, Ekstrom RD, Hamer RM, Jacobsen FM, Suppes T, Wisner KL, Nemeroff CB (2005) The Efficacy of Light Therapy in the Treatment of Mood Disorders: A Review and Meta-Analysis of the Evidence. In: The American Journal of Psychiatry 162 (4): 656–62.

Halbreich U, Karkun S (2006) Cross-cultural and social diversity of prevalence of postpartum depression and depressive symptoms. J Affect Disord 91(2–3): 97–111.

Jacobson E (1990) Entspannung als Therapie. Progressive Relaxation in Theorie und Praxis. Aus dem Amerikanischen von Karin Wirth. 7. Auflage. Stuttgart: Klett-Cotta.

Jütte R (2019) Selbsteingebildete Pillen können wirken. Deutsches Ärzteblatt 31–32: 1426–1427.

Kabat-Zinn J, Kappen H (2011) Gesund durch Meditation: Das vollständige Grundlagenwerk zu MBSR. Frankfurt: O.W. Barth.

Kast V (2015) Trauern. Phasen und Chancen des psychischen Prozesses. 4. Auflage. Stuttgart: Kreuz.

KBV (2020) www.kbv.de/html/1150_46599.php; Zugriff am 17.07.2020).

Ludwig AK (2020) Schwangerschaftsverlauf, Gesundheit der Kinder und Familiendynamik nach erfolgreicher assistierter Reproduktion. In: Kentenich H, Borkenhagen A, Dorn A, Ludwig A, Schick M, Thorn P, Weblus J, Wischmann T (2020) AWMF-Leitlinie 016-003; Psychosomatisch orientierte Diagnostik und Therapie bei Fertilitätsstörungen (update). https://www.awmf.org/leitlinien/detail/ll/016-003.html (Zugriff am 17.07.2020).

Mertens W (2000) Einführung in die psychoanalytische Therapie. Band 1. 3. Auflage. Stuttgart: Kohlhammer.

Prigerson HG et al. (2013) Prolonged Grief Disorder: Psychometric Validation of Criteria Proposed for DSM-V and ICD-11. PLOS Medicine 6(8): e1000121.

Rohde A (2014) Postnatale Depressionen und andere psychische Probleme. Ein Ratgeber für betroffene Frauen und Angehörige. Stuttgart: Kohlhammer.

Rohde A, Dorsch V, Schaefer C (2015) Psychisch krank und schwanger – geht das? Ein Ratgeber zu Kinderwunsch, Schwangerschaft, Stillzeit und Psychopharmaka. Stuttgart: Kohlhammer.

Rosner R, Pfoh G, Rojas R, Brandstätter M, Rossi R, Lumbeck G, Kotoucová M, Hagl M, Geissner E (2015) Anhaltende Trauerstörung. Göttingen: Hogrefe.

Schultz JH (2004) Das original Übungsheft für das autogene Training. Anleitung vom Begründer der Selbstentspannung. 24. Auflage. Stuttgart: TRIAS.

Swientek C (2007) ausgesetzt – verklappt – anonymisiert: Deutschlands neue Findelkinder (Deutsch). Burgdorf: Kirchturm-Verlag.

von Sydow K, Borst U (Hrsg.) (2018) Systemische Therapie in der Praxis. Weinheim: Beltz.

Wegner M, Helmich I, Machado S, Nardi AE, Arias-Carrion O, Budde H (2014) Effects of exercise on anxiety and depression disorders: review of meta-analyses and neurobiological mechanisms. CNS Neurol Disord Drug Targets 13(6): 1002–14.

Wirz-Justice A, Bader A, Frisch U, Stieglitz RD, Alder J, Bitzer J, Hösli I, Jazbec Benedetti FS, Terman M, Wisner KL, Riecher-Rössler A (2011) A Randomized, Double-Blind, Placebo-Controlled Study of Light Therapy for Antepartum Depression. J Clin Psychiatry 72(7): 986–93.

Weiterführende Literatur und hilfreiche Webseiten

Besonders das Internet bietet heute eine Vielzahl von Informationsmöglichkeiten zu den verschiedensten Aspekten, so auch zu vielen Themen, die in diesem Buch angesprochen wurden. Einige Internetadressen, über die man auch weitere Informationen zu Kontaktmöglichkeiten erhalten kann, werden ebenso wie weiterführende Literatur im Folgenden genannt. Diese Liste erhebt keinen Anspruch auf Vollständigkeit.

ICD-Diagnosen

ICD-10:
https://www.dimdi.de/static/de/klassifikationen/icd/icd-10-gm/kode-suche/htmlgm2020/#V

ICD-11:
https://www.dimdi.de/dynamic/de/klassifikationen/icd/icd-11/

Behandlungsleitlinien

AWMF:
https://www.awmf.org/leitlinien/aktuelle-leitlinien.html

Ängste

Bernhardt K (2017) Panikattacken und andere Angststörungen loswerden: Wie die Hirnforschung hilft, Angst und Panik für immer zu besiegen. München: Ariston.
Hartl T, Morschitzky H (2012) Die Angst vor Krankheit verstehen und überwinden. Ostfildern: Patmos

DASH Deutsche Angsthilfe e. V.:
https://www.angstselbsthilfe.de/

Depressionen (nach der Geburt)

Rohde A (2014) Postnatale Depressionen und andere psychische Probleme. Ein Ratgeber für betroffene Frauen und Angehörige. Stuttgart: Kohlhammer.

Schatten & Licht. Krise nach der Geburt e. V. – Informationen zu Selbsthilfegruppen, Therapeuten und Mutter-Kind-Behandlungseinrichtungen:
http://www.schatten-und-licht.de/

EPDS – Fragebogen zur Selbstbeurteilung depressiver Symptome nach der Entbindung:
http://www.schatten-und-licht.de/

Informationen zu Depressionen des Bundesgesundheitsministeriums:
https://www.bundesgesundheitsministerium.de/themen/praevention/gesundheitsgefahren/depression.html

Das Bündnis – Stiftung Deutsche Depressionshilfe:
https://www.deutsche-depressionshilfe.de/

Zwänge

Deutsche Gesellschaft Zwangserkrankungen e. V. – Selbsthilfegruppe für Betroffene mit Zwangsstörungen:
http://www.zwaenge.de/

Frühe Hilfen

Nationales Netzwerk Frühe Hilfen – Vernetzung von Hilfen des Gesundheitswesens und der Kinder- und Jugendhilfe:
https://www.fruehehilfen.de/

Wellcome – das Sozialunternehmen für Familien:
https://www.wellcome-online.de/hilfe-nach-der-geburt/deutschland/

Frühgeburt

Garbe W (2011) Das Frühchen-Buch: Schwangerschaft, Geburt, das reife Neugeborene, das Frühgeborene. Stuttgart, New York: Thieme.

Bundeszentrale für gesundheitliche Aufklärung:
https://www.familienplanung.de/schwangerschaft/fruehgeburt/

Mehrlinge

Bundeszentrale für gesundheitliche Aufklärung:
https://www.familienplanung.de/schwangerschaft/recht-und-finanzen/zwillinge-drillinge/

ABC-Club e. V. – Internationale Drillings- und Mehrlingsinitiative:
http://www.abc-club.de/

Unerfüllter Kinderwunsch

Thorn P, Müller H (2014) Familiengründung mit Samenspende: Ein Ratgeber zu psychosozialen und rechtlichen Fragen. Stuttgart: Kohlhammer.

Wallraff D, Thorn P, Wischmann T (Hrsg.) (2014) Der Ratgeber des Beratungsnetzwerkes Kinderwunsch Deutschland (BKiD). Stuttgart: Kohlhammer.

Wischmann T, Stammer H (2017) Der Traum vom eigenen Kind: Psychologische Hilfen bei unerfülltem Kinderwunsch. 5. Auflage. Stuttgart: Kohlhammer.

Beratungsnetzwerk Kinderwunsch Deutschland:
http://www.bkid.de/

Wunschkind e. V. – Deutscher Dachverband der Selbsthilfegruppen:
http://www.wunschkind.de/

Verlust eines Kindes

Lothrop H (2016) Gute Hoffnung – jähes Ende. Fehlgeburt, Totgeburt und Verluste in der frühen Lebenszeit. Begleitung und neue Hoffnung für Eltern. Vollständig überarbeitet von E. Edlinger. München: Kösel.

Bundeszentrale für gesundheitliche Aufklärung (BZgA) – Informationen zu pränataldiagnostischen Methoden, Verlust eines Kindes und allen Aspekten der Schwangerschaft und Familienplanung:
http://www.familienplanung.de/

Initiative Regenbogen »Glücklose Schwangerschaft« e. V.:
http://www.iniative-regenbogen.de/

Internet-Foren:
http://www.schmetterlingskinder.de/
http://www.leere-wiege.de/

Bestattungsgesetze:
http://initiative-regenbogen.de/bestattungsgesetze.html

Verwaiste Eltern e. V.:
http://www.veid.de/

Bestattung Sternenkinder:
https://www.bmfsfj.de/bmfsfj/themen/familie/chancen-und-teilhabe-fuer-familien/sternenkinder

Unerwünschte Schwangerschaft

Bundeszentrale für gesundheitliche Aufklärung (BZgA) – Umfassende Informationen zu allen Aspekten von Schwangerschaft, Familienplanung und auch Schwangerschaftsabbrüchen:
http://www.familienplanung.de/

Vertrauliche Geburt – Internetseite des Bundesministeriums für Familie, Senioren, Frauen und Jugend:
http://www.geburt-vertraulich.de/

Traumatisches Erleben (allgemein und nach Geburt)

Bloemeke VJ (2015) Es war eine schwere Geburt: Wie schmerzliche Erfahrungen heilen. München: Kösel-Verlag.

Morgan S (2007) Wenn das Unfassbare geschieht – vom Umgang mit seelischen Traumatisierungen. Ein Ratgeber für Betroffene, Angehörige und ihr soziales Umfeld. 2. Auflage. Stuttgart: Kohlhammer.

Hilfetelefon nach schwieriger oder belastender Geburt – ein Projekt der Bundeselterninitiative Mother Hood e. V. in Kooperation mit der International Society for Pre- and Perinatal Psychology and Medicine, ISPPM e. V.:
https://hilfetelefon-schwierige-geburt.de/

Opfer von Gewalt/sexuellem Missbrauch

Weißer Ring:
https://weisser-ring.de/

Wildwasser:
http://www.wildwasser-berlin.de/frauenselbsthilfe-und-beratung.htm

Psychotherapie-Suche

Informationen zur Psychotherapie allgemein, zu den Therapieverfahren und zur Kostenübernahme sowie zu den Suchseiten der Bundesländer – Webseite der BundesPsychotherapeutenkammer:
http://www.bptk.de/
http://www.bptk.de/service/therapeutensuche/

Bundesweiter Psychotherapie-Informations-Dienst (PID), der bei der Suche nach Psychotherapeut(inn)en kostenlos in Anspruch genommen werden kann:
http://www.psychotherapiesuche.de/

»Chance Psychotherapie – Angebote sinnvoll nutzen« – Infos rund um das Thema Psychotherapie. Herausgegeben von der Verbraucherzentrale NRW. Bestellung über Verbraucherzentrale NRW:
http://www.vz-nrw.de/

Imagination, Ressourcen, Trancegeschichten

Frank R (2011) Therapieziel Wohlbefinden. Ressourcen aktivieren in der Psychotherapie. 2. Auflage. Berlin, Heidelberg, New York: Springer.

Reddemann L (2016) Imagination als heilsame Kraft. Ressourcen und Mitgefühl in der Behandlung von Traumafolgen (Leben lernen). 13. Auflage. Stuttgart: Klett-Cotta.

Wilk D (2008) Auf den Schultern des Windes schaukeln. Trance-Geschichten. 2. Auflage. Heidelberg: Carl-Auer.

Medikamente in der Schwangerschaft und Stillzeit

Rohde A, Dorsch V, Schaefer C (2015) Psychisch krank und schwanger – geht das? Ein Ratgeber zu Kinderwunsch, Schwangerschaft, Stillzeit und Psychopharmaka. Stuttgart: Kohlhammer.

Beratungsstelle für Embryonaltoxikologie, Berlin – telefonische Beratung über mögliche Risiken bei Einnahme von Medikamenten in der Schwangerschaft:
http://www.embryotox.de/

Drogen

Bundeszentrale für gesundheitliche Aufklärung (BZgA):
https://www.familienplanung.de/schwangerschaft/das-baby-vor-gefahren-schuetzen/drogen/

Deutsche Hauptstelle für Suchtfragen e. V.:
https://www.dhs.de/fileadmin/user_upload/pdf/Broschueren/Du_bist_schwanger.pdf

Alkohol allgemein:

Bundeszentrale für gesundheitliche Aufklärung (BZgA):
http://www.kenn-dein-limit.de/

Alkohol in der Schwangerschaft:

Bundeszentrale für gesundheitliche Aufklärung (BZgA):
https://www.kenn-dein-limit.de/alkohol/schwangerschaft-und-stillzeit/
https://www.familienplanung.de/schwangerschaft/das-baby-vor-gefahren-schuetzen/alkohol/

Informationen der Charité:
https://geburtsmedizin.charite.de/leistungen/suchterkrankungen/alkohol/

Nikotin:

Batra A, Buchkremer G (2017) Nichtrauchen! Erfolgreich aussteigen in sechs Schritten. Stuttgart: Kohlhammer.

Bundeszentrale für gesundheitliche Aufklärung (BZgA):
https://www.rauchfrei-info.de/informieren/rauchen-gesundheit/schwangerschaft/
https://www.familienplanung.de/schwangerschaft/das-baby-vor-gefahren-schuetzen/rauchstopp-jetzt-oder-nie/

Suchtprävention Berlin:
https://www.berlin-suchtpraevention.de/themen/tabak/

Glossar

Im Folgenden werden einige häufig verwendete Fachbegriffe erklärt, die im Rahmen der Betreuung einer Schwangerschaft vorkommen können.

Abort – Fehlgeburt, unterschieden wird in Frühabort (bis zur 12. Schwangerschaftswoche) und Spätabort (danach und bis zu einem Geburtsgewicht von 500 g).

Antidepressiva – gehören zu den Psychopharmaka. Medikamente zur Behandlung von depressiven und anderen psychischen Störungen (Angststörungen, Essstörungen u. a.).

Antipsychotika – siehe Neuroleptika

Curretage – Ausschabung (der Gebärmutter), die z. B. nach einer Fehlgeburt vorgenommen werden muss.

Elternzeit – Zeitraum unbezahlter Freistellung von der Arbeit, auf die beide Elternteile einen gesetzlich verankerten Rechtsanspruch haben. Die Finanzierung erfolgt über das Elterngeld.

Embryo – Ungeborenes in der Frühphase der Entwicklung bis zum Abschluss der Organentwicklung (ca. bis zum Ende der 8. Schwangerschaftswoche).

Embryopathie – Erkrankungen und Schädigungen des Ungeborenen im Zeitraum der 2. bis zur 10. Schwangerschaftswoche während der Organogenese. In dieser Zeit ist das Ungeborene für Schäden besonders anfällig. Mögliche Ursachen von Schäden sind Medikamente, Alkohol, Drogen oder bestimmte Infektionen (z. B. Röteln, Toxoplasmose).

Ethikkommission – Im Zusammenhang mit der Frage nach einem späten Schwangerschaftsabbruch in manchen Kliniken eingesetzte Kommission von Fachleuten verschiedener Richtungen (z. B. Pränatalmediziner, Kinderarzt, Psychologe, Jurist), die unter Einhaltung der selbstgegebenen ethischen Richtlinien über die Frage entscheiden, ob im speziellen Fall ein Schwangerschaftsabbruch aus medizinischer Indikation durchgeführt werden kann.

Fetalchirurgie – Chirurgische Maßnahmen, die am Ungeborenen in der Gebärmutter vorgenommen werden. Hochspezialisierte Richtung der Pränatalmedizin.

Fetozid – Abtötung des ungeborenen Kindes in der Gebärmutter, z. B. bei höhergradigen Mehrlingen, wenn nicht alle eine Überlebenschance haben, oder im Vorfeld eines späten Schwangerschaftsabbruchs.

Fertilität – (Synonym: Fruchtbarkeit) Fähigkeit zur Fortpflanzung.

Fötus – (Synonym: Fetus) Ungeborenes ab der 9. Schwangerschaftswoche.

Frühgeburt – Geburt eines Kindes vor Ende der 37. Schwangerschaftswoche.

Fruchtwasseruntersuchung – (Synonym: Amniozentese) erfolgt zur Gewinnung von kindlichen Zellen zur Chromosomenuntersuchung unter Ultraschallkontrolle mithilfe einer Kanüle durch die Bauchdecke der Schwangeren. Da dabei ein gewisses Risiko für eine Fehlgeburt besteht, wird die Indikation dafür sehr sorgfältig gestellt. Die Fruchtwasseruntersuchung gehört damit nicht zu den nach Medikamenteneinnahme oder bei psychischer Erkrankung empfohlenen Routineuntersuchungen!

Hyperemesis gravidarum – extremes Erbrechen während der Schwangerschaft, meist auf das erste Schwangerschaftsdrittel begrenzt. Manche Schwangeren leiden auch später sehr ausgeprägt unter Übelkeit, manche sogar bis zur Geburt. Auch wenn in der Bezeichnung das Erbrechen im Vordergrund steht, ist es in der Regel die ständige Übelkeit, die Frauen zu schaffen macht. Betroffen sind ca. 0,5–1 % der Schwangeren.

Intrapartal – bedeutet »während der Geburt«.

IUFT – Abkürzung für »**I**ntra**u**teriner **F**rucht**t**od« = das Versterben des Kindes im Mutterleib.

Neuroleptika – gehören zu den Psychopharmaka, auch Antipsychotika genannt. Medikamente, die gegen Psychosen und andere psychische Störungen helfen.

Obduktion – Untersuchung eines Verstorbenen durch speziell ausgebildete Fachärzte (Pathologen). Wird i. d. R. auch bei vor der Geburt verstorbenen Kindern vorgenommen. Vorher wird allerdings das Einverständnis der Eltern eingeholt.

Perinatal – bedeutet »um die Geburt herum«. Die Perinatalperiode im engeren Sinne umfasst den Zeitraum von der 24. Schwangerschaftswoche bis zum Abschluss der ersten Lebenswoche.

Postnatal – bedeutet »nach der Geburt«. Häufig verwendet im Zusammenhang mit Depressionen (postnatale Depression), auch wenn es in der medizinischen Fachsprache korrekter postpartale Depression heißt.

Postpartal – (Synonym: postnatal, post partum) bedeutet nach der Entbindung. Üblicherweise verwendet für die ersten Wochen nach der Entbindung. Oft verwendet im Zusammenhang mit Depressionen (postpartale Depression) oder anderen psychischen Störungen, um den zeitlichen Zusammenhang mit der Entbindung deutlich zu machen.

Pränataldiagnostik – Vorgeburtliche Untersuchungen von Mutter und Ungeborenem. Umfasst die Maßnahmen der Routinevorsorge, wie sie der Mutterpass vorsieht (u. a. Bluntuntersuchungen, drei Ultraschalluntersuchungen jeweils im 1., 2. und 3. Trimenon) und weiterführende Untersuchungen, die je nach Situation über die Krankenversicherung gedeckt sind.

Prophylaxe – Vorbeugende Maßnahmen zur Verhinderung einer (Wieder-)Erkrankung durch Medikamente und bestmögliche Gestaltung der Begleitumstände, z. B. bei wiederkehrenden Depressionen oder Psychosen.

Psychopharmaka – Medikamente, die zur Behandlung psychischer Störungen eingesetzt werden.

Reproduktionsmedizin – Medizinische Fachrichtung, die alle Methoden der Kinderwunschbehandlung einsetzt.

Sectio – Als medizinischer Fachausdruck korrekter Sectio caesarea. Bezeichnet die Geburt per Kaiserschnitt. Primäre Sectio: Im vorhinein geplanter Kaiserschnitt (z. B. wegen ungünstiger Lage des Kindes). Sekundäre Sectio: Zunächst Versuch einer normalen Entbindung, dann wegen Geburtsstillstand o. ä. Durchführung eines Kaiserschnitts.

Spätabort – Fehlgeburt nach der 12. Schwangerschaftswoche.

SSW – Abkürzung für Schwangerschaftswoche. Die Anzahl der Schwangerschaftswochen wird gerechnet ab dem 1. Tag der letzten Regel (p.m. = post menstruationem). Eine normale Schwangerschaft hat 40 SSW.

Sterilität – Unfruchtbarkeit der Frau oder des Mannes. Sterilitätsbehandlung: Kinderwunschbehandlung (dazu gehören beispielsweise Verfahren der künstlichen Befruchtung, wie Insemination, IvF, ICSI).

Trimenon – Fachsprachliches Wort für Schwangerschaftsdrittel; bezeichnet einen der drei, mit jeweils etwa 13 Wochen gleich langen Zeiträume, in die eine normale Schwangerschaft eingeteilt wird.

Uterus – Medizinischer Fachbegriff für die Gebärmutter.

Vulnerabilität – Individuelle Empfindlichkeit eines Menschen, in bestimmten Stress- oder Lebenssituationen (psychisch) zu erkranken.

Sachwortverzeichnis

R

S

T